JN058574

第3版

調理を学ぶ

長尾 慶子［編著］

近堂 知子・平尾 和子・楠瀬 千春
武田 珠美・飯村 裕子・三橋 富子
山崎 歌織・小林 理恵・橋詰 奈々世
安藤 真美・赤石 記子
中澤 弥子・三神 彩子

八千代出版

◈ 執筆分担（掲載順）◈

長尾　慶子	東京家政大学大学院客員教授	序章、3部3章
近堂　知子	共立女子大学教授	1部1章
平尾　和子	愛国学園短期大学学長･教授	1部2章 1・2
楠瀬　千春	九州栄養福祉大学教授	1部2章 3・4
武田　珠美	熊本大学教授	1部2章 5・6・7・8、1部3章 4・5
飯村　裕子	常磐大学助教	1部2章 5・6・7・8
三橋　富子	元・日本大学短期大学部教授	1部3章 1・2・3
山崎　歌織	鹿児島女子短期大学教授	1部3章 1・2・3
小林　理恵	東京家政大学准教授	1部4章、3部1章
橋詰奈々世	宇都宮短期大学講師	1部4章
安藤　真美	摂南大学教授	2部1章、2章
赤石　記子	東京家政大学講師	2部3章
中澤　弥子	長野県立大学教授	3部2章
三神　彩子	東京ガス都市生活研究所統括研究員 東京家政大学非常勤講師	3部3章

◈ 発刊にあたって ◈

私たちヒトの生活にとって最も基本的な要素は食べ物である。食べ物を得るためにヒトの祖先はいろいろと苦労をしてきたにちがいない。そこらにある植物を採取したり、動物を捕獲するために狩りをしたりして、初めは本能的に腹を満たすためだけの食であっただろう。それが、やがては仲間に教わったり、経験を深めることにより、次第に、どのような食材をどのように得て、どのように調理すればよいのかというような知識を広げていったのであろう。そのようにして得られた知識は、次第に豊かに肉付けされて食文化となり、いろいろな国や地域や民族の特色に彩られつつ今に伝わっているのである。

しかし、そのように築き上げられた食生活の知識は、おいしい食べ物をつくる上では大変役立つものであるが、それだけではヒトの身体に良いものか悪いものか、また時間やコスト、栄養等の面からみて合理的なものかどうかの判断がつかない。このような事柄を明らかにするためには、科学的な知識が必要となってくる。また目的とした食べ物をつくるためにどのような食材を選べばよいのか、安全で食べやすくおいしい食べ物を調製するには、調理法あるいは加熱法はいかなるものがよいのか、それらを判断し、選択し、実行するための科学的知識に基づく思考法も重要である。

この教科書は、そのような調理の科学的知識と思考法を学びたい学生、あるいは調理に興味をもつ初心者に向けて企画、編集されたものである。もちろん管理栄養士、栄養士、家庭科教員などの専門職を目指す学生にとって、十分に役立つ知識を供給できる内容となっている。

本書は食品材料の知識、調理過程における化学的変化・物理的変化、栄養成分の変化などと食べやすさや味覚との関係、および食文化や食事様式の知識を習得し、最終的には、喫食者に最適な献立という食事計画まで応用実践できる教科書としてつくられている。

最後に、私たちが住む地球は近年深刻な環境破壊が進み身近な食生活の場面でもエコロジーの視点が要求されることから、エコ・クッキングの項を特に設定した。

著者はいずれも現在各分野の第一線で活躍している気鋭の研究者、専門家である。

願わくば、本書がそのような趣旨で読者の関心に応えることができる内容になっていることを祈る次第である。

2009 年 3 月

編者　長 尾 慶 子

改訂にあたって

発刊から12年が経過し、調理学分野に対しての社会の期待や要望もさらに増してきている。特に健康意識の高まりや病気になる前の予防医学分野での食事の重要性が認識され、食事作りの中に健康面に配慮した調理学の専門的知識が求められている。また従来家庭内調理の比重が大であった食事が、女性の社会進出の増加に併せて、簡単で栄養面にも配慮した調理加工食品への需要も増してきている。さらに、世界規模での地球温暖化の深刻な状況が懸念されている時代において、調理に関わるすべての人たちに環境に配慮した行動が求められている。

このような中、「日本人の食事摂取基準2020年版」が改訂され、これまでの生活習慣病の発症予防、重症化に加え、高齢者の低栄養やフレイルの予防を視野に入れての検討がなされた。また2015年厚生労働省から検討を委託されていた「管理栄養士・栄養士専門職養成校における人材育成事業としてのモデルコアカリキュラム」も作成された。その調理学分野では、健康と環境、食べ物と健康の関連の理解、食事と調理の科学の理解、食品に含まれる成分の性質や所在・機能の理解、食材の特徴と調理・加工、食べ物のおいしさの評価と応用、食事計画と調理・食事提供、日本の食文化の理解と食事計画への展開等が求められている。

以上のような社会情勢にあわせて、本書もこのたび2度目の改訂見直しを行った。発刊時にも記しているが、本書の内容は、専門の管理栄養士・栄養士を目指す方の教科書に対応させたものでもあるが、家庭科教諭やフードスペシャリストを目指す方、調理学の分野に興味を持ち知識を学びたい方にも十分に対応できるようにと考えて作成している。

今回、調理の授業を担当されている若い先生方にも新たに著者として加わっていただき、教育現場の声を反映させた。

これまでの12年間、本書を活用してくださった皆様には心から感謝申し上げるとともに、本書の使用が短期間で終わることなく、長く手元に置き知識を確実なものとしていただきたい。そして、厳しいご意見ご教示をいただきつつ、さらなる内容の充実につながることをと願っている。終わりに、改訂にあたりお世話になっている八千代出版森口恵美子氏に著者を代表して謝意を表する。

2021年3月

編者　長尾慶子

◈ 目　　次 ◈

コラム目次

序章　調理学とは

1　調理の意義・目的

［食べる］という行為はすべての動物が生きていくための本能的な行為である。人類は数十万年前から火と道具を使って食べることを覚えてから、現代までさまざまな道具や調理法を駆使しながら、食材に対し変形、加熱、調味などの処理をすることで、よりおいしく、より望ましい食べ物に調（ととの）えるという行為［調理］を行ってきている。すなわち人は［調理］された食べ物を体内に取り込むことで、生命を維持し身体を成長させ、より健康で生き生きとした生活を送りたいと願っている。そのためには食事として摂取する食べ物が安全で衛生的に処理されており、食べる人にとって栄養的に充足した最適の状態に調えられていることが望ましい。またその食事は、乳幼児から高齢者までの人のライフステージに応じて、あるいは日常のみならず病気のときも、食べる対象者が最終的においしいと感じられるような食べ物に調えられることが重要である。

図 0-0-1 に調理による食品から食べ物への変化についてその過程で関係する調理操作や食品の変化について図式化した。

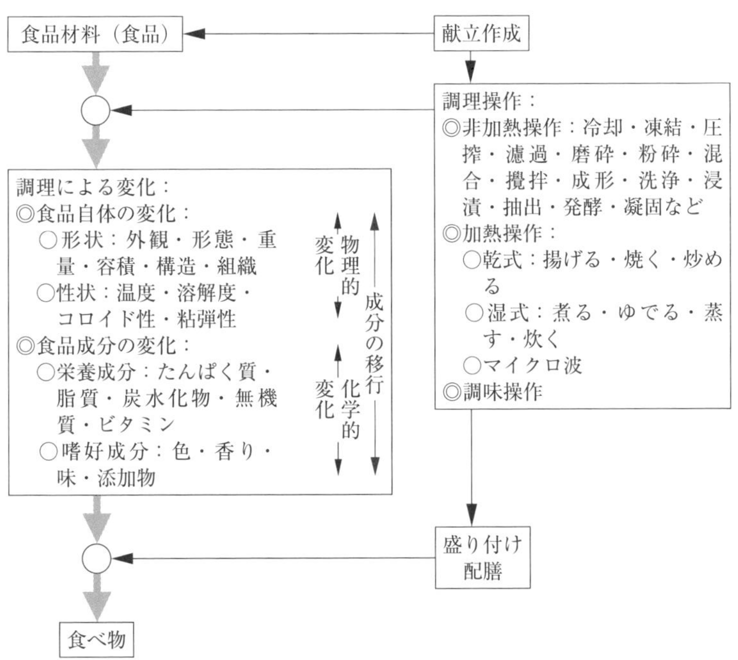

図 0-0-1　調理による食品から食べ物への変化

[調理]とは、食材(食品)を用いて最適の食べ物に調(ととの)えることであり、それには食事計画(献立づくり)に始まって、食品を選択し、洗う、切る、加熱するなどのさまざまな調理操作を経て、目的とした食べ物に仕上げ、食卓に配膳し食べられるまでの一連の工程が含まれる。調理における一連の工程の中心は加熱操作であり、この工程により、食品には化学的にも物理学的にも大きな変化が生じる。この工程にみられる食材の味・色・香り・テクスチャーにおける変化は嗜好性に大きくかかわるものであり、人類が火を調理に利用する方法を会得してから今日まで、よりおいしい食べ物をつくるためにさまざまな調理機器の発明や調味法や加熱操作の工夫が積み重ねられてきた。

人々がもつ食事文化は生まれた国や地域の自然風土、および宗教・社会環境により異なっている。そこで調理の過程で重要なことは、食品側の成分やテクスチャー(物性)を変化させるだけでなく、食べ物を摂る人間の精神的文化的な側面を献立作成や調理操作法に反映させる必要がある。

すなわち、調理の目的は、食品材料を衛生的で安全な状態にし、食品成分の消化吸収を助長させ、食品の組み合わせで栄養・機能性を高め、食べる人がおいしいと感じる食べ物に調えることにある。その結果として、最終的には調理された食べ物(食事)を通して各人の健康の維持促進に貢献することに調理の意義がある。

さらに地球環境の悪化が問題となっている現在において忘れてはならないことは、調理の全工程において環境負荷を少なくするような食材の選択や調理の方法、生ゴミの処理法を工夫し実践することである。

2 調理学の領域と活用法

調理学は[食べ物]を調製する過程で起きる事象を科学的に分析して調理技術の向上に役立つ科学的知識と、心身の健康的な食生活と実践に役立つ経験的知識とを総合し組織立てて提供する実学的な学問である。

人が口に入れる直前の食べ物を研究する[調理学]は、食品と人間を結び付ける学際的な総合科学である。

食品そのものの特性を知り、非加熱・加熱操作の過程で生じる食品の成分変化や物理学的性質の現象を観察し、おいしく調理するプロセスを追究するためには、関連する領域の食品化学、生物学、物理学の知識を、さらに食べ物が摂取されたときの生体内での状況を知るために栄養・消化・機能性の栄養学、生化学、生理学、微生物学等の知識、人々の健康の維持増進と社会および環境との関わりを理解するのに必要な保健、医療、福祉の基礎知識を、そして人間側の[食べる]という行為を研究するには人文社会学や民族学、心理学、統計学をというように、多くの関連分野の基礎知識と協力が調理学の発展には必要であろう。

1) 献立作成

食品(食材)から食事をつくる際に、個々の食品の栄養的な性質を知った上で複数の食品を組み合わせて何品かの料理を考える。料理の組み合わせで摂食者の食生活の良否が評価されるものであり、“献立作成”は“調理操作”の前段階に位置する重要な仕事である。その内容には社会や地域の食文化・食生活の歴史が色濃く反映されるものである。

コラム1

調理学の機構図

調理学を樹木の幹に位置付けた。根となる部分に多くの基礎的な学問分野、地上に枝を張る部分には人のライフステージごとの食事や病態食、大量調理食、行事食などの食事が形成され、その結果、人の長寿、健康、活力、生き甲斐という花が大きく開くことになる。

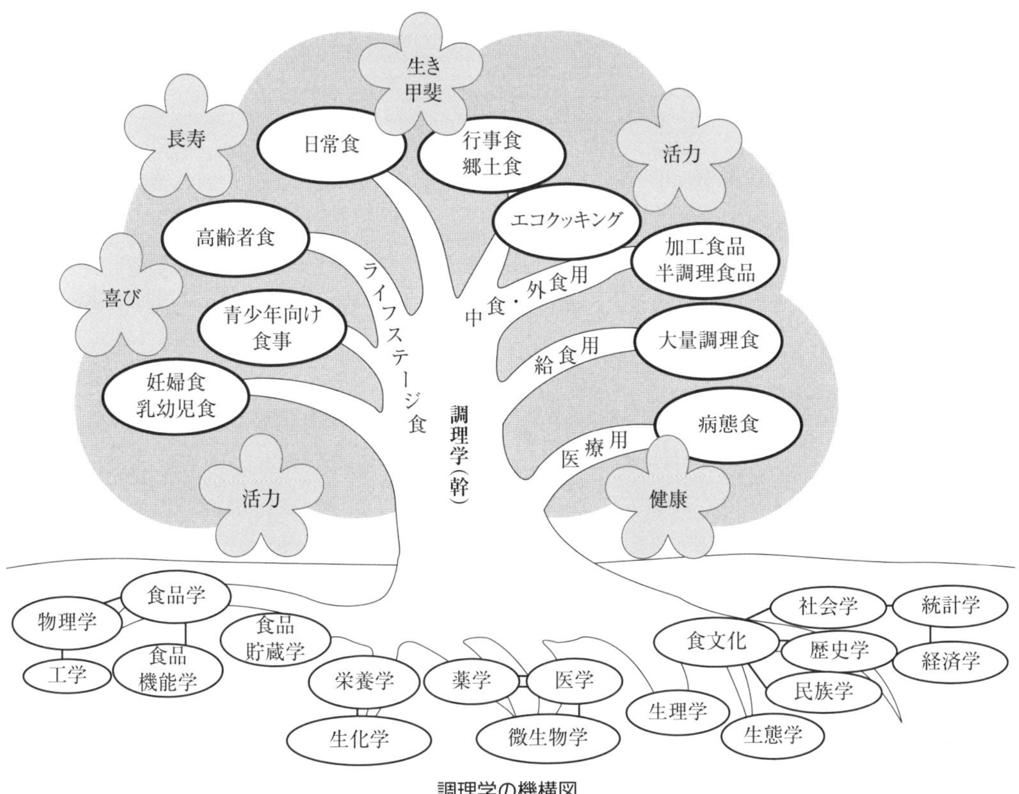

調理学の機構図

出典）川端晶子ほか『21世紀の調理学（全7巻）』建帛社、1996年をもとに改変。

2) 調理操作

献立に基づいて食材を調達し、それら食材を洗う、切る、おろす、混合する、撹拌するなどの物理的な力を加える非加熱操作と、煮る、焼く、揚げるなどの加熱操作を行い、最後に味付け（調味操作）過程を経て最適な食べ物にまでしつらえることである。献立に応じた調理操作を行うことで、食品素材にはさまざまな変化が加えられる。前述したように、加熱操作は調理操作の中心となる主要な操作であり、この過程で栄養成分の移動や色・味・香りなどの嗜好にかかわる風味成分が変化する。形状や粘性・弾性などの物理的変化が生じ、それらが口腔内の**テクスチャー**（舌ざわり、歯ざわり、のどごし）に影響し嗜好性が増すようになる。

先人たちはこれら調理操作の過程で生じる食品のさまざまな変化を追跡研究し、従来“こつ”といわれてきた調理技術を“調理科学”として理論的に体系化した。われわれはこれらの知識体系を学び実際の調理に応用することで、目的に合った食べ物に調製することが可能となった。

3) 盛り付け・配膳

こうしてつくられた食べ物は“盛り付け・配膳”されて摂食者の口に入ることになる。つまりこれが調理の最終工程である。この工程での、料理に似合った食器類の選択や食欲を増進させる盛り付け、食卓まわりのしつらえや落ち着いた雰囲気づくり等が、調理された食べ物の嗜好性を増進させるのに影響するものである。ここでは摂食者の健康や心理状態に配慮した細やかな心づかいが大切になる。

上述のように調理学は食べ物を調えるという調理操作だけでなく、食事計画に始まり、栄養価の検討、調理機器・熱エネルギー源、安全・管理、供卓形式、食事マナー、食事評価、環境教育までも含む広い分野の学問である。

調理学は食べ物をおいしくしつらえる調理操作を科学的に解明するという狭義の目的とともに、調えられた食べ物を通して健康に貢献し、社会と関連し外食産業や加工食品、エコロジーをも取り込んだ広義の調理として、現在の社会状況と深い連携をもちながら社会的に発信することが求められている。

3 食生活の変化と現状

社会の工業の発展につれて大量生産・大量消費が加速された。われわれの食生活分野においては、これまで家庭内中心であった調理の流れが、食品工業や外食産業の進展につれて、外部化、均一化、効率化へと進行している。そしてファミリーレストランやファストフードでの外食が一般化し今では日常茶飯事の習慣となっている。一方対極には、グルメ嗜好に走り、有名店の味をデパートで買ってきて家庭で楽しむ中食の習慣も多くみられる。これにインターネットやテレビ、食情報誌などによる食と健康情報が氾濫しており、子供でも容易にそれらを取得できる環境になっている。

さらに核家族化の進行に伴い、家庭内の食事形態も変化し、それぞれが食べたいときに食べたいものを、そして子供だけで食事する孤・個・子食が増えて、子供たちの食事内容や食べ方、心身の発達に問題がみられるようになった。

このことから文部科学省は食育の重要性を取り上げるようになった。2020年小学校の家庭科学習指導要領が改訂された。続いて中学校および高等学校の家庭科学習指導要領の改訂もされている。その内容は、生活の基盤となる食育の推進のための食事を見直し、栄養を考えた食事の役割を考え、楽しく食事をする工夫をし、日常の食事を考え調理できる能力を持てるように、主体的・対話的で深い学び（アクティブラーニング）の手法を取り入れて学ぶことを重視している。

また、地球温暖化が加速し深刻化している現状において、現在の社会現象と食生活環境に疑問を呈する人たちが自分たちの食生活を見つめなおし、地産地消やスローフード運動、郷土料理や行事食を見直す運動を推進するなど、食生活に関連した積極的な動きも多くみられるようになっている。

4　これからの調理学のありかた

現代の人々には、まず自分自身の身体と健康を自己管理できる能力が求められよう。先述のような食生活の変化から考えて、過去の食生活がよいとして、家庭内調理やスローフードのスタイルに戻すことがすべてよいとは限らない。食品売り場では、洗浄・切断されて少人数用にパック処理された食材や、加熱処理だけをすればよい簡便食品、混合調味された各種料理のでき合いソース等が販売されており、これらを用いれば忙しい主婦のみならず男性や子供や老人までもが簡単に自分で食事を調えられる時代になっている。

しかしながら、献立を考え、安全な食材を選択し、それに手を加え、盛り付け配膳し、家族や仲間で会話しながら食事するという調理の行為は、栄養面のみならず精神や社会性を活発化させる行為としていつの時代でも必要なものである。そのため、従来の確立された調理科学の知識に加えて、新しい調理操作の方法や便利な調理機器の知識と応用、地球環境に配慮したエコロジー的調理法、機能の衰えた方のための**咀嚼嚥下用調理食品**や**健康機能増進食品**の研究と開発等、調理学は社会や時代のニーズに対応して大いに必要とされている分野である。食品のもつ本来の**第一次機能**［栄養機能］と**第二次機能**［嗜好性にかかわる機能で調理の重要な役割である］に加えて、食品の**第三次機能**［健康増進にかかわる生体調節機能］もより多く発現・活性化される調理操作の工夫とそのような調理食品の提案も、これからの調理学に大いに求められ期待されるものであろう。

コラム2

第６次産業とは

最近目にするようになった言葉である第６次産業とは、農業や水産業などの第１次産業が、食品加工（第２次産業）や流通販売（第３次産業）にも業務展開している経営の多角化を第６次産業（＝1×2×3）と称しているものである。

地域の農業水産業の活性化とその土地の産物をより活用するために、新たな業態の創出として、農林水産省がこの第６次産業を推進している。これからの調理学の活用の場として、地場産食品を利用した新たな調理食品の創成と提案も期待できるであろう。

1　部

食品の調理性を知る

1章　食品の分類

古来より中国では医食同源といわれているように、食事は健康の維持・増進、疾病予防につながる。わが国では国民一人ひとりが食の重要性を理解し、健全な食生活を実践できるようさまざまな制度、取り組みがなされている。2000年国民健康づくり運動として「健康日本21」を開始し、2002年には健康増進法が制定された。2005年には食育基本法が成立し、翌2006年食育推進基本計画が示された。また2008年4月からメタボリックシンドロームの概念を取り入れた健診・保健指導が実施され、運動とともに栄養バランスのよい食事の必要性がより意識されるようになってきた。各制度、取り組みは時代の変化とともに改正など見直され実施されている。飽食の時代といわれる現代、加工食品も加えると食品の数は膨大であり、その選択は消費者にゆだねられる。多様な食品の中から、どのようなものを、どれだけ選択し、どのような献立をたてたらよいか、また食品の調理性を知り、目的に合った調理をするためには、世の中に溢れている食に関する情報を正しく理解し、整理する必要がある。

まず食品に含まれる成分は食品成分表で知ることができる。そして、食事摂取基準ではその栄養成分をどれだけ摂取すればよいのかを知ることができる。次に、食事摂取基準を満たすためには、どのような食品をどれだけ食べればよいか具体的な献立を作成し（3部1章参照）、実際に食品を調理するわけだが、その際、膨大な食品が分類されていると便利である。

食品を分類する方法はいくつかある。例えば、生産様式別に農産食品・畜産食品・水産食品・林産食品・その他の食品と分類する方法、植物性食品・動物性食品・その他の食品と大別する方法、主要栄養素による分類、主食・副食などの食習慣による分類である。食品の分類は目的に応じて使い分けるとよいだろう。

本書次章以降では、植物性食品・動物性食品・成分抽出食品と大きく分類し、さらに各々を原材料別に示し調理特性を理解しやすいようにした。本章では献立作成時に役立つ分類として主要栄養素による分類の食品群と食品構成および食事バランスガイドについて述べる。

1　食品成分表、食事摂取基準

日本食品標準成分表2020年版（八訂）（以下、食品成分表と記す。）は、国民が日常摂取する食品の成分を明らかにすることで国民の健康の維持・増進、食料の安定供給を確保するための計画の策定の基礎となるように2020年に作成された。食品成分表は、1950年に初めて発表されて以来、改訂を繰り返しながら現在に至っている（コラム参照）。給食施設、栄養指導はもとより国民健康・栄養調査、教育・研究などの多くの場面で食品成分表が活用されている。

食品成分表2020年版では2478食品の栄養成分が18群に分類され、植物性食品、動物性食品、加工食品の順に1. 穀類、2. いもおよびでん粉類、3. 砂糖および甘味類、4. 豆類、5. 種実類、6. 野菜類、7. 果実類、8. きのこ類、9. 藻類、10. 魚介類、11. 肉類、12. 卵類、13. 乳類、14. 油脂類、15. 菓子類、16. し好飲料類、17. 調味料および香辛料類、18. 調理済み流通食品類と掲載されている。各食品は5桁の食品番号で示され、初めの2桁は食品群番号、次の3桁は小分類または細分番号である。また各食品には索引番号があり、食品を容易に検索することができる。

収載成分の詳細な分析方法は「日本食品標準成分表2020年版（八訂）分析マニュアル」として公表されているので参照してほしい（文部科学省科学技術・学術審議会資源調査分科会食品成分委員会資料〔ホームページ公表資料〕）。一般成分の測定法の概要を食品成分表、第一章から抜粋し表1-1-1に示した。2020年版ではエネルギー換算係数が、従来の「修正Atwater係数」などによる算出からFAO/INFOODSが推奨する方法に準じて、可食部100 gあたりのアミノ酸組成によるたんぱく質、脂肪酸のトリアシルグリセロール当量、利用可能炭水化物（単糖当量）、糖アルコール、食物繊維総量、有機酸およびアルコールの量（g）に各成分のエネルギー換算係数を乗じて算出する方法に変更されている。

食品成分表に掲載されている食品の成分値は可食部100 gあたりの数値で示されている。例えば、香辛料類のバジル・粉に含まれる鉄分量は120 mgと掲載食品中最も多いが、これは100 gあたりに含まれる鉄分量であり、実際の調理に用いる量はごくわずかであることを考慮しなければならない。みかんの果皮のように通常の食習慣において廃棄される部分は廃棄率として、食品全体あるいは購入形態に対する重量の割合（%）で示され、備考欄にその廃棄部位が記載されている。エネルギーの単位はキロカロリー（kcal）とキロジュール（kJ）が併記されている。食品成分表2015年版までは、kcal単位のエネルギーに換算係数4.184を乗じてkJ単位のエネルギーを算出していた。しかし、2020年版からはそれぞれに適用されるエネルギー換算係数を用いて算出されている。

食品成分表からほうれんそうを抜粋し、表1-1-2に示した。表には通年平均として生とゆでた場合、また冷凍した場合の成分値のみ掲載したが、ほうれんそうは季節によるビタミンCの変動が顕著であり、夏採りと冬採りの場合の成分値も別途示されている。このように食品成分は品種、生産環境、季節、鮮度などにより変動するため、年間を通じて普通に摂取する場合の全国的な平均値という概念から決定した数値であることを念頭に置かなければならない。

食品はほとんどの場合において調理操作を施されるが、調理することにより重量、食品成分の増減が起こる。重量の変化は重量変化率として、また食品の一部については調理後の成分が掲載されている。調理条件は一般的な調理（小規模調理）を想定し、加熱調理は水煮、ゆで、炊き、蒸し、電子レンジ調理、焼き、油いため、ソテー、素揚げ、天ぷら、フライおよびグラッセなどとし、非加熱調理は水さらし、水もどし、塩漬けおよびぬか漬けなどとして記載されている。ただし、マカロニやスパゲティのゆで、グラッセ、塩漬け、味噌漬け以外は通常調味料を添加せずに調理したもので、実際の調理した食品には調味料を加算しなければならない。調理した食品の成分値は、調理前の食品の成分値との整合性を考慮し、原則として調理による成分変化率を求めて、これを調理前の成分値に乗じて算出している。ほうれんそうのゆで操作による成分変化を考慮し栄養計算する場合は、以下のように行う。

表 1-1-1　一般成分の測定法の概要

成分		測定法
水分		常圧加熱乾燥法、減圧加熱乾燥法、カールフィッシャー法または蒸留法。ただし、アルコールまたは酢酸を含む食品は、乾燥減量からアルコール分または酢酸の重量をそれぞれ差し引いて算出。
たんぱく質	アミノ酸組成によるたんぱく質	アミノ酸成分表2020年版の各アミノ酸量に基づき、アミノ酸の脱水縮合物の量（アミノ酸残基の総量）として算出[1]。
	たんぱく質	たんぱく質 改良ケルダール法、サリチル酸添加改良ケルダール法または燃焼法（改良デュマ法）によって定量した窒素量からカフェイン、テオブロミンおよび/あるいは硝酸態窒素に由来する窒素量を差し引いた基準窒素量に、「窒素–たんぱく質換算係数」を乗じて算出。 食品とその食品において考慮した窒素含有成分は次のとおり：コーヒー、カフェイン；ココアおよびチョコレート類、カフェインおよびテオブロミン；野菜類、硝酸態窒素；茶類、カフェインおよび硝酸態窒素。
脂質	脂肪酸のトリアシルグリセロール当量	脂肪酸成分表2020年版の各脂肪酸量をトリアシルグリセロールに換算した量の総和として算出[2]。
	コレステロール	けん化後、不けん化物を抽出分離後、水素炎イオン化検出–ガスクロマトグラフ法。
	脂質	溶媒抽出–重量法：ジエチルエーテルによるソックスレー抽出法、酸分解法、液–液抽出法、クロロホルム–メタノール混液抽出法、レーゼ・ゴットリーブ法、酸・アンモニア分解法、ヘキサン–イソプロパノール法またはフォルチ法。
炭水化物	利用可能炭水化物（単糖当量）	炭水化物成分表2020年版の各利用可能炭水化物量（でんぷん、単糖類、二糖類、80%エタノールに可溶性のマルトデキストリンおよびマルトトリオース等のオリゴ糖類）を単糖に換算した量の総和として算出[3]。ただし、魚介類、肉類および卵類の原材料的食品のうち、炭水化物としてアンスロン–硫酸法による全糖の値が収載されているものは、その値を推定値とする。
	利用可能炭水化物（質量計）	炭水化物成分表2020年版の各利用可能炭水化物量（でんぷん、単糖類、二糖類、80%エタノールに可溶性のマルトデキストリンおよびマルトトリオース等のオリゴ糖類）の総和として算出。ただし、魚介類、肉類および卵類の原材料的食品のうち、炭水化物としてアンスロン–硫酸法による全糖の値が収載されているものは、その値に0.9を乗じた値を推定値とする。
	差引き法による利用可能炭水化物	100 gから、水分、アミノ酸組成によるたんぱく質（この収載値がない場合には、たんぱく質）、脂肪酸のトリアシルグリセロール当量として表した脂質（この収載値がない場合には、脂質）、食物繊維総量、有機酸、灰分、アルコール、硝酸イオン、ポリフェノール（タンニンを含む）、カフェイン、テオブロミン、加熱により発生する二酸化炭素等の合計（g）を差し引いて算出。
	食物繊維総量	酵素–重量法（プロスキー変法またはプロスキー法）、または、酵素–重量法・液体クロマトグラフ法（AOAC.2011.25法）。
	糖アルコール	高速液体クロマトグラフ法。
	炭水化物	差引き法。100 gから、水分、たんぱく質、脂質および灰分の合計（g）を差し引く。硝酸イオン、アルコール、酢酸、ポリフェノール（タンニンを含む）、カフェインまたはテオブロミンを多く含む食品や、加熱により二酸化炭素等が多量に発生する食品ではこれらも差し引いて算出。ただし、魚介類、肉類および卵類のうち原材料的食品はアンスロン–硫酸法による全糖。
有機酸		5%過塩素酸水で抽出、高速液体クロマトグラフ法、酵素法。
灰分		直接灰化法（550℃）

1）{可食部100 gあたりの各アミノ酸の量×（そのアミノ酸の分子量－18.02）/そのアミノ酸の分子量} の総量。

2）{可食部100 gあたりの各脂肪酸の量×（その脂肪酸の分子量＋12.6826）/その脂肪酸の分子量} の総量。ただし、未同定脂肪酸は計算に含まない。12.6826は、脂肪酸をトリアシルグリセロールに換算する際の脂肪酸当たりの式量の増加量〔グリセロールの分子量 ×1/3－（エステル結合時に失われる）水の分子量〕。

3）単糖当量は、でんぷんおよび80％エタノール可溶性のマルトデキストリンには1.10を、マルトトリオース等のオリゴ糖類には1.07を、二糖類には1.05をそれぞれの成分値に乗じて換算し、それらと単糖類の量を合計したもの。

4）単糖当量は、でんぷんには1.10を、二糖類には1.05をそれぞれの成分値に乗じて換算し、それらと単糖類の量を合計したもの。

出典）文部科学省『日本食品標準成分表2020年版（八訂）』第一章、pp. 12–13より抜粋作成。

表 1-1-2　ほうれんそうの食品成分

食品番号	索引番号	食品名	廃棄率	エネルギー	エネルギー	水分	たんぱく質：アミノ酸組成によるたんぱく質	たんぱく質：たんぱく質	脂質：脂肪酸のトリアシルグリセロール当量	脂質：コレステロール	脂質：脂質	炭水化物：利用可能炭水化物：利用可能炭水化物（単糖当量）	炭水化物：利用可能炭水化物：利用可能炭水化物（質量計）	炭水化物：利用可能炭水化物：差引き法による利用可能炭水化物	炭水化物：食物繊維総量	炭水化物：糖アルコール	炭水化物：炭水化物	有機酸	灰分	無機質：ナトリウム	無機質：カリウム	ビタミン：A：レチノール	ビタミン：A：α-カロテン	ビタミン：A：β-カロテン	ビタミン：A：β-クリプトキサンチン	ビタミン：A：β-カロテン当量	ビタミン：A：レチノール活性当量	ビタミン：葉酸	ビタミン：パントテン酸	ビタミン：ビオチン	ビタミン：ビタミンC
		可食部 100 g あたり																													
		単位	%	kJ	kcal	（…… g			……）	mg	（………… g							……）		（mg）		（……… μg					………）	μg	mg	μg	mg
06267	782	ほうれんそう、葉、通年平均、生	10	75	18	92.4	1.7	2.2	0.2	0	0.4	0.3*	0.3	0.1	2.8	–	3.1	0.9	1.7	16	690	(0)	0	4200	34	4200	350	210	0.20	2.9	35
06268	783	ほうれんそう、葉、通年平均、ゆで	5	94	23	91.5	2.1	2.6	(0.3)	0	0.5	0.4	0.4	1.2*	3.6	–	4.0	–	1.2	10	490	(0)	0	5400	45	5400	450	110	0.13	3.2	19
06372	790	ほうれんそう、葉、冷凍、ゆで	0	110	27	90.6	2.8	3.7	0.4	0	0.5	0.2*	0.2	0	4.8	–	3.8	0.6	0.8	47	90	(0)	9	8600	36	8600	720	57	0.03	3.2	5

備考）食品番号 06267 ほうれんそう（葉、通年平均、生）廃棄部位：株元。硝酸イオン：0.2 g
　　　食品番号 06268 ほうれんそう（葉、通年平均、ゆで）廃棄部位：株元。ゆでた後水冷し、手搾りしたもの。硝酸イオン：0.2 g
　　　食品番号 06372 ほうれんそう（葉、冷凍、ゆで）ゆでた後水冷し、手搾りしたもの。硝酸イオン：Tr

注）＊エネルギーの計算に「利用可能炭水化物（単糖当量）」あるいは「差引き法による利用可能炭水化物」のどちらの成分項目を用いたかを表す。

出典）文部科学省ホームページ『日本食品標準成分表 2020 年版（八訂）』より抜粋作成。

コラム

食品成分表の変遷

1947 年 7 月厚生省と農林省の協議のもと、終戦直後の国民栄養調査や国民の栄養改善のための基礎資料として、暫定標準食品栄養価分析表が作成された。その後 1950 年経済安定本部国民食糧および栄養対策審議会により日本食品標準成分表が作成された。初版の収載食品数は 538、収載成分項目数は 14 であった。その後改訂を繰り返し 1982 年四訂においては収載食品数 1621、収載成分項目数 19 となり、初版と比べると大幅に増加した。四訂成分表を補完するために行われたフォローアップ調査の結果、1986 年改訂日本食品アミノ酸組成表、1989 年日本食品脂溶性成分表、1991 年日本食品無機質成分表、1992 年日本食品食物繊維成分表、1993 年日本食品ビタミン D 成分表、1995 年日本食品ビタミン K、B_6、B_{12} 成分表が刊行された。その後 2000 年に五訂日本食品標準成分表が、2005 年には五訂増補日本食品標準成分表が公表された。2010 年には名称が変わり日本食品標準成分表 2010 として、2015 年には日本食品標準成分表 2015 年版（七訂）として、別冊の「アミノ酸成分表編」、「脂肪酸成分表編」および「炭水化物成分表編」の 3 冊と併せて改訂・公表された。日本食品標準成分表 2020 年版（八訂）ではエネルギーの算出方法が変更され（本文参照）、収載食品数 2478 食品、収載成分項目数 54、別冊の 3 冊も 2020 年版として作成され、より充実した内容となっている。

例）ほうれんそう可食部 200 g をゆでた際のエネルギー（kcal）を求める場合（重量変化率 70 %）

$$\text{調理した食品全質量に対する成分量} = \text{調理した食品の成分値} \times \frac{\text{調理前の可食部重量（g）}}{100\text{（g）}} \times \frac{\text{重量変化率}}{100}$$

$$= 23 \times \frac{200}{100} \times \frac{70}{100} = 32.2\ \text{kcal}$$

実際に調理過程ではさまざまな食品・調味料が組み合わさり、調理操作も複雑である。加工食品においても同様であり、成分値はあくまでも目安値として用いることが望まれる。

日本人の食事摂取基準（2020年版）（以下、食事摂取基準と記す。）は厚生労働省により策定され、5年ごとに改定されることになっている。健康な個人または集団を対象として、国民の健康維持・増進、エネルギー・栄養素欠乏症の予防、生活習慣病の予防、過剰摂取による健康障害の予防を目的とし、エネルギーおよび各栄養素の摂取量の基準が示されている。食事摂取基準は、摂取量を評価（アセスメント）するためと栄養計画（プランニング）を立案するために用いられる。

2　食品群、食品構成、食事バランスガイド

食品を分類する方法の1つに主要栄養素で分類する方法がある。いわゆる**食品群**である。給食施設などにおける献立作成には1日の食事摂取基準を満たすために、各食品群をどのくらい食べたらよいか、栄養バランスがとれるのか、各施設の対象者や地域性などを考慮した**食品構成**（3部1章参照）が使用される。食品構成にも用いられる食品群には様々な種類があり、目的に応じて使い分けられる。国民健康･栄養調査に用いられる食品群は食品を大分類として17に、中分類として33に、さらに小分類として98に分けている。そのほか、代表的な食品群としては三色食品群、4つの食品群、6つの基礎食品群などがある。

三色食品群は1952年広島県庁の岡田正美氏が提唱し、（社）栄養改善普及会の近藤とし子氏が普及に努めた。食品に含まれる主な栄養素を3色で単純に示しているので、小さな子供や、食品・栄養についての知識・関心が薄い人でもわかりやすく理解することができる。赤群は血や肉をつくるもの（魚、肉、豆類、乳、卵）、黄群は力や体温となるもの（穀物、砂糖、油脂、いも類）、緑群は体の調子をよくするもの（緑色野菜、淡色野菜、海藻、きのこ）と3群に分類される。

4つの食品群は1961年、女子栄養大学香川綾博士により考案された。食品は1群（乳・乳製品、卵）、2群（魚介、肉、豆・豆製品）、3群（野菜〔きのこ、海藻類を含む〕、いも、果物）、4群（穀類、砂糖、油脂）に分類される。

6つの基礎食品群は1948年栄養教育教材として厚生労働省が作成したもので、食品に含まれる栄養素ごとに食品を6群に分類したものである（表1-1-3）。これらの食品群を用いることにより簡単に栄養バランスのよい献立をたてることができる。

表1-1-3　6つの基礎食品群

食品群		主な栄養素	主な作用
1群	魚、肉、卵、大豆	たんぱく質	骨や筋肉等をつくり、エネルギー源となる
2群	牛乳・乳製品、海藻、小魚類	無機質（カルシウム）	骨・歯をつくり、身体の機能を調節
3群	緑黄色野菜	カロテン	皮膚や粘膜を保護し、身体の機能を調節
4群	淡色野菜、果物	ビタミンC	身体の機能を調節
5群	穀類、いも類、砂糖	炭水化物（糖質）	身体の機能を調節し、エネルギー源となる
6群	油脂類、脂肪の多い食品	脂肪	エネルギー源となる

食事バランスガイド

あなたの食事は大丈夫？

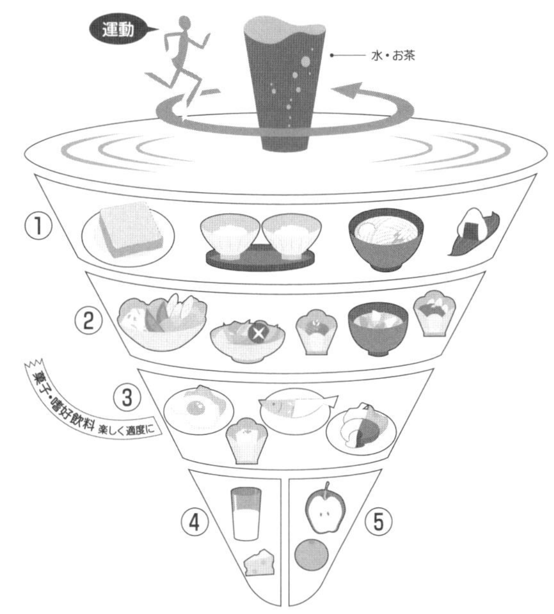

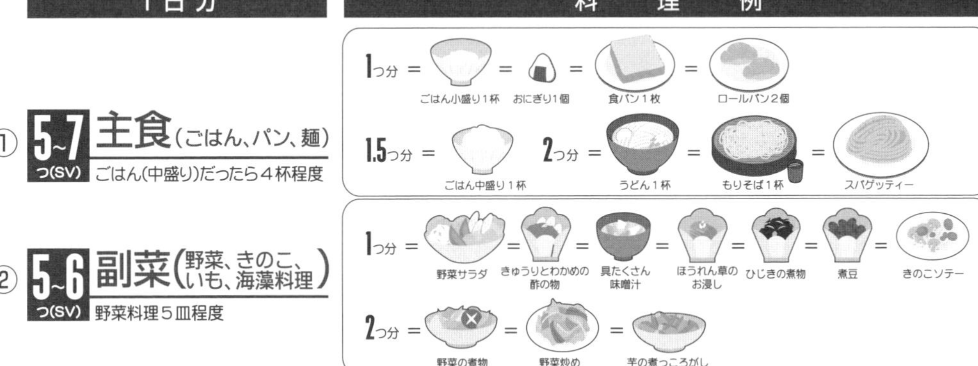

③ 3~5 つ(SV) 主菜（肉、魚、卵、大豆料理）

肉・魚・卵・大豆料理から3皿程度

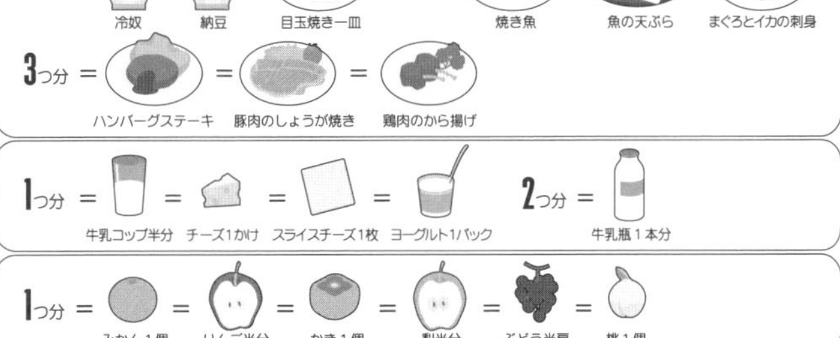

④ 2 つ(SV) 牛乳・乳製品

牛乳だったら1本程度

⑤ 2 つ(SV) 果物

みかんだったら2個程度

1つ分 = みかん1個 = りんご半分 = かき1個 = 梨半分 = ぶどう半房 = 桃1個

厚生労働省・農林水産省決定

※SVとはサービング（食事の提供量の単位）の略

図1-1-1　食事バランスガイド

2000年、現文部科学省・厚生労働省・農林水産省の3省が食生活指針を策定し（2016年改定）、この指針を具体的な行動に結び付けるために2005年、厚生労働省・農林水産省が食事バランスガイドを策定した。1日に何をどれだけ、どのように組み合わせて食べればよいかを理解しやすいようにコマのイラストを使って示している。図1–1–1は食事バランスガイドの基本形である。

コマは上部から主食、副菜、主菜、牛乳・乳製品、果物と5つの料理グループに区分され、摂取量の目安はSV（Serving）という単位で示されており、グループごとに1日分の適量のSVが「○つ」として記載されている。主食は主に炭水化物の供給源であるごはん、パン、麺、パスタなどを主材料とする料理が含まれ、1つ（SV）分は主材料に由来する炭水化物約40gにあたる。副菜は主にビタミン、ミネラル、食物繊維の供給源である野菜、いも、豆類（大豆を除く）、きのこ、海藻などを主材料とする料理が含まれ、1つ（SV）分は主材料となる野菜等約70gにあたる。主菜は主にたんぱく質の供給源である肉、魚、卵、大豆および大豆製品などを主材料とする料理が含まれ、1つ（SV）分は主材料に由来するたんぱく質約6gにあたる。牛乳・乳製品は主にカルシウムの供給源である牛乳、ヨーグルト、チーズなどが含まれ、1つ（SV）分は主材料に由来するカルシウム約100mgにあたる。果物は主にビタミンC、カリウムの供給源である、りんご、みかんなどの果実およびすいか、いちごなどの果実的な野菜が含まれ、1つ（SV）分は主材料の重量約100gにあたる。

例えば主食では1日分の適量は5〜7つ（SV）、ごはん小盛り1杯＝おにぎり1個＝食パン1枚＝ロールパン2個＝1つ分、ごはん中盛り1杯＝1.5つ分、うどん1杯＝もりそば1杯＝スパゲティ=2つ分のように具体的な料理例とともに記載されている。いずれかのグループが不足したり、過剰に摂取し食事バランスが悪くなるとコマが倒れてしまう。水・お茶はコマの軸となっており食事中には欠かせないこと、菓子・嗜好飲料はコマに勢いをつけるヒモとなっており楽しみながら適度に摂ること、そしてコマを安定して回転させるために継続的な運動が必要であることをコマの上で人が走っている姿で表現している。

食事バランスガイドの基本形（図1–1–1）は、エネルギー量として2200±200kcalを想定しており、これは身体活動量が「ふつう」以上の成人女子または身体活動量が「低い」の成人男性を対象にしたものである。年齢、性別、身体活動量の違いによる摂取量の目安として3部1章食事バランスガイドの活用、コラム（p.170）を参照してほしい。

食事バランスガイドは原則として健康な人を対象に作られたものであり、糖尿病や高血圧などで医師や管理栄養士の指導を受けている人はその指示に従う必要がある。また妊産婦のための食事バランスガイドや、各地域の自治体が作成した地元でとれる農産物や食文化など地域の特性を生かした地域版食事バランスガイドなどもある。

◆引用・参考文献

香川明夫（監修）『食品成分表2015本表編・資料編』女子栄養大学出版部、2020年

伊藤貞嘉・佐々木敏（監修）『日本人の食事摂取基準（2020年版）』第一出版、2020年

安本教傳・渡邊智子・安井朋美・西牟田守・竹内昌昭（編）『成分表の専門家がユーザーのために編集した五訂増補日本食品標準成分表Ⅲ. 五訂増補日本食品標準成分表・脂肪酸成分表解説編』第一出版、2007年

2章　植物性食品の調理

植物性食品には米、小麦、大麦、とうもろこし、雑穀、いも類、豆類、野菜類、果実類、種実類、藻類、きのこ類と、これらの加工食品がある。主食となる穀類は炭水化物、豆類は炭水化物やたんぱく質、種実類は脂質や炭水化物を多く含み、適切な調理法によりエネルギー源や筋肉・臓器・血液・骨などの体の組織またホルモンなどを作るもととなる。野菜類・果実類・藻類・きのこ類はビタミン・ミネラルなどの微量栄養素や食物繊維の主要な供給源となるものが多く、体の生理機能を維持する上でも重要な調理素材である。動物性食品との大きな違いはセルロース、ペクチンなどからなる細胞壁をもつことである。植物性食品は調理操作や調味料添加によって細胞壁および細胞に変化が生じ、栄養性の向上だけでなく、色、食味および食感に影響を及ぼし嗜好性を向上させる。したがって、植物性食品の調理性を科学的に学び、理解することにより、栄養素や機能性成分を損失させずに外観、食味、食感を向上させる、効果的な調理操作や調味操作を行うことができる。

1　米

1)　米の特徴

(1)　米の種類

米は日本型の**ジャポニカ米**（Japonica）とインド型の**インディカ米**（Indica）に分類される。ジャポニカ米は丸みがかった短径種で、粘りとつやのある飯になる。インディカ米は長径種で、粘りがなく硬い飯になりやすい。日本では粘りのある米飯を好む文化をもつため、ジャポニカ米であるコシヒカリ、ひとめぼれ、あきたこまち、日本晴、はえぬきなど、多くの品種が栽培・利用されている。ジャポニカ米、インディカ米は、ともにもち種とうるち種がある。米の主成分であるでんぷんは**アミロース**と**アミロペクチン**で構成されているが、**もち米**はアミロペクチン100％、**うるち米**はアミロース5〜30％とアミロペクチン約70〜95％からなる。アミロースはグルコースがα-1,4結合した直鎖状でらせん構造になっているが、直鎖から5〜17本の分岐アミロースの存在も明らかになった（コラム1参照）。一方、アミロペクチンはα-1,4結合の直鎖とα-1,6結合の分岐鎖で構成され、短い分岐鎖2本が二重らせん構造（ダブルヘリックス構造）をとっている。アミロペクチンの分岐鎖の鎖長は、ジャポニカ米では短いものが多く、インディカ米では長いものが多い。アミロペクチンは加水・加熱することで膨潤しやすく粘りが出やすくなるため、炊飯により米飯粒表面の付着性や米飯全体の粘りが増加する。

(2)　米の分類

米には日本型とインド型、もち米とうるち米という分類以外に便宜上の分類がある。栽培地

コラム１

アミロースは直鎖？

でんぷんを構成するアミロースやアミロペクチンは、「アミロースはグルコースがα-1,4 結合した直鎖状の分子」であり、「アミロペクチンはα-1,4 結合した直鎖からさらにα-1,6 結合して枝分かれした樹状の巨大分子である」などの表現がされることが多い。しかし、近年、でんぷん構造分析法の開発によって、アミロースは直鎖状の主鎖から5～17本の短い枝が直鎖状分子から分離している「分岐をもつアミロース」の存在が明らかとなった。分岐アミロースは全体量の27～70％存在し、その分子は穀類が小さく、根茎類は大きい。一方、アミロペクチンにはアミロースのような長い直鎖状の枝（最長鎖）の存在が認められるようになった。米飯の粘りはアミロペクチンの影響を受けるが、この最長鎖は米飯を硬く、粘りにくくするといわれている。ちなみに、アミロペクチンの１つのクラスターを構成する鎖の数は、穀類が多く、根茎類は少ない。

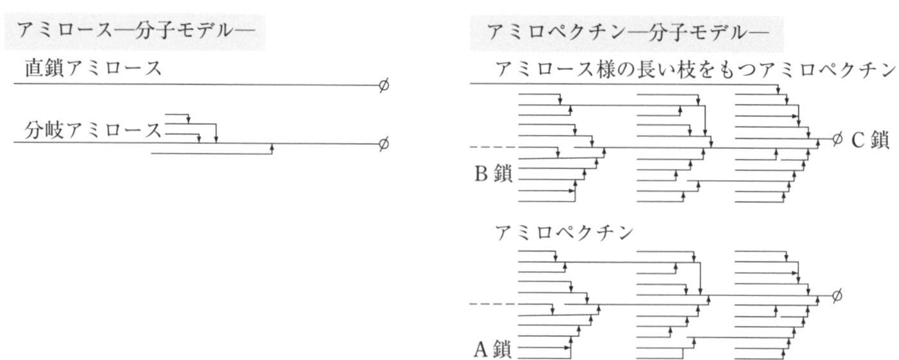

アミロースとアミロペクチンの分子モデル

出典）竹田靖史「澱粉の分子構造と食品のおいしさ」『日本調理科学会誌』40(5)、2008年、357-368を一部改変。

の違いによる分類として水稲（すいとう）と陸稲（りくとう）（おかぼ）があり、水稲は水田で、陸稲は畑で栽培する。陸稲は水稲に比べてたんぱく質含量が高く、飯の粘りが少なく食味が劣る。商品の流通上の分類では軟質米と硬質米がある。軟質米は北海道、東北、北陸、山陰地域で生産され、水分含量が高く、食味がよいものが多く、硬質米は軟質米に比べて水分が少ない米である。その他、新米と古米という分類もある。また、食生活の多様化に対応し、品種改良によって新しい形態・特性をもつ新形質米[1)]が栽培され、低アミロース米はアミロース含量約5～13％で冷蔵米飯や糊化米飯（α（アルファ）化米）に、アミロース含量25％以上の高アミロース米はピラフやリゾットに使用されている。

（3） 米の構造と加工米

籾殻（もみ）を除去した玄米の構造は、ぬか層（果皮、種皮、多胚乳、糊粉層）6％、胚芽2～3％、胚乳91～92％で構成されている。米の消化性や食味を増加させるには、ぬか層と胚芽を除去して歩留まり90～91％にとう精し精白米にする。とう精による栄養成分の損失を防ぐ目的で、歩留まり93～94％の七分つき米、95～96％の五分つき米にとう精した米もある。また、胚芽80％を残した胚芽精米、ビタミンB_1強化米、常圧で炊飯できる加工玄米、GABA（血圧を下げる働きをするγ-アミノ酪酸）の含量の多い発芽玄米、籾（もみ）をつけたまま発芽させる籾発芽玄米など

1）新形質米には、その他香り米、色素米、巨大胚米、大粒米などがある。

コラム2

無 洗 米

無洗米は精白米をとう精したのち、さらに肌ぬかを取り除いたものである。無洗米の利用によって、一般家庭では家事の軽減のため、給食・外食産業では人件費や上下水道代等のコスト削減のため、また社会・環境上ではとぎ汁による水質汚染防止や下水処理費削減のために利用が拡がっている。実際に３カップの米をとぎ洗いすると約 4.5 L の水が必要になるため、家庭で１日３カップ炊くとすると年間約 1650 L の水が節約できる。無洗米の製法には①米を高速で無洗米機の内壁に接触させ水を用いずに肌ぬかをとる**BG（Bran Grind）無洗米**、② 100℃に加熱したタピオカ粒を 50％混ぜて肌ぬかを付着させる**TWR（Tasty White Rice）無洗米**、③水を吹きかけたのち高速乾燥させる**水洗い式無洗米**、④ブラシや不織布を用いて削りとる**研磨式無洗米**がある。無洗米をおいしく炊くには、加水量は米の重量の約 1.6 倍とし、１時間程度浸漬してから普通炊飯、あるいは無洗米モードで炊飯するとよい。また、釜容量の７割以上の無洗米は炊かないようにすると、おいしい飯になる。

の加工米もあるほか、押麦および雑穀などを白米に混ぜて炊くことで栄養成分を補うこともできる。**エコ・クッキング**（3部3章参照）を行うため、**無洗米**（コラム2参照）も利用されている。無洗米は精白米に付いたぬかを取り除いたもので、洗米の水を使わず手間も省くことができる。非常食用の米としては、炊いた飯をすぐに乾燥した**α化米**[2]が用いられている。最近では、高アミロース米を重量の３倍加水して炊飯し、高速せん断してペーストにした**米ゲル**が、乳化剤としてパンや洋菓子、グルテンフリー食品へ利用され始めている。

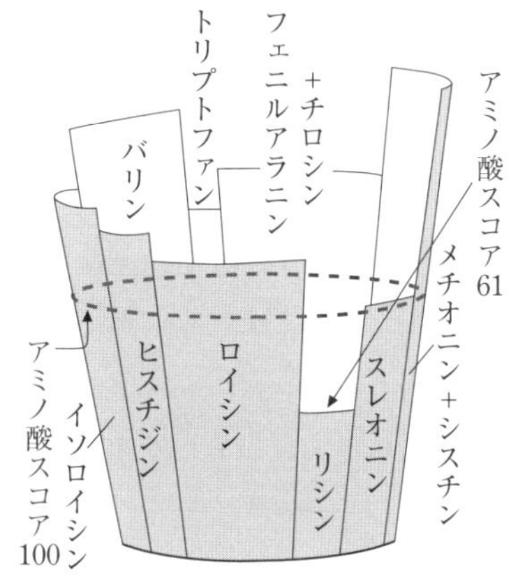

図 1-2-1　精白米のアミノ酸スコア

注）点線はアミノ酸評点パターン（アミノ酸スコア 100）を示す。米ではリシンが第一制限アミノ酸となる。
出典）馬場修『新基礎栄養学』（第８版）医歯薬出版、2013 年、p. 114 を改変。

(4) 米の成分

うるち米（精白米）としては、炭水化物 77.6 %、たんぱく質 6.1 %、脂質 0.9 %、灰分 0.4 %、水分 14.9 %を含む。これらの成分は米粒の石垣状細胞組織内に存在し、その組成は米の品種、生育条件、とう精度によっても異なる。米のたんぱく質の約 80 %はオリゼニンで、必須アミノ酸のリシン（リジン）が少なく第一制限アミノ酸となり（図 1-2-1）、**アミノ酸スコア**（アミノ酸価）[3] は 61 である。献立作成では、大豆製品などのリシンを多く含む食品を米飯とともに用いると、たんぱく質の栄養価が向上してよい（**アミノ酸の補足効果**）。脂質含量は 0.9 %と少ないがリノール酸、パルミチン酸などの脂肪酸が含まれ、米の酸化抑制のためには低温貯蔵（10 ～ 15℃程度）した方がよい。夏季は冷蔵するなどの工夫が必要である。

2）米に加水加熱してでんぷんをα（アルファ）化（糊化）し、可食状態にして乾燥したもの。保存性が高いため非常食に使われる。飯にするには湯や水を加えるだけでよい。
3）たんぱく質の栄養価をそのたんぱく質の必須アミノ酸組成から判定する化学的評価法の１つ。精白米のアミノ酸スコアは、1973 年の FAO/WHO（一般用）パターンが 65、1985 年 FAO/WHO/UNU（2～5 歳）パターンが 61 である。

2) 米の調理性

米の調理性は主成分であるでんぷんの調理性が大きく影響する。米は加熱調理を行うことにより、でんぷんが糊化され、消化性が増すだけではなく、グルコースなどの還元糖やアミノ酸も増加し、外観、テクスチャーも変化する。また炊き上がりの香りや加熱調理によるうま味成分の増加により、食味が向上する。

(1) 飯の糊化、老化

でんぷん内のアミロースとアミロペクチンは、グルコースが多数の水素結合で配列しており、生でんぷん（βでんぷん）は分子が規則正しく配列した結晶質部分（ミセル）と不規則に配列した非結晶質部分がある。水を加えるとミセルのすき間に水が入り、これを加熱するとミセルが崩れでんぷんの糊化（図1-4-1参照）が起こる。糊化でんぷん（αでんぷん）はアミラーゼなどの酵素作用により消化されやすくなる。しかし炊いた飯が冷えると、硬く粘りのない飯になり、食味は低下し、消化されにくくなる。これを老化（β′でんぷん）という。アミロペクチン100％のもち米は粘りが強く老化しにくく、アミロース含量が多い米、アミロペクチンに長鎖を含む米（コラム1〔p.96〕参照）は粘りにくく老化しやすい。

米飯の老化は保存方法によって異なり、炊飯1日後の米飯のでんぷんでは、冷蔵（5℃）が最も老化しやすく、冷凍（－18℃）、電子ジャー（70℃）は冷蔵や室温保存より老化しにくい。図1-2-2に示すように飯類の冷凍では1週間程度では変化が少ないが、1ヵ月以上の保存の場合は調理法によって糊化度が異なり、もち米飯が最も老化しにくい。老化した飯は再加熱するとαでんぷんに戻り、消化されやすくなる。冷凍する際は熱いうちに薄く平らにラップ材に包み、解凍は95℃以上で再加熱すると炊きたてと同じ程度の糊化度になる。

(2) 飯のおいしさ

おいしい飯の条件としてはテクスチャー（硬さ、付着性、粘り、弾力性など。p.127参照）が大き

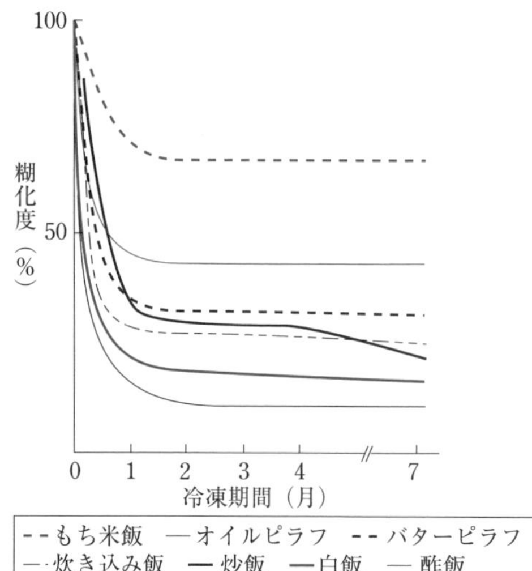

図1-2-2　飯類の冷凍中における糊化度の変化

出典）丸山悦子ほか『家政学研究』25(1)、1978年、7。

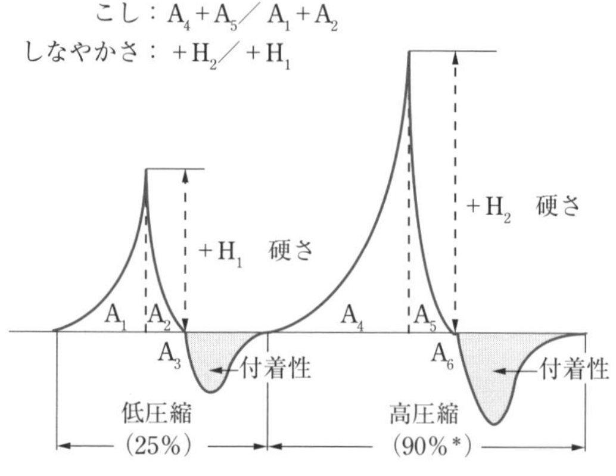

図1-2-3　テンシプレッサーによる米飯の測定法（1粒法）

注）＊集団粒法の場合、高圧縮率を92％にする。

出典）高橋節子ほか *Journal of Applied Glycoscience.*、47、2000年、343。

く影響し、化学的成分では香り（カルボニル化合物、硫化水素など）、うま味（微量の遊離アミノ酸、還元糖）が関与する。また、これらの特性は外観（飯のつや、形、色）、食味（味、香り）、食感（硬さ、粘り）などの官能評価に大きく影響を与える。おいしい飯を評価する方法には、図1–2–3、図1–2–4および図1–2–9に示すようなテンシプレッサーやクリープメータなどの機器測定ならびに評点法[4)]、SD法[5)]による官能評価（2部2章官能評価 pp. 122–125参照）がある。図1–2–4にテンシプレッサーによる物性測定の具体例を示したが、測定法には1粒法、3粒法、集団粒法などがある。米の化学的成分は、近年近赤外線を用いた米の食味計装置が開発され、非破壊的方法で測定されている。

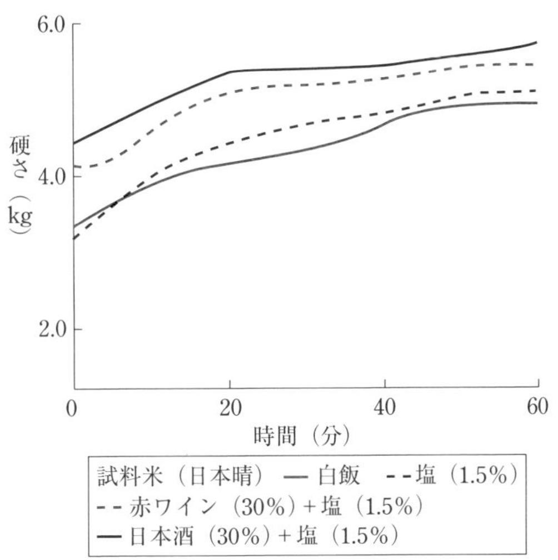

図1–2–4　酒、塩を添加した飯の硬さの変化

注）テンシプレッサー（3粒法）による測定。
出典）石田恵美子・貝沼圭二・高橋節子『日本調理科学会誌』33(4)、2000年、460。

3)　うるち米の調理

炊飯の加熱機器にはガスを熱源とした専用鍋や土鍋、電気を熱源としてマイコン式炊飯器や電磁誘導加熱（IH）方式などの電子ジャー炊飯器などがある。大量炊飯の場合は立体炊飯器、連続炊飯システム（ガス式、IH式、スチーム式）などを用いる。調理器具に合わせて、加水量や炊飯時間を若干変化させるとよい。

(1)　うるち米の炊飯

米の炊飯は水分約15％の米を水分約60%の米飯にする調理過程をいい、炊き干し法と湯とり法がある。炊き干し法は「煮る、蒸す、焼く」の複合調理操作であり、米を浸漬後一定量加水し、炊き上げたときに完全に水を吸着させる方法である。これは粘りを必要とする日本型の米に適した方法である。一方、湯とり法は米を多量の水でゆで、ゆで汁を除いたあと蒸す方法で、粘りが出にくくインド型の米に適した調理法である。ここでは炊き干し法の手順を述べる。

a)　洗米　　洗米は米表面に付着したぬかやゴミを洗い落とすために行う。洗米時に約8～10%程度の水が付着するため、ぬか臭が吸着しないように洗米操作は手早く3、4回で行う。洗いを十分にしない飯は光沢、香り、味が損なわれ、腐敗しやすくなる。米の表面に付着したぬかを取り除いた無洗米（コラム2〔p. 17〕参照）は、洗米せずに炊飯ができる。

b)　加水　　米重量の2.2～2.4倍の白飯として炊き上げるため、加水量は蒸発量も含めて決める。米の重量に対して1.5倍、米の容積に対して1.2倍が基準であるが、米の新古、品種、

4) 食品の特性および嗜好について点数化して評価する官能評価手法。
5) SD（Semantic Differential）法は現在、官能評価手法の中でイメージの測定などに使用されている。プロフィールとして示されることもある。

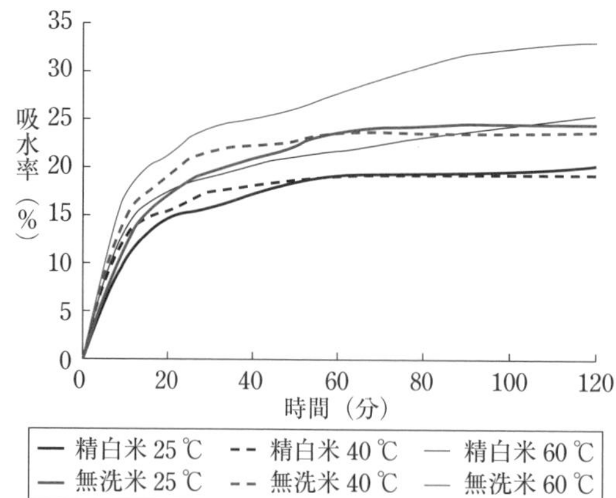

図 1–2–5　精白米と無洗米の温度の違いによる吸水率の変化

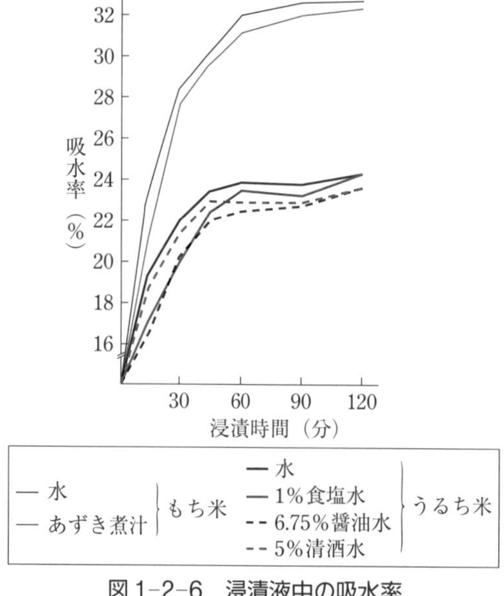

図 1–2–6　浸漬液中の吸水率

出典）貝沼やす子・調理科学研究会（編）『調理科学』光生館、1984 年、p. 248。

とう精度や貯蔵条件による水分含量、炊飯機器の種類、気温によっても異なるので、好みや目的に合わせて加水量を決める。玄米は米重量の 1.8 倍、無洗米は 1.6 倍、新米の場合は水分含量が多いため、米重量に対して 1.3 倍を基準にするとよい。

c）浸漬　　次の加熱工程で米粒のでんぷんを糊化しやすくするために行う。浸漬による吸水率は温度が高いほど高くなる。図 1–2–5 にひとめぼれの精白米と無洗米の吸水率を示した。25 ℃と 40 ℃の水温では吸水率に大きな差はなかったが、60 ℃では急激に増加する。無洗米は精白米よりも吸水率が大きい。また、いずれの水温においても米は浸漬 30 分間で急激に吸水し、その後ゆるやかに増加して 1.5～2 時間で平衡に達するので最低でも 30 分間浸漬するとよい。浸漬が長すぎても米飯の外観や食味が低下する。米の種類別では 30℃における吸水率は、うるち米が 20～24 %、もち米は 30～40 %である（図 1–2–6）。

d）加熱　　浸漬した米は加熱によりでんぷんが糊化され、グルコースなどの還元糖や遊離アミノ酸が増し、香りや味のよい米飯となる。図 1–2–7 に示すように点火後 4 段階の過程において 98 ℃以上を約 20 分間維持することで、米でんぷんを完全に糊化させる。ガスを熱源として炊飯する場合の要点を以下に示す。

①　温度上昇期　　米の中心部が 98～100 ℃になるように 5～10 分間で温度を上昇させる。このとき、浸漬によって吸収されなかった水分を吸着しながら膨潤する。60～65 ℃ででんぷんの糊化が開始するため、短時間に温度を上げると米の内部まで吸水されず、芯のある飯になりやすい。少量の米を炊くときは火を弱めて沸騰までの時間を延ばすようにし、大量炊飯のように沸騰までに 10 分以上かかる場合は米を熱湯に入れて炊く「湯炊き」にし、再沸騰後は普通の炊飯方法で炊くとよい。

②　沸騰期　　沸騰が続くように火加減し、中火で約 5 分間保つ。水の対流が起こり米が加熱され、米粒内部への吸水・膨潤・糊化が進み、米粒に粘りと付着性が生じる。

③　蒸し煮期　　こげないように弱火にし、13～15 分間加熱する。表 1–2–1 に示すように、

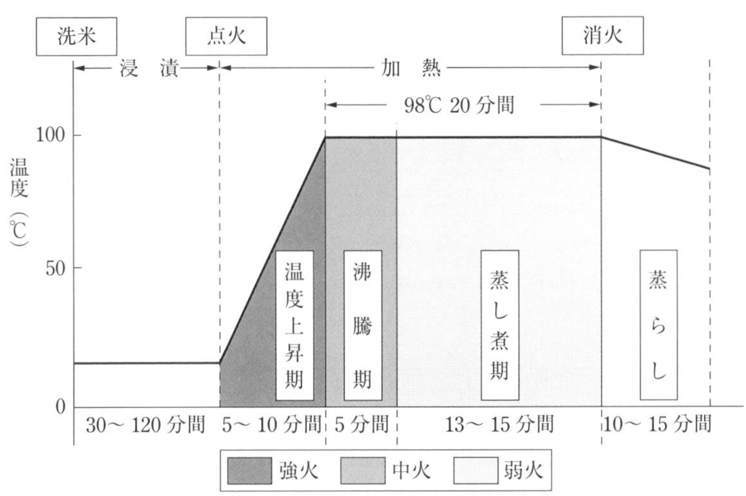

図1-2-7　うるち米の炊飯過程（文化鍋、都市ガス使用）

中火5分間に続く蒸し煮期の時間を変化させた場合、10分間以上の弱火加熱を続ければ糊化度に問題はなく、飯は老化しにくくなる。蒸し煮期には米粒表面の水分はほとんどが吸収され、わずかに残っている水分が米粒の間を行き来することで蒸される。たんぱく質や脂質が変化し、米飯らしい香りを生成する。

表1-2-1　沸騰継続時間が異なる飯の糊化度の測定結果（%）

	継続時間（分）				
	5	10	15	20	25
直後	86.3	93.6	94.7	94.5	94.7
24時間後*	78.4	81.0	83.2	83.2	87.1

注）＊24時間後ははじめ2時間は20℃、あとは5℃にして貯蔵。β-アミラーゼ・プルラナーゼ法により測定。

出典）関千恵子・貝沼やす子『家政学雑誌』37(2)、1986年、94。

e）蒸らし　消火後10～15分間、ふたを開けず米飯を高温で保持すると中心部のでんぷんは完全に糊化され、米飯の光沢、香り、粘りを向上させる。蒸らし終わったらすぐに軽く混ぜて余分な蒸気を逃がす。

(2) す し 飯

白飯に**合わせ酢**で味つけしたものを**すし飯**といい、握りずし、ちらしずし、箱ずし、のり巻き、いなりずしなどに用いる。炊飯時の加水量は合わせ酢の分量を減じて米の重量の1.3倍、米の容積の1.1倍で炊く。加水量が少ないため、弱火で蒸し煮する時間を約11～13分間と短くし、蒸らし時間も約5分間に短縮する。合わせ酢の配合は、酢が米容積の10～12％、砂糖は2～6％、塩は1.2～2％を目安とする。すし飯は飯が熱いうちに合わせ酢をかけて1、2分間十分に飯に吸収させ、粘りが出ないよう切るように混ぜる。その後米飯表面の余分な水分をうちわであおいで放散させると、光沢のあるすし飯ができる。すし桶は木製の方が余分な水分を吸着できる。

(3) 味付け飯・炊き込み飯

味付け飯にはさくら飯、茶飯などがあり、具材とともに炊く場合、**炊き込み飯**ともいう。

米に塩、醤油、みりん、清酒などの調味料を加えて炊いた飯を**さくら飯**といい、具材に特殊な素材を用いる場合はまつたけご飯やあさり飯など、具材の名前を付ける。塩味は加水量の1％、

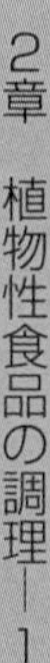

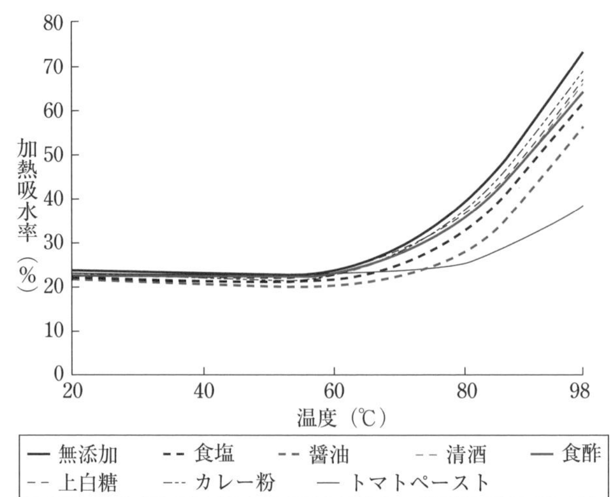

図 1-2-8　加熱に伴う吸水率の変化〈標準濃度（調味料浸漬）〉

出典）伊藤純子・香西みどり・貝沼やす子・畑江敬子『日本食品科学工学会誌』51(10)、2004 年、534。

米重量の 1.5 %、炊き上がり飯重量の 0.6〜0.7 %が目安である。清酒は加水量の約 5 %、副材料は米重量の 30〜40 %を用意する。調味液に米を浸漬すると吸水率は阻害される。図 1-2-8 に示すように、醤油、食塩、トマトペーストとともに 1 時間浸漬した場合では、吸水率の増加が少ない。これは醤油や食塩に含まれるナトリウムイオンがでんぷんの膨潤を阻害したためである。そのため、味付け飯をつくるポイントとしては、①米を水に十分浸漬し、炊飯直前に調味料を加える、②米への吸水や水引が悪くなるので沸騰期の時間を延長する、③加水量を控えめにするなどである。調味料を添加して吸水させた飯は炊き増えしにくい。茶飯は米重量の 4% のお茶を用いた浸出液で炊飯する。さくら飯を茶飯と呼ぶ場合もある。

(4)　炒 め 飯

炒め飯には飯を油で炒めるチャーハンと米を油で炒めてから炊くピラフ、リゾットがある。

a)　チャーハン（炒飯／焼飯）　白飯と具材を炒めるチャーハンは、米重量に対して 1.3 倍の加水量で硬めに炊いた飯や粘りのない冷飯を用い、5〜10%の油で炒めるとパラパラとした食感となる。少量単位でつくると失敗がない。

b)　ピラフ（pilaf）　米や具材を約 10 %の油で炒めてから水分を加えて炊くピラフは、油で炒めることにより米飯表面のでんぷんの糊化は進むが、中心部への吸水が悪く熱の浸透が遅れ、芯のある飯になりやすい。油はバターを使用する場合もある。ピラフを上手につくるには米を十分に炒め、スープストックは熱くして米の重量の 1.3〜1.5 倍添加し、弱火の蒸し煮期を長くして十分糊化させるとよい。米は粘りを出さず液体を吸うように洗米しない場合が多いが、洗う場合は洗米した米をザルの上で 30 分間水切りすることによって炒めやすくなる。

c)　リゾット（risotto）　リゾットは、米を約 15%の油で炒め、米重量の約 4〜6 倍の熱いスープストックを加え、弱火で約 17〜20 分間加熱し、アルデンテ（米の中心部に芯がある状態）になるように炊き上げる。油はバターを使用する場合もある。スープストックは一気に加えず、最初は米が隠れる程度を入れ、あとは様子を見ながら加えるとよい。粘りが出ないように仕上げ

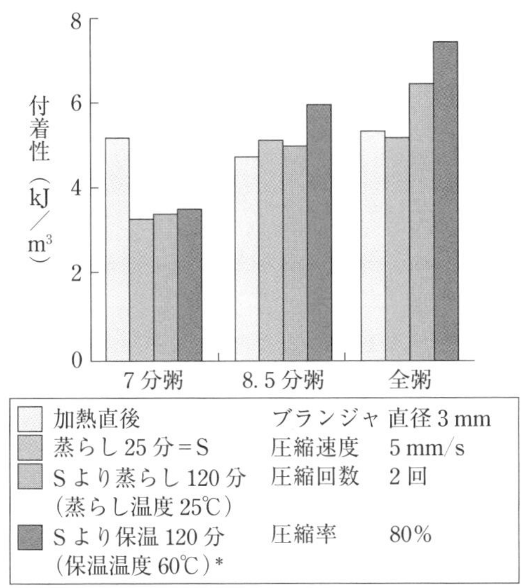

図1-2-9　蒸らしおよび保温による粥飯粒の付着性（1粒法）

＊保温庫内。
出典）江間章子・貝沼やす子『日本家政学会誌』51(7)、2000年、574。

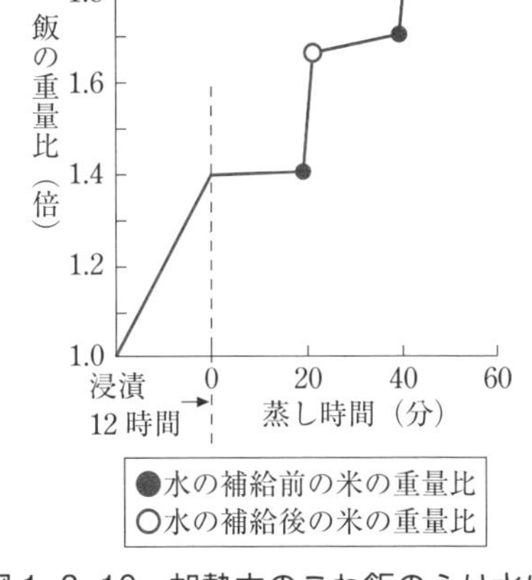

図1-2-10　加熱中のこわ飯のふり水による重量変化

出典）石井久仁子・下村道子・山崎清子『家政学雑誌』29(2)、1978年、84。

るために、洗米はせず、スープストックを加えてからはなるべく撹拌せずに炊く。きのこなどを入れる場合は、先に具材を炒めてから米を炒めるとよい。

(5)　粥

普通米飯より水分を多くして炊いた軟飯で、病人食、高齢者食、幼児食に用いられる。その他、行事食として正月7日につくられる七草粥やあずき粥、日常食としては茶粥などがある。加水量は米の容積に対して5倍（全粥）、7倍（七分粥）、10倍（五分粥）、20倍（三分粥）である。

術後食に用いるおもゆは三分粥、五分粥を漉す、またはこれらの粥の上澄みを用いる。粥の炊飯には土鍋などの熱容量が大で厚手の鍋が適しており、沸騰後ふきこぼれず米粒が崩れないように火を弱め、約50分間撹拌せずに炊く。粥は蒸らし25分間がよいとされている（図1-2-9：S）。長時間の蒸らしや保温によって硬さが軟化し、付着性は増加するが、その影響は全粥で大きい。

4)　もち米の調理

(1)　こわ飯（強飯）

もち米に栗などの季節のものやあずきを入れて蒸す、あるいは炊いたものをこわ飯という。飯のでき上がり重量は米重量の1.6～1.9倍である。もち米のでんぷんは吸水・膨潤しやすく、2時間で30～40％の水を吸水するため（図1-2-6）、蒸し加熱ができる。蒸しおこわは米を約2時間以上吸水させ、加熱の途中で2、3回ふり水をすると硬さが調整される（図1-2-10）。ふり水は、すべての米粒に水がいきわたるように多めにふる。一方、炊きおこわは米の重量の1.0倍、容積の0.8倍を標準として加水する。もち米は加水量が米重量に対して1.0倍と少ないため、吸水時間は30分程度に短縮する。うるち米を混ぜることで加水量を多くすることもできるが、粘りの少ないこわ飯になる。赤飯はささげやあずきの煮汁で浸漬後、米と豆を一緒に蒸す、あるいは炊いて、祝い膳に用いる。

(2) 餅

もち米を蒸した後つくことによって餅ができる。よい餅は糊化したでんぷんがペースト状になり、その中に抱き込まれた空気ともち米の粒組織構造の部分が適当な割合で生地中に平均している。また残った粒構造はあまり小さくならず、大きな気泡や液胞を含まないものがよい。米の品質、吸水時間、蒸し時間、つき方によってテクスチャーの異なる餅になる。餅が老化した場合、再加熱することにより水分子の動きが活発になり再糊化する。また、糖や乳化剤の添加により老化を遅らせることができる。

5) 米粉の調理

(1) うるち米粉

うるち米を水洗し乾燥して細かく挽いたものを新粉、さらに細かいものを上新粉、上用粉といい、団子や柏餅、ういろう、ライスヌードル、ライスペーパー、せんべいなどに利用されている。うるち米粉でだんごをつくる場合は、①上新粉の 90～110 %の熱湯でこねる、②上新粉の粒度が細かいものを使用する、③こねる回数を多くする、④上新粉に白玉粉を混ぜる、⑤生地に砂糖を加えると、やわらかいものになる。片栗粉を 5 %程度添加すると歯切れのよいだんごになる。

近年、製粉法の改良により上用粉より細かい米粉が製粉され、小麦粉の代替としてパン、洋菓子、揚げ物の衣、ルウなどに利用される。この米粉は、①粉をふるわなくてよい、②よく混ぜてもよい、③ダマができにくい、④水分を吸水しやすくしっとり感が出る、⑤でき上がりが白っぽい、⑥クッキーはさくさく感やもろさが出る、⑦揚げ衣は薄くカリッと仕上がる、などの利点がある。米の需要拡大や小麦アレルギー対応食材としての面からも重要な食材である。

(2) もち米粉

もち米には白玉粉、もち粉があり、餅菓子、ぎゅうひ、おかき、あられに利用される。もち米を蒸して乾燥させ、荒く砕いたものに道明寺粉があり、道明寺粉をさらに細かく粉砕したものはしんびきという。白玉粉を用いる白玉だんごは粉の 80～90%の水を加えてこねて成形し、加熱を行う。

2 いも類

いも類には地下茎が肥大した塊茎と、根の一部が肥大した塊根があり、肥大した部分には 14～32 %の炭水化物が蓄積している。塊茎にはじゃがいも、さといも、こんにゃくいもなど、塊根にはさつまいも、やまのいも、キャッサバ、ヤーコンなどがある。生いもは水分を 66～84%程度含むので、貯蔵性や輸送性が劣る。保存温度が低すぎると低温障害を受ける種類もある。いも類はそのまま加熱して食用にする以外に、でんぷんやアルコールなどの加工原料となる。

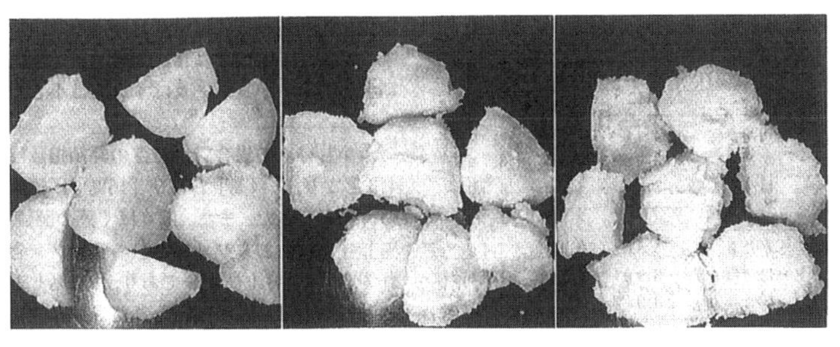

図 1-2-11　でんぷん含量の異なるいもによる粉ふきいも調理

出典）小宮山誠一ほか『日本調理科学会誌』35（4）、2002 年、336-342。

1)　じゃがいも

(1)　特徴・調理性

a)　種類　　じゃがいもはナス科に属し、糖分が少なく味が淡白なため、利用範囲が広い。でんぷん含量が比較的多い粉質のいもと少ない粘質のいもがある。粉質のいもには男爵いも、キタアカリなどがあり、でんぷん含量 14％以上のいもは煮崩れしやすく、粉ふきいもやマッシュポテトに適する（図 1-2-11）。粘質のいもにはメークイン、紅丸などがあり、煮崩れしにくいために煮物、シチューなどに用いられる。貯蔵温度は 2〜4 ℃、湿度約 90 ％であれば芽が出にくく、ビタミン C の残存率が高い。近年、小粒じゃがいも（インカのめざめ）や赤紫肉質じゃがいも、生食用いもなどの新品種が改良され、新しい利用法が期待されている。

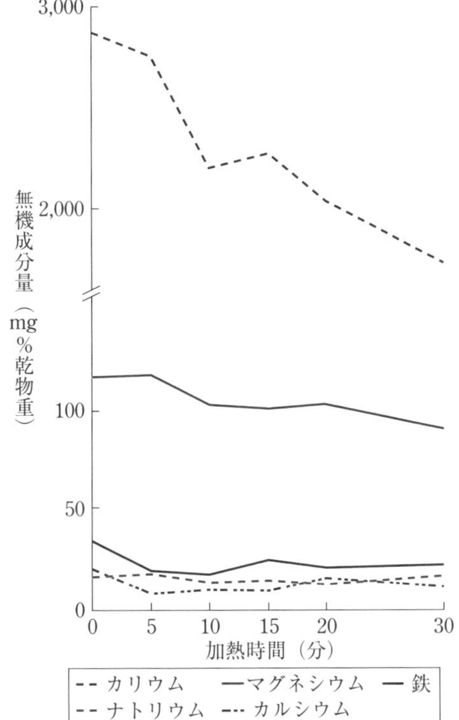

図 1-2-12　加熱調理操作（煮る）によるじゃがいも中の無機成分量の変化

注）調味料無添加。
出典）畑明美・南光美子『京都府立大学学術報告』33、1982 年、37-45。

b)　成分　　炭水化物を 16〜17 ％含み、食物繊維が多い。ミネラルではカリウム、マグネシウムなどを含む。ビタミン C はいも類の中では多く、食品成分表から計算すると、水煮では 64.3 ％、蒸し煮では 39.3 ％、電子レンジ加熱では 82.1 ％、揚げ物は 57.1 ％が残存する（表 2-3-10〔p. 148〕参照）。ミネラルは蒸す、焼く、揚げる調理を 30 分間行った場合では変化が認められず、煮る調理ではカリウム、マグネシウムが減少する（図 1-2-12）。芽や皮（特に緑色のところ）の部分には、頭痛、吐き気、胃炎、食中毒などの症状を示す α-チャコニンや α-ソラニンなどの有毒なグリコアルカロイドが含まれるため、いもを光にあてない、皮を厚めにむく、芽を丁寧にとる、ゆで加熱するなどにより減少させる。じゃがいもの皮をむいたり切ったりして切り口を放置すると組織内のアミノ酸の一種であるチロシンがチロシナーゼによって酸化され、黒褐色のメラニン色素を生じ褐変するので、じゃがいもを切ったあと、水にさらして褐変を防止する。2～4℃で保存すると還元糖が増加するため甘味は増すが、高温加熱時にアミノカルボニル反応で褐変しやすい。

(2) 調　　理

a) **粉ふきいも**　いもをゆでて除水後、いもが熱いうちに鍋を振って衝撃を与えることで、表面の細胞が分離して粉をふく。いもは加熱により細胞間を接着しているペクチンが可溶化してゆるむため、粉がふきやすい（図 1–2–11）。粉ふきいもを上手につくるには、粉質のいもを選ぶこと、成熟したいもを用いること、でんぷんの流出を防ぐため加熱前に水に浸漬しすぎないことが必要である。新いもの細胞壁は未熟であり、プロトペクチン（0.7～0.9 %）の形で存在している。これは水に不溶であるため、加熱により β–脱離[6] しにくく、表面の細胞は分離しにくく粉はふかない。

b) **マッシュポテト・いももち**　いもを加熱し熱いうちに裏ごしすることにより全体の細胞が分離し、口あたりのよいマッシュポテトができる。いもが冷めてから裏ごしをかけると細胞同士が接着してペクチンの流動性がなくなる。そのため細胞が分離しにくく、細胞膜が破れて中のでんぷんが流出しやすいので、粘りが出て食味・食感が悪くなる。この粘りを逆に利用した料理が「いももち」である。

c) **ポテトチップス**　いもを薄く切ってから水あるいは食塩水に漬け、表面のでんぷんや還元糖、アミノ酸等を除き、褐変を防ぐ。150 ℃ぐらいの油に入れゆっくりと揚げ、最終温度を 180 ℃にして取り出す。表面がアミノカルボニル反応[7] により薄いきつね色に仕上がる。加工前に約 20 ℃で 2～3 時間常温で処理をすることや、常温で 1 週間ぐらいおくことで還元糖が減少し、きれいな色のポテトチップスができる。

コラム３

いもの食物繊維

いも類の乾物あたりの全食物繊維量はそれぞれ、さつまいも 6.61 ～ 6.69%、じゃがいも 6.05～7.79%、さといも 9.47%、やまのいも 7.36%である。津久井ら*はこれらいも類の加熱法による食物繊維の変化を検討した。蒸す（100 ℃、15 分間）、ゆでる（沸騰水 15 分間）の加熱法ではさつまいもは 8.91～9.80 %、じゃがいもは 7.61～8.87 %、さといもは 12.02～12.26 %、やまのいもは 8.00～8.24 %となり、増加量は 8.7～40.8 %であった。特にさといもは水溶性食物繊維量が増加した。揚げる（160 ℃、10 分間）調理法ではさといもの全食物繊維量がわずかに増加したが、他のいもは減少した。焼く（オーブン 250℃、25 分間）あるいは電子レンジ（5 分間）加熱ではさつまいもの全食物繊維量が増加したが、他のいもでは減少した。このようにいもの種類や調理法によっても食物繊維量は変化する。

＊津久井ら『日本家政学会誌』45(11)、1994 年、1029–1034。

6) トランスエリミネーションといい、中性またはアルカリ性溶液中で野菜を煮るとペクチンのグリコシド結合が分解し、組織が軟化される作用（p. 52 参照）。

7) メイラード反応ともいう。アミノ基とカルボニル基が存在するときに起こる非酵素的褐変反応（p. 69 注 3）参照）。褐変反応により、パンや菓子に焼き色や香気がつく。最終的にはメラノイジンという着色重合物ができる。

d) 煮込み料理　長時間煮込むため、煮崩れの少ない粘質のいもを選ぶことが必要である。食塩を添加して長時間加熱するとナトリウムイオンがペクチンの溶出を促進するため、煮崩れしやすくなる。一方、いもを牛乳で煮ると水煮よりも硬くなる。これは牛乳のカルシウムイオンとペクチンの架橋結合により煮汁中に溶出しにくくなるためである。また、加熱途中で中断すると組織が硬くなり「ごりいも」となるが、これはペクチンの脱エステル反応ののち、ペクチン酸とカルシウムイオンの架橋結合によるものである。

e) 梨もどき　煮汁に食酢を入れてpH 4付近に調整して加熱すると、ペクチンの分解が抑制され、透明でサクサク感のある食感となり、魚料理等の焼き物の前添えに利用する。

表1-2-2　さつまいもの調理方法の違いによるテクスチャーの変化（80%圧縮試験）

	硬さ	凝集性	付着性
オーブン	149	130	149
電子レンジ	111	107	123
蒸す	122	107	125
ゆでる	100	100	100

注）表中の数字はゆでる調理の物性値を100としたときの値で示した。オーブン：200℃ 20分間、電子レンジ：ラップ材で包み4分間、蒸す：12分間、ゆでる：10分間

出典）辻昭二郎『調理科学』14(4)、1981年、259の表3を改変。

2) さつまいも

(1) 特徴・調理性

a) 種類　ヒルガオ科に属するさつまいもは、食用、焼酎用、加工原料用、飼料用などに栽培されている。食用としては金時、紅赤、太白、高系14号、農林1～64号などの品種がある。肉質の色は白、黄、赤、紫などがある。黄色はカロテノイド系、紫色はアントシアニン系の色である。また、低アミロース品種、高甘味料品種などの新形質のさつまいもが開発されている。さつまいもは寒さに弱いので10～16℃、湿度85～90%で保存するとよい。また、調理法によって同じさつまいもでもテクスチャーが異なる（表1-2-2）。さつまいもにも粉質と粘質のいもがあり、粉質のいもはきんとん、干しいもに向き、粘質のいもは煮物や焼きいもに適する。このほか、いもせんべい、スイートポテト、大学いも、芋かりんとう、焼酎の原料として用いられる。

b) 成分　炭水化物を約32%と多く含み、糖分としてはフルクトース、スクロースを含む。食物繊維、ビタミンC、カリウム、カルシウム、マグネシウムが多く、黄色、鮮紅色の肉質のものはプロビタミンA（β-カロテン）を含み、紫色はアントシアニン化合物を含む。いもを切断すると内皮の付近から乳白状のヤラピンが出て酸化し黒変する。ヤラピンは水に不溶のため、皮を厚めにむいて切り取ると色よく仕上がる。切り口をそのままにしておくとクロロゲン酸などのポリフェノール物質がポリフェノールオキシダーゼにより酸化され、キノン体を形成し褐変する。そのため、いもを切ったら水に浸漬し褐変を防止する。また、クロロゲン酸はアルカリと反応するため、重曹を入れた小麦粉の蒸しパンやてんぷらの衣では、さつまいもが緑変する場合がある。鉄鍋で煮ると、クロロゲン酸と鉄イオンの複合体により黒変するが、少量の酸を加えるとこの変色を防止することができる。

(2) 調　理

a) 焼きいも・蒸かしいも　さつまいもはβ-アミラーゼを含むため、加熱時にでんぷんを分解してマルトース（麦芽糖）を生成し甘みが増す。β-アミラーゼ（非還元末端から切断）の至

適温度は 50～55 ℃であるが、70～75 ℃ぐらいまで活性が続くため、この範囲内で温度をゆっくり上げるか、70℃をしばらく保持することで酵素が働きやすくなって甘みが増す。したがって、温度が急激に上昇する電子レンジ加熱では栄養価の損失は少ないが、酵素が失活し甘みは少ない。

b） きんとん　　きんとんをつくる際に約 0.5 % の焼きミョウバン水溶液中でゆでると、pH 3 程度の酸性になりペクチンの β－脱離が抑えられ、また、細胞壁のペクチンとミョウバン中のアルミニウムイオンが結合してペクチンの溶出を抑制し、煮崩れを防ぐ。表面のミョウバンを洗った後、クチナシの実と共に煮るとクロシンが熱水に溶けカロテノイド系色素のクロセチンがイモを黄色に着色する。

c） 蒸し切干　　生いもに 80 ℃以上の蒸気を長時間あて、酸化酵素を変性させてから干すと甘い干しいもができる。

3） やまのいも

（1） 特徴・調理性

a） 種類　　ヤマイモ科に属するやまのいもには野生種のじねんじょ、栽培種には粘性の高いものから順につくねいも（球形）、いちょういも（扇形）、ながいも（長形）がある。やまのいもをすりおろして細胞を破壊すると糖たんぱく質により高い粘弾性や曳糸性を生じるが、70～80 ℃以上の加熱により粘性を失う。葉と茎の接続部分にできた球芽をむかご（コラム 4 参照）という。

b） 成分　　主成分は炭水化物で 13～25 % 含まれる。カリウムが多く、カルシウム、マグネシウム、食物繊維を含む。やまのいもの粘質成分は、β-アセチルマンナンにグロブリンなどのたんぱく質とフィチン酸が結合した糖たんぱくである。やまのいものサポニンには抗酸化や血中コレステロール低下作用が、つくねいものアラントインには抗炎症、抗潰瘍作用がある。ポリフェノール（ピロカテコール）やチロシンを含んでおり、切断して放置し空気に触れるとチロシナーゼ等の酸化酵素で褐変するため、皮をむいたのちすぐに酢水か水に浸漬する。あく成分はシュウ酸カルシウムであり、その針状結晶（図 1-2-13a）が皮膚を刺激し、手がかゆくなる

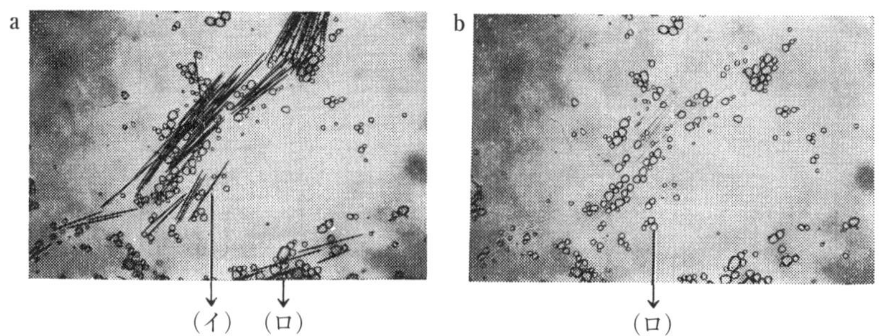

図 1-2-13　シュウ酸カルシウムの針状結晶と塩酸処理の影響

注） （イ）針状結晶、（ロ）澱粉粒。
　　（a）0.5%塩酸で処理した直後のもの、（b）35 分後、針状結晶はほとんど消失。
出典） 北川淑子『家政学雑誌』25(1)、1974 年、30 を改変。

ことがある。この針状結晶は0.5％塩酸で約30分間処理するとほとんど消失する（図1-2-13b）ことから、胃の中でこの結晶は溶解すると考えられている。生いもをすりおろした「とろろ」は、細胞壁が壊れ糖たんぱく質が流出することにより曳糸性のある粘性を増し、口あたりやのどごしのよさが好まれる。これまでやまのいもが生食できるのはアミラーゼ活性が高いためといわれてきたが、実際はアミラーゼ活性が低く、消化されにくい。むしろ細胞壁が薄くセルロース含量が少なくやわらかいこと、でんぷんのミセル構造が弱いこと、口あたりやのどごしのよさなどのテクスチャーが好まれることなどが理由と考えられている。

(2) 調　　理

やまのいもはすりおろして生食、あるいはとろろ汁に用いられる。いもの粘弾性、起泡性を利用して、かるかん、じょうよまんじゅう、はんぺん、そばのつなぎ、揚げ物やお好み焼きにも用いる。生のとろろ以外には凍結乾燥粉末を用いる方法もある。

コラム4

むかご（零余子）

秋の季語としても使われる「むかご」は、やまのいも（じねんじょ）の葉の付け根（葉腋）にできる1～2 cmの小さい球芽である。ぬかごともいい、10月下旬より収穫が始まる。本来、やまのいもの新しい苗として利用されるものなので、栄養成分が多い。生ではシャキシャキした歯ごたえがあり、加熱するとねっとりとした食感が楽しめるため、食用として用いられる。食物繊維を得るためにも皮ごとの利用が望ましい。通常はゆでる・蒸すなどで下処理してから調味・調理を行うが、串にさして田楽のようにつけ焼きにする場合もある。むかご飯、炒りむかご、酢味噌和え、素揚げ、煮物、汁や茶碗蒸しの実に用いられる。くせのない食味のため、八宝菜、グラタン、てんぷら、コロッケ、炒め物の材料として、また甘煮にして菓子の素材として、新しい利用法が考案されている。秋の季節に一度は食べたい食材である。

4) さといも

(1) 特徴・調理性

a) 種類　　サトイモ科に属し、株の中心にある親いも、親いもの腋芽から生育する子いもを食用とする。親いもを食べる品種には京いも、子いもを食べる品種には土垂、石川早生、豊後、両方を食べる品種にはセレベス、えびいも、唐いも、やつがしらがある。親いもは粘性が少なく、子いもは粘性が高くやわらかい。保存をするには8～10℃の温度が最適である。葉柄はずいきあるいはいもがらといい、生あるいは乾燥したものを戻して酢の物、汁の実や和え物に、地域によっては雑煮の具として用いる。

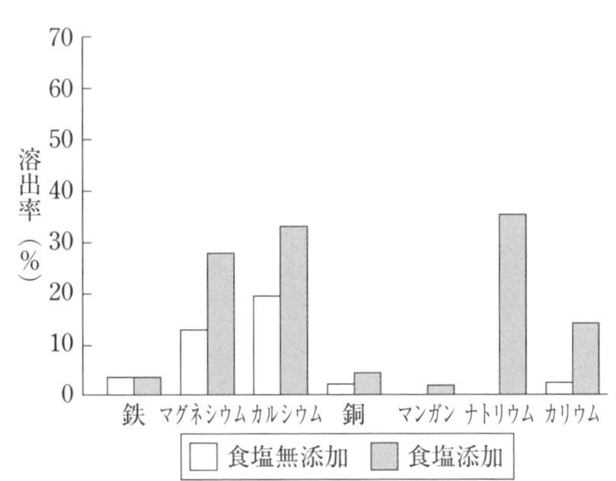

図1-2-14　混ぜ洗いにおけるさといもの無機成分溶出率

注）10％食塩添加および無添加のさといも皮なしは10秒間撹拌後、45秒間流水で洗浄。

出典）畑明美・南光美子『調理科学』16(1)、1983年、50。

b) 成分　さといものエネルギーは他のいもより少ない。炭水化物 13～20 %でカリウムが多く、カルシウム、マグネシウム、水溶性食物繊維を含む。特有のぬめりはアラビノガラクタンとたんぱく質が結合した糖たんぱくで、これが調理を行う際に吹きこぼれの原因となる。吹きこぼれを防止するために 10 %の塩でもむ方法があるが、ビタミン C、カルシウム、マグネシウム、カリウムが溶出する（図 1-2-14）。また、ポリフェノールオキシダーゼによる褐変防止のため切ったあと水につけるが、長時間の浸漬ではごりいも（p. 27 参照）になりやすい。さといものえぐ味はシュウ酸カルシウム（図 1-2-13a）とホモゲンチジン酸である。塩や酢を手につけて皮をむいたりするとシュウ酸によるかゆみを防止することができる。葉柄のずいきでえぐ味が多いものは、塩でもんだり、食酢を使ってあくをとるとよい。

(2) 調　　理

さといもはがめ煮（コラム 5 参照）、いも煮などの煮物・汁物に利用する場合が多いが、粘質物（糖たんぱく質）があると味が付きにくく、焦げつきやすい。表面やでんぷん粒子の間にある粘質物をとり吹きこぼれないようにするため、①沸騰水で 2 分間程度ゆでてから水から煮る、②塩もみしてからゆでる、③蒸す、④皮ごとゆでてから水から煮るなどの下処理をしてから調味料で煮る。しかし、さといもを下処理せずに、はじめから調味料の中で一緒に煮る方法もある。

コラム5
が め 煮

がめ煮は博多（福岡）の郷土料理であり、筑前煮、筑前炊き、煎り鶏ともいう。鶏肉と野菜を甘辛く炒め煮にする料理で、正月や祝日などのハレの日に用意される。明治以前はすっぽん、きはだまぐろ、くじらが用いられたが、現在は鶏肉や骨付き鶏肉を用いる場合が多い。にんじん、ごぼう、れんこん、さといも、たけのこ、しいたけなどの野菜、こんにゃくを一口大に切り、鶏肉に続いて炒めたのち、だし、醤油、みりん、砂糖等を入れて煮汁がなくなるまで煮込み、さやえんどう、さやいんげん、木の芽などの青味を天盛にし、針しょうが、ゆずで香りをつける。がめ煮は 1592 年豊臣秀吉の朝鮮出兵の際、すっぽん（福岡では“がめ”と呼ぶ）と野菜を煮て食べたことが始まりという説や、多くの材料を合わせる「がめくり込む（方言）」からきたものという説がある。また、黒田藩の戦陣料理が庶民に広がったともいわれている。油で炒め煮をするため、がめ煮は保存性がよい料理である。

5) その他のいも

(1) こんにゃくいも

サトイモ科に属する根茎であり、グルコマンナンを 10～15 %含む。グルコマンナンはグルコースとマンナンが重合した水溶性食物繊維であり、コレステロールや血糖値などの低下作用がある。こんにゃく製造には生いもあるいはこんにゃく精粉に水を加えて混ねつ加熱し、水酸化カルシウムなどのアルカリを添加し成形すると、ゲル化して凝固し、保水性・弾力性があるこんにゃくができる。板状、麺状（しらたき、糸こんにゃく）、球状（玉こんにゃく）のほか、ゼリーやうどん、増粘剤に使用されている。使用時に熱湯であく抜きしてから用いる。

(2) ヤーコン

外観がさつまいもに似た塊根が食用となるいもで、1985 年以降に注目され始めた比較的新しい種類のいもである。生いもは10月～翌年3月まで利用し、それ以外は粉末製品を利用する。水分が86～88%と多いためエネルギーが低く、プロビタミンA（β-カロテン）、フラクトオリゴ糖[8)]やポリフェノール[9)]、食物繊維などが比較的多い。成熟するにつれて甘さが増す。ポリフェノールにより渋味はあるが、生食ができる。ポリフェノールはポリフェノールオキシダーゼの酵素作用により褐変するため、切断後は酢水に浸漬するか、さっとゆがく。食感はうど、れんこんなどに近く歯ざわりがよく、シャキシャキ感がある。調理法は揚げ物、炒め物、サラダ、酢の物、和え物、漬け物など広く調理に利用できる。ヤーコンの葉を原料としたお茶にはカルシウム、カリウムが多く、血糖値上昇抑制、脂質代謝改善、抗酸化性、整腸作用などの生理作用がある。

3　小　麦　粉

小麦はイネ科植物の種子で、米、とうもろこしとともに世界三大穀物とされている重要な穀類であり、現在の生産量は世界第1位である。同じ主要穀物の米は主に粒のまま調理することが多いが、小麦は粉の状態で調理される。小麦粉は、水を加えてこねると独特の粘りを出すたんぱく質（グルテン）を含んでおり、この特性により粒状では得られなかった多種多様な調理形態をとることが可能となった。小麦粉は世界中で地域性や文化を反映したさまざまな料理に利用されている。

1)　小麦粉の特徴

(1)　小麦の構造

小麦玄穀の構造は、外皮、胚芽部、胚乳部から構成されている（図1-2-15）。

外皮は6層からなり、粒全体の6～8％を占める。外皮内側のアリューロン層は、たんぱく質、脂質、灰分[10)]を多く含み、小麦粒の6～7％を占める。このアリューロン層と外皮が、ふすまと呼ばれる。胚芽部分は粒の約2％であるが、脂質、たんぱく質、無機質、ビタミンを多く含むため、現在では精製され栄養補助食品にも利用されている。胚乳部は、細胞内にでんぷんを多量に蓄積しており、粒全体の約85％を占める。

胚乳部はやわらかいが、外皮部分は硬くて砕けにくく、さらに外皮が内部に入り込んだ粒溝部と呼ばれる深い溝がある。

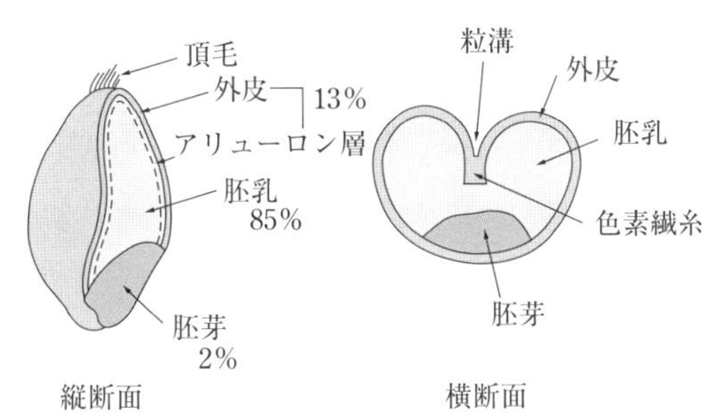

図1-2-15　小麦の断面図

8) フルクトース転移酵素を作用させ、スクロースにフルクトースを結合させて製造したオリゴ糖の1つ。低エネルギー、う蝕予防、ビフィズス菌成育促進作用などをもつ。

9) 植物性食品に広く分布し、組織内では無色であるが、切砕するとポリフェノールオキシダーゼ（酸化酵素）によって褐色物質を生成する。褐変は水や酢水に浸漬して防止する。

10) 食品をある一定の温度で燃焼させたときに残る灰の量と定義され、その量は食品中における無機質の量とほぼ等しいと考えられている。小麦粉中の灰分が少ないと冴えた白色となり、多いと赤くくすんだ色となる。このため、小麦粉の等級の尺度とされている。

表 1-2-3 小麦粉種類と用途別分類

	種類	粒度	グルテン		たんぱく質含量（%）	調理形態		用途
			量	質				
グルテンを利用	強力粉	粗い	多い	強靱	12.0〜13.5	膨化させる	スポンジ状	食パン、フランスパンなどのパン類、中華饅頭、ドーナツ、ピロシキなど
	準強力粉	粗い	多い	強い	10.5〜11.5	膨化させない	糸状・皮状	中華麺や、餃子の皮などの中華皮類
	中力粉	中	中	やや軟	9.0〜10.5		糸状	うどんなどの日本麺、クラッカーなど
	デュラムセモリナ粉	極粗	多い	軟	11.5〜12.5		糸状	スパゲティ、マカロニなどのパスタ類
グルテンを抑制	薄力粉	細かい	少ない	弱い	7.5〜8.5	膨化させる	スポンジ状	カステラ、ケーキ、クッキー、てんぷら
							層状	パイ
							空洞状	シュー
						膨化させない	シート状	クレープなど
							ペースト状	ソース類

このような構造のため、胚乳の形状を保持したまま、外皮だけを取り除くのは困難であるので、粒全体を粉砕して利用する技術が発達した。玄穀を粉砕したものから、胚芽とふすまをふるい分けて胚乳部のみにした粉を、小麦粉として利用する（歩留まり約 75 %）。

(2) 小麦粉の分類と用途

小麦粉は、たんぱく質含有量により強力粉、準強力粉、中力粉、薄力粉に分けられており、灰分の含有率によって 1 等粉、2 等粉に分類されている。家庭用の小麦粉の大半は 1 等粉である。また、一般的な小麦粉の粒の直径は 150 μm 以下で、これよりも大きく粗い粉をセモリナと呼ぶ。これらの粉は、その特性により用途がさまざまである（表 1-2-3）。

(3) 小麦粉の成分と栄養

主食として重要なエネルギー源である炭水化物（約 70〜76 %）を多く含有している。たんぱく質は 7〜14 %、脂質は約 2 %、食物繊維は 2.5〜2.9 %含まれておりビタミン類は、ビタミン B_1、B_2 とナイアシンが含まれている。栄養価の指標であるアミノ酸スコアは 41 である。制限アミノ酸はリシンであるので、リシンを多く含む肉や大豆、擬似穀類（雑穀の項、p. 45 参照）などと組み合わせた献立にすることで理想的なバランスとなる。

2) 小麦粉の調理性

(1) ドウとバッター

小麦粉と水を混合した生地は、添加水量によって生地の性質や名称が異なる。小麦粉に対して 50〜60 %の加水率で混ねつした生地をドウという。高い粘弾性の生地で、主にパンや麺の生地のことをさす。一方、小麦粉に対して 100〜200 %の加水率で撹拌した流動性の高い生地を、バッターという。クレープやスポンジケーキ、てんぷらの衣などの生地をさす（表 1-2-7 参照）。

(2) 小麦粉成分の調理性

小麦粉の調理性は、小麦粉の主成分であるでんぷんと、たんぱく質の量や性質が大きく影響する。小麦粉の調理形態には、小麦たんぱく質である**グルテン**の調理性を活かした調理とグルテンの調理性を抑制した調理とに大別できる（表1-2-3）。

a) 小麦粉中のたんぱく質の調理性　水を加えて混ねつすることにより、粘弾性のある生地となる。これは、小麦粉中の非水溶性たんぱく質の**グルテニン**と**グリアジン**が水を加えてこねられることにより、グルテンと呼ばれる三次元の網目構造を形成したためである。**グリアジン**は分子量が小さく、**流動性のある粘質な物性**を保有し、**グルテニン**は分子量が大きく非常に**強靭な弾性**を保有したものである（表1-2-4）。グルテンは両者が結び付くことで粘弾性、伸展性、可塑性を示すものとなる（図1-2-16）。

図1-2-17に示したファリノグラフ[11]の測定結果を比較すると、たんぱく質含量の多い粉ほど吸水率が高く、一定の粘度を長時間保っており、たんぱく質含量が少ない粉ほど吸水率が低く、短時間で粘度が低下することが示されている。強力粉は粘弾性が安定した生地であり、薄力粉はたんぱく質含有量が少ないだけでなく、生地の安定性が低いことがわかる。

以上のようなグルテン特有の性質は、非加熱の状態で生じる。加熱調理中も70℃付近まではこの粘弾性を保つが、75℃を超えると熱変性のため粘弾性を失い凝固する。小麦粉製品の加熱による組織の固定化には、このようなグルテンの熱凝固が関与している。

b) 小麦粉中のでんぷん　グルテンは、非加熱状態における強い粘弾性が主に利用されているが、でんぷんは加熱後の糊化性状が調理に影響する。小麦でんぷん粒は、糊化後（糊化開始温度60～65℃）の粒子が崩れにくく糊の粘性が低い特性をもつ。

水分が少なく油脂が多い生地では、でんぷんの糊化が抑制され、でんぷんは糊化後も形状が崩れず、それぞれが独立した粒状態のまま生地中に存在する。この特性が食品にもろさ、口どけのよさ、ショートネスを付与する。クッキーやビスケットなどがその例である。

スポンジケーキなどのバッター中のでんぷんは、鶏卵の気泡の周囲を覆うように配列して膨張を保護する。さらに高温になると周囲の組織から水を奪って糊化し、周囲の組織を固定化するのを助ける役割を担う。

また、パンなどのようなグルテンの形成を主としたドウ中においても、グルテン膜と強く結び付き、気泡膜の気密性を保持して膨化を補助したり、イースト発酵の栄養源になるなどの重要な役割を担っている。

この鶏卵の気泡膜に吸着する性質とグルテンたんぱく質と強く結び付く性質は、小麦でんぷん特有の性質であり、でんぷん粒の表面に付着しているわずかなたんぱく質に起因していると考えられている。

(3) 小麦粉生地の性質に影響する因子

小麦粉特有の性質であるグルテンの形成は、次に挙げる添加材料や、調製条件により影響を受ける。

11) ファリノグラフは、粉に水を加えて混ねつし、一定の粘度（500 BU）に達してからも継続して混ねつをしたときのドウの粘弾性の変化を測定する機械である。同時に、一定の粘度に達するのに必要な水の量もわかる。

表 1-2-4　小麦たんぱく質の分類

小麦たんぱく質 （小麦粉の 7～14 %）	水溶性たんぱく質 （総たんぱく質の約 15 %）	アルブミン （水溶性たんぱく質の約 60 %）
		グロブリン （水溶性たんぱく質の約 40 %）
		その他（少量）
	非水溶性たんぱく質（グルテン） （全たんぱく質の約 85 %）	グリアジン （非水溶性たんぱく質の約 50 %） 低分子量 20,000～60,000 低弾性・流動性
		グルテニン （非水溶性たんぱく質の約 50 %） 高分子量 100,000 以上 高弾性・非流動性

出典）松本博『製パンの科学』2004 年、p. 64 を改変。

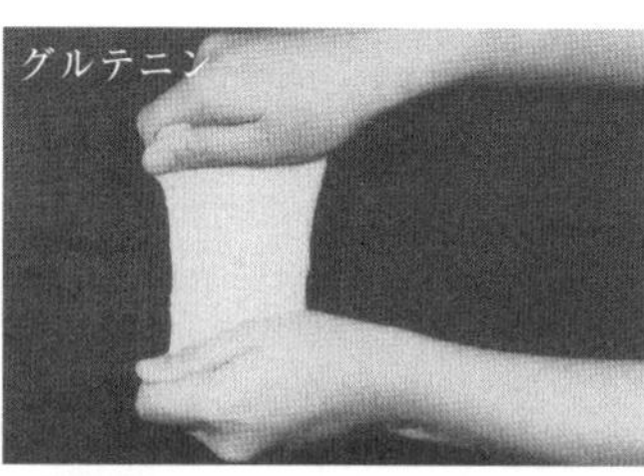

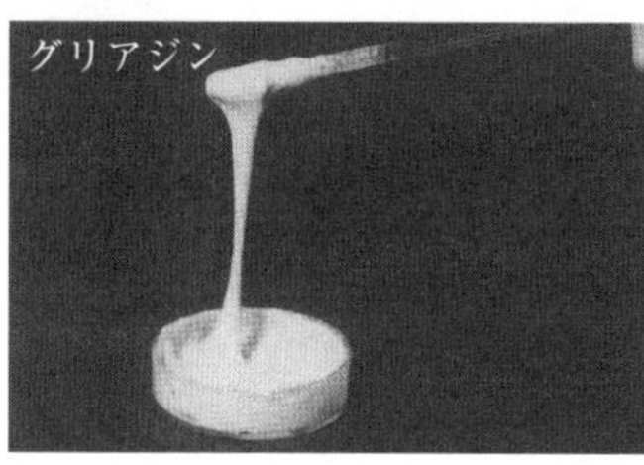

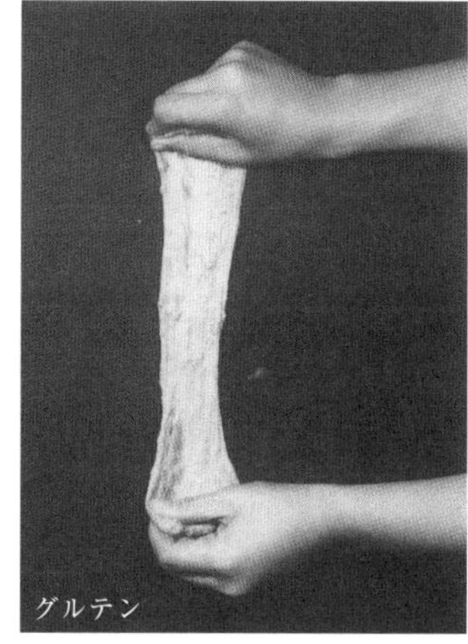

図 1-2-16　グルテンとその成分

出典）長尾精一『小麦粉の魅力』財団法人製粉協会、2003 年、p. 9。

強力粉	準強力粉	中力 1 等粉	薄力粉
吸水率：67 強力度：81 生地安定度：16	吸水率：64 強力度：70 生地安定度：12	吸水率：56 強力度：40 生地安定度：4	吸水率：52 強力度：30 生地安定度：2

図 1-2-17　各種小麦粉のファリノグラム

出典）桜井芳人（監修）『洋菓子製造の基礎』光琳書院、1969 年、p. 77。

a) 混ねつ　グルテンの形成は混ねつ回数と速度に正比例して促進する。しかし、混ねつ（混ぜる、こねる操作）が過度の場合は膜状に形成されたグルテンの構造が崩れて生地は粘弾性を失う。手ごねよりも、機械こねの場合に起こりやすい。

b) ねかし　エキステンソグラフ[12]によるねかし操作（一定時間放置する操作をいう）の効果を（図1-2-18）に示す。混ねつ直後のドウは抗張力が高いが、一定時間ねかしておくと、グルテンの構造が緩和され、伸展性や成形性が高まる。

c) 加水量　小麦粉の30％以上の水分添加でグルテンを形成することができるが、通常のドウは小麦粉の50〜60％の水分添加が適切である。水分添加100〜200％以上ではグルテンが形成されにくく、形成されても水分が多いため粘弾性の性状を示しにくい。

同じドウの硬さに調製するためには、先述したファリノグラフの結果のように、粉のたんぱく質含量によって吸水率が異なることを配慮して水を加減する必要がある。

d) 添加水温　水温が30〜70℃の範囲では、温度が高いほどグルテンの形成が促進される。しかし、70℃を超えると、徐々にたんぱく質が熱変性を起こし、グルテンの活性が失われる。また30℃以下ではグルテンの形成が抑制される。水餃子の皮のようにコシのある皮をつくる際には、水ではなく40℃以下のぬるま湯を加えて練ることでグルテンの形成を促進させる。また、焼餃子や蒸し餃子の皮のように伸展性の高い粘りのある皮をつくる際には、50℃以上の熱湯を使い、小麦粉中のでんぷんを糊化させる。

e) 食塩　図1-2-19のエキステンソグラフの結果に示したように、食塩を加えることによりドウの伸展性と弾力性の両者が向上する。食塩の添加量が増すと、吸水率は減少する。

f) 砂糖　砂糖は強い親水性をもつため、小麦粉に添加する水を奪い、たんぱく質と水の

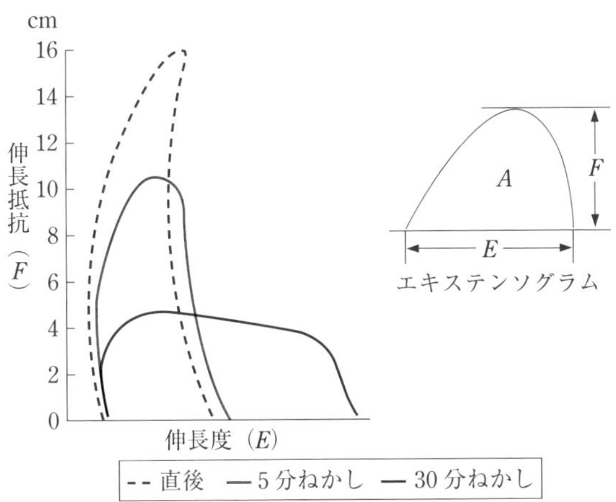

図1-2-18　ドウのねかし効果（エキステンソグラム）

注）A：面積（cm²）。大きいほど生地に弾力がある。
　　E：伸長力（mm）。大きいほど生地が伸びやすい。
　　F：拡張力（B.U.）。大きいほど生地が強靭で、引っ張り伸ばすのに力を要する。
出典）松元文子ほか『家政学雑誌』11、1960年、349。

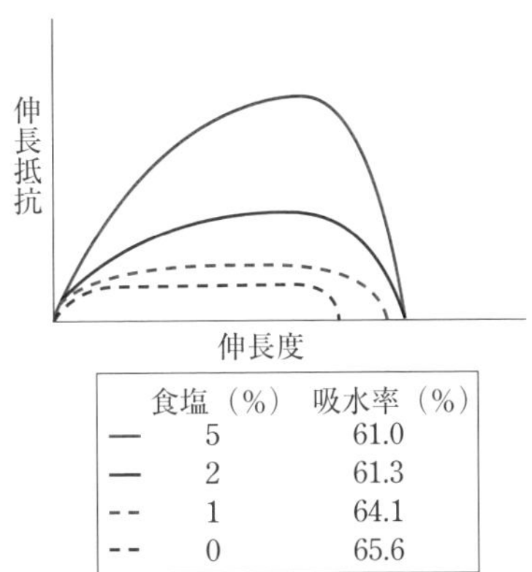

	食塩（%）	吸水率（%）
—	5	61.0
—	2	61.3
--	1	64.1
--	0	65.6

図1-2-19　食塩添加量と吸水率によるエキステンソグラム

出典）藤山諭吉・宇野浩平・善本修二・神原邦子『Pain』2(6)、1955年、16。

12）エキステンソグラフは、ファリノグラフで適切量の水を加えて、一定の粘度混ねつしたドウの伸展度と伸張抵抗を測定する機器である。エキステンソグラフは、フック状のバーでドウを引っ張ったときに伸びた長さを伸張度、引っ張ったときに掛かる力を伸張抵抗として測定することができる。

結合を妨げ、グルテンの形成を阻害する。

g） 油脂　油脂は、たんぱく質と水の水和を妨げ、グルテンの形成を阻害する。

h） アルカリ水　中華麺の場合には、ドウの粘弾性、伸展性を向上させるために、かん水を添加する。かん水[13]は、アルカリ性のため、小麦粉中のフラボノイドが黄変し、麺の色は黄色を呈する。また、麺に特有の香りが付与される。

i） 牛乳と鶏卵　これらは水分が多いので、水と同じようにドウのやわらかさに関与するが、さらに脂質とたんぱく質も含有するので、水だけの場合よりも伸展性が高くなる効果がある。卵黄レシチンやリポたんぱく質の乳化作用で、ドウの伸展性が高くなる。

j） 添加材料の順序　小麦粉にあらかじめ砂糖や油脂を混合した後に水を加えるとグルテンの形成は阻害されるが、グルテンを十分に形成させた後に砂糖や油脂を加えてもグルテンは抑制されない。したがってグルテンの形成を抑制したい調理では、小麦粉以外の材料をすべて混合した後に小麦粉を加え、グルテンの形成を促進したい調理では、小麦粉と水分を混ねつしてから砂糖や油脂を加える。グルテンを形成した後に添加した砂糖は、ドウの弾性を低下させて伸展性を増し、油脂は伸展性とドウの安定性を増す効果がある。

k） 換水値　副材料の砂糖、バター、鶏卵、牛乳は、添加することで水と同じように、生地のやわらかさに影響を与える。しかし、水と同重量用いても同じやわらかさになるとは限らない。生地をやわらかくする作用の強さを、水を100として割合で示したものが換水値（%）である。換水率ともいう。水の代わりに、牛乳や卵を多く利用するなどのときに目安にすると調理の目的に適した硬さの生地が得られる（表1−2−5、1−2−6）。

表1−2−5　副材料の換水値

材料	水分（%）	換水値（%）
水		100
牛乳	88.0	90
卵	74.7	80〜85
バター	16.3	70〜80
砂糖	0.8	30〜40

出典）藤沢和恵・南廣子（編著）『現代調理学』医歯薬出版、2001年、p. 67。

表1−2−6　加水量の異なる小麦粉生地の状態と調理例

生地の状態		加水量（小麦粉を100%として）	調理例	
ドウ（dough）	粘弾性に富んでいる。手で扱える硬さ。	60〜65%	パン類	パン ピロシキ 中華まんじゅう ピッツァ
			パイ スウピン（中華パイ）	
		35〜60%	麺類	うどん、そうめん 中華めん パスタ
			餃子の皮 焼売の皮 春巻の皮	
バッター（batter）	粘性があり、流動性がある。	100〜250%	クレープ ケーキ生地 パンケーキ類 シュー類	
			お好み焼き たこ焼き てんぷらの衣	

13）主成分は、炭酸ナトリウム、炭酸カリウム、リン酸のカリウム塩とナトリウム塩などで、この中から1、2種類を組み合わせて利用されている。小麦粉の0.8〜1.2％加える。

3) 小麦粉の調理

(1) 膨化調理

a) イースト発酵による膨化調理

① 発酵パン　現在、日本のパンの多くは、**イースト**（酵母）の発酵を利用して膨化させた発酵パンである。ドウの混ねつにより三次元の網目構造を形成したグルテンが、イーストの**発酵**により産生された**炭酸ガス**（二酸化炭素）を包み込んで膨張する。焼成中にも内部温度が60℃を超え、イーストが死滅するまでは発酵が継続する。発酵パンの膨張は調製時に混入されたガス泡の熱膨張だけでなく、イーストが継続して供給するガス量の増加が特徴である。この多量のガスによる気泡内部の高い圧力を受けながら膨化するため、伸展性と弾力性に富んだグルテンの形成がパンのドウには不可欠である。膨張後のスポンジ組織の固定化は、ドウ中のでんぷんの糊化とグルテンの熱変性によるものである。

イーストは、酵母の中からパンに適したものを工業的に単一培養したもので、サッカロミセス・セレビシエ（saccharomyces cerevisiae）に属する酵母菌が主に利用されている。イーストは、生イースト、低温乾燥したドライイースト、予備発酵が不要なインスタントイーストの３種類が市販されている。いずれのイーストも古くなると発酵する力が低下する。特に生イーストは、新しいものを利用する。通常の配合では粉100に対して生イースト約２％（ドライイーストは、約１％）を用いる。イーストの発酵は次式に示す。

$$C_6H_{12}O_6 \rightarrow 2C_2H_5OH + 2CO_2$$

（ブドウ糖）（エチルアルコール）（炭酸ガス）

イーストは、発酵によって有機酸とアルコールを産生する。有機酸とアルコールは焼成後の良好なフレーバー（香り）となり、このフレーバーが発酵パンの特徴である。

【イースト発酵調理の留意点】

ドウは、混ねつを十分に行う。混ねつが不十分であると、伸展性の少なくガス包蔵力の低いドウとなり、パンの容積は小さくなる（図1-2-20）。混ねつ直後のドウは抗張力が高く伸展性が低いので、成型しにくい。成型前にねかし操作を行い伸展性を高めるとよい。

コラム6

パンと塩

パンをつくる際の副材料である塩は、非常に重要な材料である。同じ副材料である砂糖やイースト（酵母）を入れずに混ね始めても、発酵段階まで入れ忘れたことには気がつかない。しかし、無塩の生地は通常のドウと同じ水量であっても、流動性が高く、台や手に付着して扱いにくいので、すぐに入れ忘れに気づくこととなる。この無塩の生地を焼くと、オーブン内で大きく膨らむが、オーブンから取り出すとパンの側面が大きく収縮する。また、内層には大きな穴が多数あいたパンになる。塩は、わずか数％の添加でも、焼成前の生地の状態や焼成後のパン状態に大きく影響する重要な役割を担っている。

塩分を制限した食事をつくろうとして、パンの材料から単に塩を入れないでつくると、外観のよいパンにはならない。それだけでなく、塩を抜いたパンの味は、水っぽくて味にしまりがなく、今まで食べていたパンの味とは異なる間の抜けた味になり、食パン１枚を食べるのが難しいほどである。わずか数％の塩は、パンの嗜好性も大きく左右するのである。

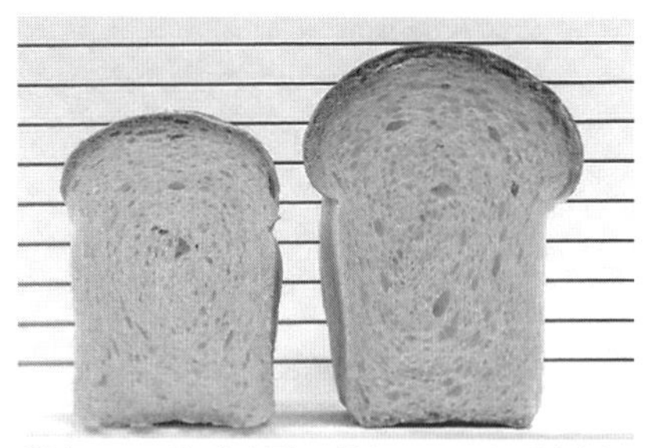

図 1-2-20　生地の混ねつ時間の影響

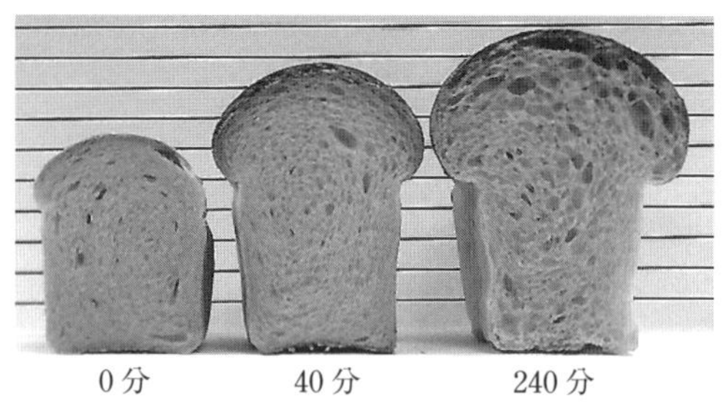

図 1-2-21　発酵時間の違いによるパンの性状の比較

イースト発酵は微生物を繁殖させるので酵母の生育に適した条件（温度 28～32 ℃、湿度 75 %）で管理する。発酵の目安は、時間ではなく、生地の膨化の程度で判断する。二次発酵では、成型後の大きさの約 1.5 倍までとし、焼成中にさらに膨張して最終的なパンが約 2 倍に膨らむように発酵力とドウの抗張力を残す。図 1-2-21 に示したように、発酵不足ではドウの抗張力が大でパンの膨化が小さくなる。一方、過剰発酵ではイーストの発酵力が衰え、同時にドウが過度に引き伸ばされて弾性が減少して内相が粗くなり、オーブンから取り出した後に横やせを起こすパンとなる。

パンは、主食として用いられることが多いが、米飯と異なりパン自体に脂質や食塩が含まれているので献立時には注意する。また、米のような粒食よりも、粉食のため消化がよく、食後の血糖値も米飯に比較して速やかに上昇する。

② その他のイーストを用いた膨化調理　イーストドーナツを含む揚げパン類、蒸し加熱をして膨化させる中国料理の饅頭や包子が挙げられる。

b） **化学膨化剤による膨化調理**　ホットケーキやクッキー、無発酵パン（ソーダブレッドや、クイックブレッド、蒸しパンなど）には、重曹やベーキングパウダーなどの化学膨化剤を用いる。これらは、加熱されることにより生地内で発生するガスによって膨化する。膨化剤には、常温ではガスを発生せずに加熱されると同時にガスを発生する遅効性と、混入直後からガスを発生する即効性、その中間の特性をもつものがある。市販のベーキングパウダーは、これらを混合しており、調理中の炭酸ガスの発生が安定した状態で継続するようにつくられている。通常、

コラム 7

ドーナツ生地の硬さ

甘くて膨らんだドーナツを調製するためには、必ず砂糖かベーキングパウダーを利用する。入れ忘れると、てんぷらの衣などに比較して水分が少ないため、グルテンの形成が促進されやすい。入れ忘れた生地を揚げると、甘くなかったり、うまく膨らまないだけではない。高温調理なので、外側だけが早く固まって生地中で発生した水蒸気が中に閉じ込められ、一定以上の圧力を超えると、高温の油の中で蒸気が一気に噴出して高温の油が飛び散ることとなる。砂糖の代わりに人工甘味料を使ったものやチュロスのように生地をあらかじめ加熱糊化させた生地を揚げる際にも注意が必要である。以前事故が多発したので、市販の小麦粉のパッケージには、この注意が必ず記入されている。

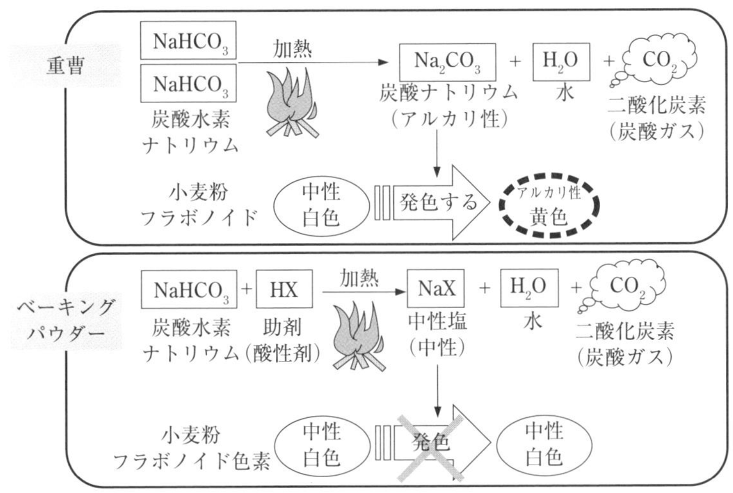

図 1-2-22　化学膨化剤によるガス発生反応

小麦粉の 3～4 %用いる。重曹を単独で加熱調理に用いると、小麦粉中のフラボノイドと反応して製品が黄色を呈し、特有の風味が生じる。ベーキングパウダーも同じ炭酸水素ナトリウムを基本としているが、混入されている酸性剤により中性となるので黄変しない。重曹単独で加えた調理でこれを防ぐには、重曹 1 g に対して食酢（15～17 mL）を添加するとよい。炭酸ガス発生のしくみを図 1-2-22 に記す。

【化学膨化剤調理の留意点】

ホットケーキのバッターのように水分の多い生地はガスが散逸しやすいので、調製後すぐに焼成する。無発酵パンでは、イーストと比較して膨化力が弱く、生地は粘弾性の低いものがよいので薄力粉を用いる場合が多い。

c）　包含する空気泡による膨化調理

① スポンジケーキ　　スポンジケーキの膨化は鶏卵を泡立て、多量に抱き込まれた気泡が、加熱されることによりケーキバッター内で熱膨張することを利用した膨化調理である。したがってスポンジケーキの膨化は泡立て時の含有気泡量によるので、できるだけ多量の泡を混入し保持したまま熱膨張させることが重要である。

製法は、卵白と卵黄に分けて、それぞれに砂糖を加えて泡立ててから小麦粉を混入する別立て法と、全卵と砂糖を泡立ててから小麦粉を混入する共立て法に大別される。別立て法は、泡の安定が良く、流動性の小さいバッターとなり、搾り出して焼成するものに適する。共立て法は、卵黄の乳化性と卵白の起泡性の両方が生かされた生地となり、焼成後は、やわらかくしっとりとしたケーキとなる。

通常の配合は、全卵を 100、砂糖 70～100、小麦粉 50～70 で調製する。これに、水や牛乳、油脂などを混入する場合もある。上記の別立て法、共立て法のいずれかの方法でバッターを調製して 180 ℃前後のオーブンで 30 分程度焼成する。卵や油脂の量を増やすと膨化が大きくなり、バターのような固形脂を用いると口どけのよいテクスチャーとなる。大きく膨化し、上面の形状が平らで、内層の気泡が細かく均一であり、付着性の少ないふんわりとした弾力性をもつ

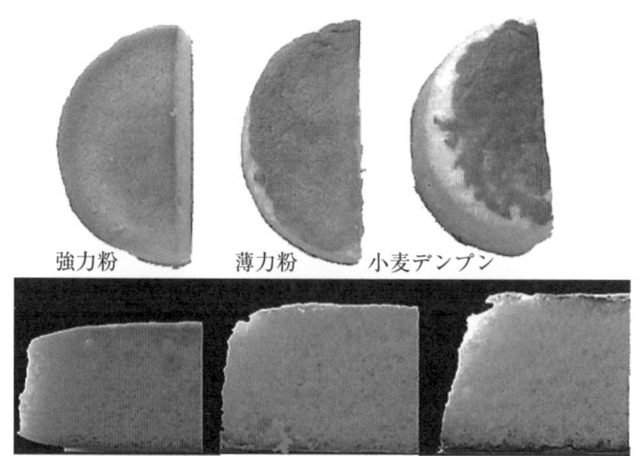

図 1-2-23　たんぱく質含量の異なる粉を用いたスポンジケーキ

注）上段：ケーキ上面、下段：ケーキ断面周辺部の拡大

スポンジケーキが品質のよいものとされている。

小麦粉中のたんぱく質はバッターに適度な粘性を付与し、混入された気泡の散逸を防ぐ。さらに加熱により熱凝固してスポンジ構造の骨格を担う。焼成後のケーキには、しっとりした食感や適度な弾力を与える。しかし、粉の混入時に必要以上に撹拌したり、たんぱく質含量の多い粉を利用したりすると、撹拌と同時にグルテンの形成が進行してバッターの粘度が高くなり、粉を完全に混入するまでに気泡の大半が壊れて失われる。さらに、気泡の熱膨張においても泡の膜が高粘度であると気泡の熱膨張は容易に進行できない。このため、ケーキにはたんぱく質含量の少ない薄力粉が適する。

薄力粉に多く含まれるでんぷんは、気泡の周囲に配列し気泡の熱膨張による破壊を防ぎ、加熱により糊化して気泡の形状を保持したまま固定化する役割を担う。また、グルテンの形成を抑えてケーキにもろい食感を付与する。

図 1-2-23 は、たんぱく質含量の異なった粉 3 種で焼いたケーキである。強力粉で調製したケーキは、形状が整っており、しっかりと固定化しているが膨化は小さい。たんぱく質をほとんど含まない小麦でんぷんのケーキは、大きく膨らんでいるが上部が縮んでおり、固定化ができていない。適度にたんぱく質を含んでいる薄力粉のケーキが体積も大きく、形状も整っている良好なケーキであることがわかる。

【スポンジケーキ調理の留意点】

卵白の泡立ては低温で行い、全卵は起泡性が劣るので、38～40 ℃に加温してから泡立てる。小麦粉を混入した後の撹拌を最小限にし、グルテンの過剰な形成を抑制する。小麦粉は薄力粉を用いるか、薄力粉の 1 割をコーンスターチや小麦でんぷんに代替するとグルテンの形成が抑制されて良好なケーキとなりやすい。親水基を多くもつ砂糖は卵液の粘度を上げて気泡に安定性を付与するので、砂糖の添加量を適切にする。

ケーキは、消化がよくエネルギーも高いので、1 回の食事で食べられる量が少ない幼児や、高齢者の栄養補給のためのおやつとしても適している。

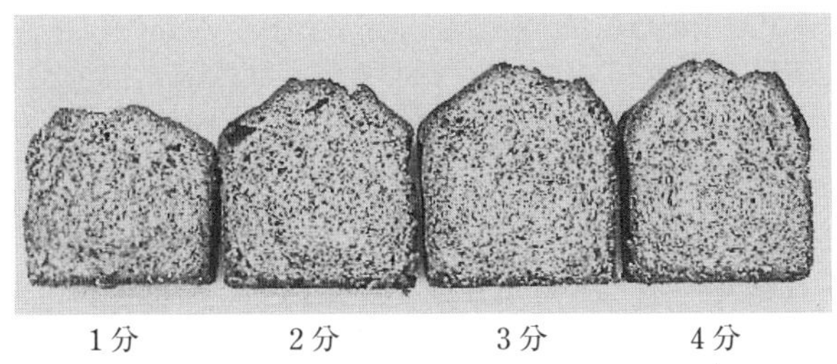

図 1-2-24　パウンドケーキのバター泡立て時間の影響

注）数字はミキサーによる泡立て時間。時間が長いほど生地の気泡含有量が多くなる。

②　バターケーキ　　可塑性をもつ固形脂を用いることがこのケーキの特徴であり、バターのほかにもマーガリン、ショートニングを用いる場合もある。これらの固形脂は**可塑性**[14]を保つ温度範囲内で撹拌を行うと、気泡を多量に抱き込む性質（クリーミング性）を保有している。この泡立てた固形脂に卵と粉を混入した生地を加熱すると、抱き込まれた気泡が熱膨張して全体が膨化する調理である。泡立て時の気泡量により、焼成後のケーキの大きさも異なる（図 1-2-24）。十分に撹拌した固形脂に砂糖、鶏卵、粉を加えると油中水滴型（W/O 型）のエマルションとなり、気泡が安定した生地となる。油脂を多量に含むので小麦粉のグルテン形成が抑制され、気泡の熱膨張は良好に進行する。バターケーキの代表的な調理例は、**パウンドケーキ**である。この名称はバターケーキの主材料である油脂、砂糖、鶏卵、小麦粉をすべて 1 ポンドずつ用いることに由来している。油脂の配合は多いほどしっとりとしたきめ細かいケーキとなるが、食感が重くなりすぎるので実際の油脂配合は粉に対して 100～50 % である。

【バターケーキ調理の留意点】

ナッツ類やフルーツを混入するときは、粉の同重量から 2 倍までとし、粉をまぶしてから混入すると焼き上がったときにナッツなどが均等に分散した状態で仕上がる。バターは、25 ℃前後が泡立てをしやすい。調理過程が単純で、1 つのボールに材料を順番に加えることで調製できるので、調理経験の少ない者や、年少者、高齢者も指導により調理が可能である。

d）蒸気圧による膨化調理

①　パイ（層状膨化）　　パイは、フランス式の**折り込みパイ**（フレンチパイ）とアメリカ式の**練り込みパイ**（アメリカンパイ）に大別される。膨化の大きさや層状構造は、折り込みパイの方

コラム 8

強力粉と薄力粉のグルテン

膨化力の大きな発酵パンの調製には、ガス包蔵性の高いグルテンを形成するたんぱく質含有量の多い強力粉を用いる。薄力粉はたんぱく質含量が少ないだけでなく、グルテンの粘弾性が小さいので不適である。治療食の主食に、たんぱく質を減じたパンが必要な場合でも薄力粉を用いるのではなく、強力粉にでんぷんを加えて希釈して調製するとよい。てんぷらの衣のように、グルテンの粘性を極力抑えて利用したい場合には、薄力粉に小麦でんぷんを添加して少ないたんぱく質をさらに希釈してバッター（衣）を調製すると、より簡単に良好なてんぷらを調製できる。

14）個体に外力を加えて変形させたのち、力を取り去っても元に戻らずに変形が残る性質のこと。

表1-2-7　折りたたみ回数の異なるパイ生地の焼焼後の製品の評価

折りたたみ回数	重量減少率（%）	膨化率（%）	面積（cm^2）		浮き(cm)（倍率）	総合評価
			最上面	底面		
対照	0	100	36.0	36.0	0.4(1.0)	―
4	21.5	405	16.0	21.6	4.3(10.8)	良
6	22.8	519	14.2	20.0	5.7(14.3)	良
8	17.5	422	12.3	20.8	4.7(11.8)	不良
10	18.4	382	11.3	21.0	4.3(10.8)	不良
12	18.0	339	12.4	21.2	3.3(8.3)	不良

出典）石村哲代『調理科学誌』15、1982年、62-70。

が良好なものとなる。折り込みパイは、ドウの間にバターを挟み薄く伸展させ、この生地を3つ折りにたたんでさらに伸展させるという操作を繰り返す。この生地は薄く伸ばされた生地とバターの層が何層にも重なったものとなる。このバターの層は、オーブン内で加熱されるのに伴い、溶解して生地にしみ込む。バターの層があった空間には加熱された生地から放出される水蒸気が集まり、狭い空間が押し広げられ、焼成中の生地全体が縦方向に大きく膨らむ。焼成中に生じる蒸気圧による膨化である。焼成中に生地に吸収された多量のバターによって、薄い生地は油で揚げ調理を行ったものと同様になり、パリッとした剝離（はくり）性のある薄い層が幾重にも重なったパイ独特の食感を保有するものとなる。

【パイ調理の留意点】

折り込みパイは3つ折りの回数を4～6回とし、焼成時の生地の厚さは、4 mm程度とする。ドウは、小麦粉の50～60 %の水、1.5～2.5 %の食塩、5 %の油脂を加えて十分に混ねつする。粉は、中力粉あるいは薄力粉：強力粉を1：1で用いる。折り込む油脂は、粉に対して70～100 %を用い、固形脂を用いて可塑性の保持できる温度範囲（バター・7±1℃）で作業する。また、作業時の室温にも留意する。油脂とドウの層が露出するようにカットしたものを天板にのせ、210～230 ℃で焼成する（表1-2-7）。

②　シュー（空洞状膨化）　　シューは、中央部の大きな空洞とキャベツ（choux）型の形状が特徴である。一般的には水＋油脂法と呼ばれる調製方法が用いられることが多い。配合は、バター：水：小麦粉：鶏卵＝1：2：1：2である。水とバターを合わせて沸騰させた中に、小麦粉を加えて加熱する（第一次加熱）。加熱を中止して鶏卵を混入し生地を調製する。この生地を天板に絞り出して焼成する（第二次加熱）。この2度の加熱操作を行うことがシューの特徴である。オーブン内での膨張は、調製時に混入した生地中の空気泡を核として加熱中に生じた水蒸気が集まり、生地内部の圧力が高まることで大きく膨化する。すでに第一次加熱の段階で、この生地のグルテンはほぼ熱変性して活性が下がっている。グルテンが関与する膨化調理では、グルテン活性が失われる75 ℃前後で膨張を停止する。しかし、シュー生地は、焼成されることで生地温が75 ℃を超えてグルテンの活性が完全に失われた後も、粘度が高い生地が膨張を継続する。この生地の膨張の遅延は糊化したでんぷんの粘りが主で、固定化する力が弱いため、加熱時間を長くすることで組織を乾燥して固定化させる。

【シュー調理の留意点】

用いる油脂を固形脂にする。第一次加熱の生地温を75 ℃付近にする。鶏卵を混入するときの生地温を卵の凝固温度（約65 ℃）以下にする。シュー生地はオーブンで200 ℃の高温で約15分間焼成する。

(2) その他の調理

a) ルー　熱した油脂に同量または2倍量の薄力粉を加えて炒めたものをルーという。水、スープ、牛乳などで延ばして再加熱されることでとろみを生じる。シチューやソースのとろみ付けに用いられる。油脂を使った高温での炒め加熱によりグルテンはすでに活性を失っているので、ルーの粘度はグルテンによるものではない。水分（添加液）とともに加熱され、糊化したでんぷんの粘性によるものである。炒め加熱が高温になるとでんぷん粒は崩壊し一部がデキストリン化するため、ルーの粘度は低下する。加熱温度と色調から、**ホワイトルー**（炒め温度120〜130℃）、**ブラウンルー**（同180〜190℃）とされる。ルーは、加熱されることで粘度が適度に抑えられたなめらかなテクスチャーと炒めた香ばしさが付与されており、小麦粉とバターを混合しただけのブールマニエとは、この点で異なる（図1−2−25）。

【ルー調理の留意点】

ルーに加えるスープや牛乳の温度を、バターの融点よりも高く、でんぷんの糊化温度よりも低い温度にするとダマになりにくく液と混ざりやすい。調理後の温度低下による粘度上昇を考慮して添加水量や加熱時間を調節する。

b) てんぷら　薄力粉に対して1.5〜2倍の割合で、水と卵の混合液を加えて衣（バッター）をつくる。加える水は低温（15℃）とし、水の3分の1を鶏卵とする。衣は油で揚げた際に、水分が気化して衣全体を膨化させる。さらに加熱が進むと、衣の外に蒸気が抜け出て、その水分の抜けた穴に油が入り込む。このような衣中の**水と油の交換**が生じることにより、揚げ上がりには軽い食感となる。しかし、衣の調製時に、グルテンの形成が促進されていると、たんぱく質と水の結び付きが強固であるために、揚げ加熱中の水分と油との交換がスムーズに進行せず、軽い仕上がりとはならない（図1−2−26）。また、グルテンの形成が促進された衣では、粘度が高いために材料に衣が厚く付着することとなりさらに調理中の水分と油の交換が妨げられることとなる。

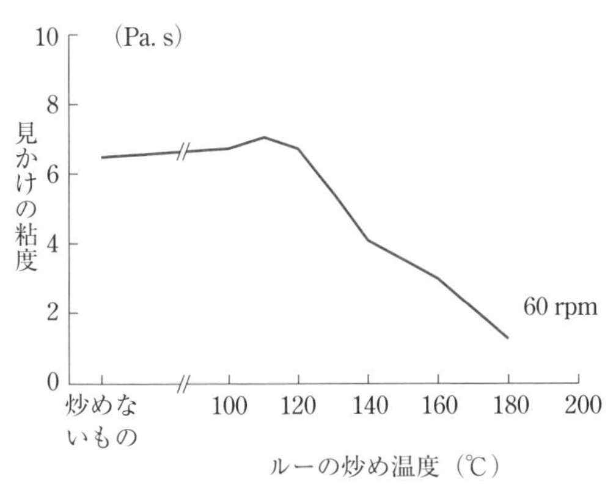

図1−2−25　ルーの炒め温度によるホワイトソースの粘度変化

出典）大沢はま子・中浜信子『家政学雑誌』24(5)、1973年、7より作成。

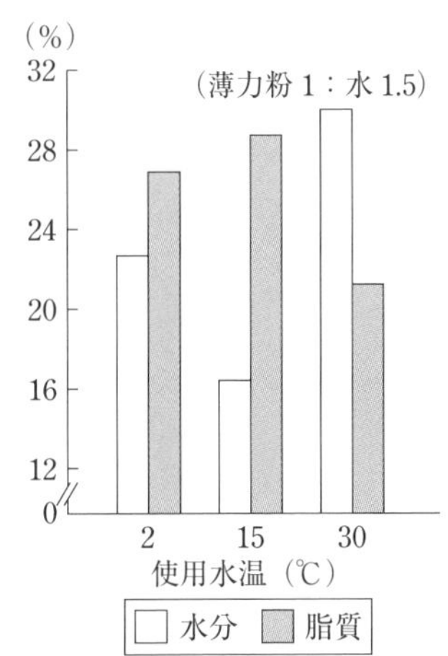

図1−2−26　揚げ衣の水分と脂質量

出典）比留間トシほか『家政学雑誌』22(3)、1971年、159。

【てんぷら調理の留意点】

小麦粉は、たんぱく質量の少ない薄力粉を用いる。加える卵水の温度は15℃を目安とし、粉の混入時には過度にかき混ぜないことに留意して調製する。衣の調製は、使用する直前に行う。

(3) 麺の種類と調理

麺類とは小麦粉に、水(食塩など)を加えて混ねつし、糸状、管状に成型したものであり、麺の名称は、形状や大きさにより区別される。

a) 日本の麺類　うどん、そうめん、ひやむぎ、平めん(ひもかわ、きしめん)などがある。小麦粉は中力粉を原料とし、水と塩を加えて混ねつして生地をつくる。油を塗ってから生地を引き伸ばして、細い糸状にしたそうめんと、麺棒や機械で圧延してから糸状に切り出したうどん、ひやむぎ、平めんがある。

b) 中華麺　準強力粉にかん水を加えて練り上げ、麺状に成型したもの。生地を引き伸ばして細く成型するものや、圧延した後に切り出すものなどの麺線状のもの、そのほかさまざまな形状のものがある。

c) パスタ類(スパゲティ・マカロニ類)　デュラム小麦を粗挽きにしたセモリナ粉と呼ばれる硬質小麦粉を用いることが多い。粉に対して25〜30％水を添加して混ねつした生地を100〜150気圧の圧力で穴から押し出して成型する。このときの穴の大きさや形状により、異なった名称の麺になる。パスタは、麺の直径により名称が異なり、スパゲティの名称は、JAS規格で1.2 mm以上の太さの棒状、または2.5 mm未満の太さの管状のものをさす。マカロニ類の場合は、必ずしも糸状の形態ではなく、管状や車輪状、リボン状、文字状、星状など多種多様な形状があり、それぞれに名称が異なる。副材料は、塩以外に鶏卵やオリーブオイルのような油脂を加えたものがある。

【麺類のゆで調理の留意点】

乾麺は重量の6〜7倍の沸騰水中でゆでる。そうめんやひやむぎなどの細い麺は2〜3分間、うどんは10〜15分程度ゆでる。ザルでゆで水を切って直ちに冷水で洗い、表面のぬめりをとって麺を引き締める。パスタは、沸騰水で10〜15分ゆでた後ゆで水を切る。その際麺が相互に付着しやすいので、少量の油をまぶしてこれを防ぐ。いずれの麺もゆであがりからの時間経過に伴って食味が低下する。この変化は、時間経過に伴う麺の水分勾配の均質化とでんぷんの老化によるものといわれている。したがってゆであがり直後の麺を提供できるよう調理の手順を考慮する。

4　その他の穀類・雑穀類

穀類とは、食料や飼料として用いられるイネ科作物の種子で、でんぷんを多量に含む。わが国では、古くから穀類の中でも特に米・小麦・大麦を重視しており、これら3種の穀類を主穀と呼んでいる。

雑穀とは、主穀に対する名称で、穀類の中から主穀を除いたものを雑穀と呼んでいる。イネ科のあわ、ひえ、きび、とうもろこしなどが挙げられる。イネ科ではないが、穀類と同程度のでんぷんを含むヒユ科のアマランサス（アマランス）、アカザ科のキノア（キヌア）、タデ科のそばなども**擬似穀類**として雑穀に含まれる。

雑穀は、冷涼な気候や痩せ地でも生育することから、古くから人類の命の糧として重要な作物であった。戦前までは、雑穀のみを炊いたり、米に混ぜて炊いて主食としていた。戦後に需要が低下したが、近年では健康食として見直されている。

1） その他の穀類

(1) 大麦と調理

a) 大麦の特徴　イネ科の米、小麦に並ぶ主穀の1つである。一般に食用としているのは六条大麦が主流であり、市場には調理しやすく加工したものが流通している。押し麦は、大麦を精麦した丸麦を、蒸しあげてからローラーで押しつぶす加工をしたものである。白麦は、精麦後に縦溝部にそって2つに切ってから黒条線を除去し、高熱蒸気を吹き付けて加工したものである。白麦は外観が米に似ているだけでなく米と同等の比重であるため、炊飯時に米と均等に混ざった状態で炊き上げることができる。いずれの大麦も吸水率が高いので、混炊時の加水量を約5％多くするとよい。

b) 大麦の調理　大麦はグルテンを形成するたんぱく質を含有していないので、大麦の粉だけでは麺などをつくることはできない。しかし、小麦の約4倍の豊富な食物繊維を含むことから、小麦粉の麺に加えたり、パンやケーキなどさまざまな加工品にも添加されている。大麦には独特の匂いがあり、添加量の増加により色調も褐色に変化する。ベーカリー食品への添加量を増加するときには、黒糖、抹茶、ココアなどを加えることで風味や外観がよくなる。

加工品では、大麦麦芽として、ビール醸造に用いるほか、麦芽飴、麦茶、麦味噌などがある。大麦玄穀を焙煎した上で挽いた粉を「はったい粉」と呼び、クッキーや団子に用いられる。

2） 雑穀類と調理

(1) 雑穀の特徴

日本食品標準成分表2020に記載されている栄養成分の比較では、あわ、きび、ひえの、たんぱく質、脂質、灰分、食物繊維、ビタミン（ひえのB_1のみ低値）の成分は、いずれも精白米よりも高い値である。

小麦や米のようなイネ科の穀物の第一制限アミノ酸は**リシン**である。これに対し、**キノア**、**アマランサス**、**そば**のような擬似穀類では、リシンが多く**ロイシン**が制限アミノ酸である。このことから、擬似穀類の粉を小麦粉に混入したり、擬似穀類を米と混炊することで、栄養学的に互いに補完した食事が期待できる。

(2) 雑穀の調理性

雑穀は、食物繊維やビタミン類、ミネラルなどが豊富であることから、健康食として近年注目されている。この場合は、通常の料理の材料の一部として添加されることが多く、雑穀特有の風味と食感を楽しむことのできる配合にとどめる調理とする。一方、米や小麦などの主食に用いる穀類をアレルゲンとする患者の**代替食品**としての利用が増加している。この場合は、材料の一部ではなく、米飯や米粉、および小麦粉の代替として利用される。

a）健康食品としての利用　米飯に雑穀を加える場合には、添加量を米の約10％にとどめることで米飯本来のおいしさを損なわずに、栄養面での効果が期待できる。

雑穀は、水が濁らなくなるまで丁寧に洗い、30分以上水に浸漬する。目の細かいザルで水を切り、米と一緒に炊飯器で炊飯し、十分に（約10分）蒸らす。加水比は、雑穀と米を合計した重量の約1.3倍にして炊き上げる。雑穀を混合した飯の食感は、パサつきが感じられる場合が多く、もち種とうるち種の2種がある雑穀では、もち種の方がパサつかず冷えた飯も食感がよい。

また、パンやスポンジケーキの場合は、添加する小麦粉の10〜15％を雑穀に代替することが可能である。雑穀の代替率が10〜15％を超えると、パン、スポンジケーキの膨化が抑制されて食感がもろくなる。この変化は、小麦粉の一部を雑穀に代替することによるグルテンの減少によるものと、添加した雑穀のでんぷんの糊化性状によるものが大きい。また、雑穀粉を加えることで食感がざらついたり、匂いが強くなったり、色調が暗くなったりといった変化も同時に起こる。

ぷちぷちとした食感を楽しむパンやケーキとして、雑穀を粒状のまま添加する方法もある。この場合も、小麦粉に対する代替率が10〜15％を超えるときめが粗くなる傾向がある。

b）アレルギー疾患のための代替食品としての利用　アレルギー疾患の代替食品としての調理には、次の2種類の利用方法がある。①米や小麦をアレルゲンとする患者のために、米や小麦の全量を雑穀に代替する方法。②本来主材料であるべき食材を全く利用せずに、本来の料理に外観を似せてつくる方法。いずれの方法も、近年利用が増加している。

①　米・小麦粉の代替としての調理法　あわ、ひえ、きびなどの雑穀のみで炊飯し、雑穀飯とする。白飯の代わりに用い、チャーハンや炊き込みご飯などにも利用する。

小麦粉の代替として用いる場合、ホワイトソルガム（白きび）、ひえ、あわ、アマランサス、キノアなどを粉末状にしたもので小麦粉の全量を代替する。通常の小麦粉を利用した調理と同様の扱いで利用可能であるが、雑穀粉はグルテンを含まないのでドウやバッターの粘弾性が乏しい。そのため調製する際には、いも類（さつまいも・じゃがいもなど）をゆでてつぶしたペーストを混合して粘性を付与することが多い。膨化の程度が小さなクッキーや、クレープ、お好み焼き、パスタ、餃子の皮、ピザなどは比較的良好な製品となる。しかし、スポンジケーキやパンなどは膨化が小さく、明確なスポンジ構造を形成することは困難である。小麦だけでなく、鶏卵がアレルゲンの場合には、重曹などの膨化剤を利用したり、やまいもやながいものすりおろしを泡立てたものを利用して鶏卵の気泡の代わりとして膨化調理を行う。

②　料理の外観を他の料理に似せた調理法（もどき料理）　ある料理の主原料にアレルギー

コラム9

雑穀アレルギーの可能性

日本では、米・小麦アレルギー対応の調理例として、ひえ、あわを代用食として用いることが多く、実際に代用することで食事の選択肢が増えている。しかし、米、とうもろこし、小麦の主穀以外のひえ、あわを加えた5種類の穀物間には交叉反応性が存在する研究結果も報告されている。ひえ・あわを用いるときは、個々の症例におけるアレルゲン性の再確認も必要である。

をもっている場合、その料理を食べることは困難であるので、料理の外観だけを似せた別の料理をつくる場合がある。料理の外観を似せることでアレルギー疾患をもたない者と同じ食卓で料理を並べても違和感なく食事をすることが可能である。例えば、鶏卵アレルギー患者用のオムレツでは、鶏卵の色を付与するためにかぼちゃのペーストを利用して、それに水と雑穀を加えてオムレツの形状に成型して焼き上げる。外観はオムレツであるが、主材料は鶏卵ではない。

このような「もどき料理」における雑穀の役割は、成型性を高めたり料理のとろみ付けなどに利用されていることが多い。上記以外の調理例としては、ババロアなどのようにゲル状に固めて成型するものや、擬似生クリームや擬似カスタードクリーム、擬似ドレッシングなどのような料理のとろみ付けに用いられている。

c) 加工品としての利用　あわ、きびのもち種は、従来からあわ餅、きび餅などに調理されてきた。

加工食品としては、雑穀による麺、醤油、味噌などに利用されている。麺では、ひえ麺はそばの代替、あわ麺は中華麺の代替、きび麺はスパゲティの代替、ホワイトソルガム（白きび）麺はスパゲティやショートパスタの代替にすると食味や風味が本来の麺に近く、目的の調理に適するものとなりやすい。

(3) 主な雑穀の種類と調理

主な雑穀と擬似穀類の用途と特徴を表1-2-8に示す。

a) イ　ネ　科

① あわ　わが国最古の作物で、縄文時代からすでに栽培されていたと考えられている。

表1-2-8　主な雑穀と擬似穀類の用途と特徴

分類	名称	粒としての主な利用例	粉としての主な利用例	色	味やにおいの特徴
雑穀類	あわ（もち種）	米飯のように炊く 米と混炊する	小麦粉の一部または全量の代替として利用	黄色	あっさり・癖がない
	ひえ（うるち種）	米飯のように炊く 米と混炊する （さめるとパサつきやすい）	小麦粉の一部または全量の代替として利用 （精白したものが癖がなく利用しやすい）	白色（精白したもの）	癖がない（精白したもの）
	きび（もち種）	米飯のように炊く 米と混炊する	小麦粉の一部または全量の代替として利用	黄色	甘味・こくが強い
	もろこし（もち種・赤たかきび）	ひき肉の代わりに用いる 米と混炊する （加熱時に周囲に赤い色が移る）	小麦粉の一部または全量の代替として利用 （粘りがあり、あずきのような色がつくので和菓子に適する）	うすい赤色	特有の香り（弱い） わずかな苦味
	もろこし（ホワイトソルガム）	—	小麦粉の一部または全量の代替として利用 （ほぼ無味無臭なので幅広く利用しやすい）	白色（精白）	ほぼ無味・無臭
擬似穀類	アマランサス（もち種）	米に混炊 パフをシリアルとして利用	小麦粉の一部または全量の代替として利用 （粉に粘りがあるので小麦粉の代替として利用しやすい）	薄茶	独特の香り
	キノア	米に混炊 パフをシリアルとして利用	小麦粉の一部または全量の代替として利用 （粉に粘りがないのでクッキーやタルトに適する）	薄茶	ぬかのような香り

わが国で主に栽培されてきたのは、オオアワに属するものである。あわにはもち種、うるち種があり、もち種はあわ餅・あわ粥に、うるち種はあわおこし・あわぜんざい・泡盛などがつくられる。

② ひえ　あわと並んで最古の作物。ひえは、本来はうるち種のみであるが、近年もち種が育種された。麹原料として、米に次ぐ穀類である。ひえ味噌、ひえ醤油などがあり、米、麦、大豆などのアレルギー疾患をもつ者の食事に利用されている。

③ きび　きびにはうるち種ともち種があるが、わが国では、もち種が主流である。加工品としては、きび団子が有名である。本来はきびの粉からつくられていたが、現在はもち米粉を使用しており、きび粉を材料の一部としたものがほとんどである。

④ とうもろこし　米、小麦と並ぶ世界三大穀物。粉にして用いられるものには、挽き方の粗い順に、コーングリッツ、コーンミール、コーンフラワーがある。メキシコ料理のトルティーヤ、コーンフレークなどに利用される。また、スナック菓子、製パンなどの材料として幅広く利用されている。

⑤ もろこし（ホワイトソルガム）　赤く、弾力のある歯ごたえのあるもろこしは、外観も食感もひき肉に似ていることから、別名ミートミレット（肉の穀物）とも呼ばれる。一般名は、高きび。ホワイトソルガムは、もろこしの臭いや色を改良した品種である。

⑥ はとむぎ　イネ科に属する一年草で、中国からインドシナ地方が原産とされる。種皮を取り除いた種子は、生薬ヨクイニンとして消炎や利尿等に、民間薬としてイボ取りや肌荒れ防止に用いられる。食品としての利用は、焙煎した実をはとむぎ茶として飲用に用いたり、精白したものを米に加えて炊き込んだり、製粉した粉を小麦粉に添加したパン・菓子がある。また、精白米に比較して、たんぱく質と脂質、食物繊維を多く含む。独特のにおいがあるので、単独で用いるよりも他の材料と一緒に混ぜ込んだり、味の濃い料理に用いるとよい。

b) 擬 似 穀 類

① アマランサス　ヒユ科の植物で、種皮がやわらかいため脱穀の必要がない。たんぱく質の含有量が多い。リシン、メチオニンなどのアミノ酸や、カルシウムが多く含まれる。イネ科ではないが、うるち種ともち種がある。わが国では、もち種が主流である。

パフ状にしたものがシリアルとして用いられるが、フライパンなどで加熱することで家庭でも容易にパフ状にすることができる。

② キノア　ほうれんそうと同じアカザ科の植物の種子。種皮がやわらかく、脱穀の必要がない。加熱調理を行うと細く白い糸状の胚芽が目立つようになる。

③ そば　タデ科の植物の種子。奈良朝以前より植栽されている。ポリフェノールの一種ルチンを含む。ルチンは抗酸化作用や血圧降下作用などの機能をもつ成分であるが、水溶性であるので、そば湯などを利用するとよい。

また、そば粉にはグルテンが含まれていないので、そばを麺線に加工する場合には、小麦粉、やまいもなどの副材料を加えてつなぎとすることが多い。

その他の加工食品は、そばぼうろ、そばまんじゅうなどがある。また、そば玄穀を殻ごとゆでてから殻を取り除いたものをそば米とし、粥などに用いられる。

5　豆・豆製品

1)　豆・豆製品の特徴

日本食品標準成分表2020において、さやいんげん、グリンピースなどの未熟種子や、もやし、豆苗（とうみょう）などの発芽種子（スプラウト）が、野菜類に分類される（表1-2-9）。そして、完熟し、水分13～15％程度に乾燥させたものが豆類に分類されている。成分組成から、糖質を50％、たんぱく質を20％程度含む、あずき、いんげん豆、えんどう、ささげなどと、たんぱく質35％、糖質28％、脂質19％の大豆とに分類することができる。

豆成分の生理機能について、あずきやいんげん豆のポリフェノールの抗酸化性やレジスタントスターチ（p. 50、96参照）の効果などが報告されている。大豆の植物由来エストロゲン様物質であるイソフラボンはがん予防、脂質や骨代謝の改善など、たんぱく質は血中コレステロールの低下作用など、リン脂質（レシチン）は心臓血管病のリスク軽減など、サポニンはがん予防、抗酸化作用などの健康面での多様な効果が報告されている。

表1-2-9　豆の分類と主な成分

成分	豆類	野菜類	
	完熟種子	未熟種子	発芽（スプラウト）
たんぱく質が多い	大豆	枝豆	もやし
糖質が多い	いんげん豆	さやいんげん	
	えんどう	さやえんどう スナップえんどう グリンピース	豆苗（とうみょう）
	そら豆	そら豆	
	緑豆		もやし
	あずき、ささげ、つるあずき、 ひよこ豆、べにばないんげん、 らい豆、レンズ豆		

2)　豆・豆製品の調理性

(1)　豆

粒状のまま加熱により軟化でき、豆の色素は比較的安定のため、つぶらな形と多彩な色を調理に利用できる。いずれの豆も加熱前に吸水させておくと軟化が早まり、その吸水速度は豆の種類や、保存期間などにより異なる（図1-2-27）。あずきは他の豆と異なり、胚座から少しずつ吸水し、数時間後胚座から種皮が切れると急速に吸水するが、水溶性成分の損失や胴割れの発生を考慮し、浸水しないで調理することが多い。糖質含量の多い豆ではそのほとんどがでんぷんであり、加熱により子葉が膨張しやすく種皮の軟化が伴わないとやぶれやすい。びっくり水（さし水）は軟化を促進するとされる。大豆は子葉部が種皮よりも軟化速度が遅い。その子葉部の軟化を早めるために、1％程度の食塩水に浸漬すると塩溶性たんぱく質であるグリシニンが溶解し膨潤しやすくなる。また0.2～0.3％の重曹液中に浸漬すると膨潤しやすくなるが、食味が劣るとされ、また黒豆では表皮が褐色化する。糖質含量の多いあずき、いんげん豆は煮

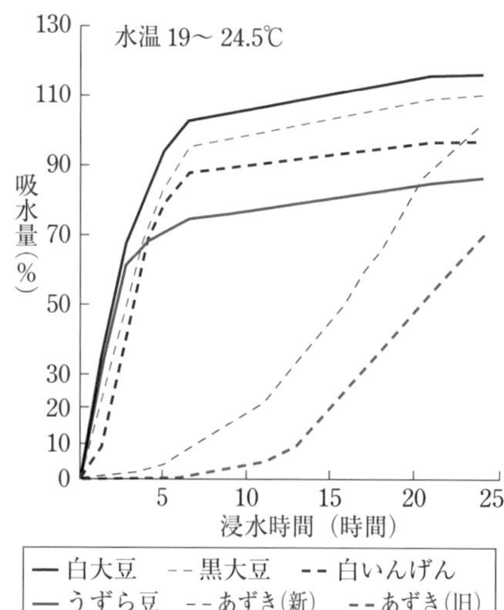

図 1-2-27　豆類の吸水曲線

出典）松元文子・吉松藤子『調理実験』(4 訂) 柴田書店、1997 年、p. 74。

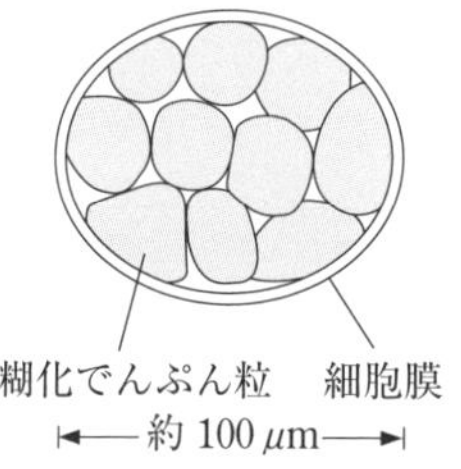

図 1-2-28　あずきのあん粒子（模式図）

熟後に裏ごすことにより、子葉部の細胞が分離してあん粒子となり、それが集まってあんを形成する。あん粒子はでんぷんを包むようにたんぱく質が凝固しさらに細胞膜が補強して安定化しているため、糊状化しない（図 1-2-28）。

（2）豆　　腐

大豆の主にたんぱく質のゲル形成性を利用して製品化した豆腐は、白色、淡泊な味わい、独特のなめらかなテクスチャーを有する。80 ℃では 60 分間の加熱によってもすだちは生じないが、95 ℃以上で加熱するとたんぱく質の変性が進んですだちを生じてなめらかさが失われるため、できるだけ短時間の加熱にとどめる。0.5～1 %食塩溶液中で加熱した方がすだちが生じにくいため、あとから調味しただし汁に入れるとよい。

3）　豆・豆製品の調理

（1）　豆

砂糖により調味した煮豆は、つやよく色と形の美しさを生かすように仕上げる。砂糖は、通常煮熟後何回かに分けて浸透圧を急激に上げないように加えるが、大豆はしわが寄りやすく浸漬時から調味液を用いる方法もある。黒豆はアントシアン系の色素であるクリサンテミンが鉄イオンと結合すると黒色が美しくなるため、鉄鍋を用いたり、さびた鉄くぎを入れたりして煮る。あずきやいんげん豆はタンニンなどの不味成分を除くために沸騰後に湯をこぼして新しい水を加えてゆでる。これをしぶきりという。ふきこぼれの原因となるサポニンも除かれる。しぶきりは赤飯やあずきあんの色合いや味にも影響を与え、回数が多くなるほど色が薄く、淡泊で上品な味になる。青えんどうの煮豆はうぐい

コラム10

レジスタントスターチ

従来でんぷんは小腸において酵素で完全に消化されるものと考えられていた。しかし小腸を通過するでんぷんの存在を 1980 年代にイングリスト（Englyst）らが見い出し、レジスタントスターチ（難消化性でんぷん）と命名した。日本食品標準成分表の七訂追補 2018 年から、これまで測定できなかった一部のレジスタントスターチを含めた食物繊維の分析が行われ、加熱した豆類に 10 %程度、米飯には 20 %程度含まれ、加熱条件やアミロース量などが生成量に影響することがわかっている。食物繊維と同様の生理機能を有し、コレステロール低下作用、食後血糖値上昇の抑制、糖尿病の予防などが報告されている。

す豆、そらまめの煮豆はおたふく豆やふき豆と呼ぶ。あんには裏ごした生あんに砂糖を加えて加熱して練り上げたものをこしあん、裏ごしせずにつぶして仕上げたつぶしあんがある。白いんげんや白あずきを用いた白あんは和菓子の練り切りなどにも使用される。枝豆を用いたずんだあんは宮城県や山形県の郷土料理の１つである。

世界各地には種々の伝統的な調理がみられる。アメリカのポークビーンズ、メキシコのチリコンカン、ブラジルのフェイジョアーダ、イタリアのミネストローネはいずれもいんげん豆を主に用いて肉類や野菜類と一緒に煮込んだ調理である。

(2) 豆 製 品

豆腐は豆乳に凝固剤（にがり、すまし粉、グルコノデルタラクトンなど）を加えてたんぱく質をゲル化したものである。木綿、絹ごし、ソフト、充塡などの種類があり、豆乳の濃度、凝固剤の種類、凝固方法によって風味やテクスチャーが異なる。豆腐を選び、すだちが起こらないように味噌汁、汁物には調味料を加えた汁に入れ、火を通す。麻婆豆腐は豆腐を下ゆでなどで脱水と予熱して最後に加えて仕上げ、唐辛子の辛味によって豆腐のもち味をうまく生かした調理である。

凍り豆腐は硬い豆腐を凍結、解凍、乾燥した保存性のある食品である。伝統的な製法では乾燥後アンモニアにより膨軟処理を行っていたが、現在は解凍時に重曹液を用いるようになり、もどりやすくやわらかく仕上げてある。そのため水ではなく煮汁に入れて加熱する。スポンジ構造に煮汁がしみ込むように含め煮にすることが多い。湯葉は、豆乳を加熱したときに表面付近でたんぱく質グリシニンがレシチンなどのリン脂質を取り込んで凝固した皮膜で、独特のテクスチャーを有する。椀種、煮物など日本料理への利用が多い。

6　野菜、果実

1)　野菜、果実の特徴

食用にする野菜は、利用部位によると葉菜類、茎菜類、根菜類、花菜類、果菜類と多様で、水分が90〜95%と多く、難消化性多糖類の食物繊維、ビタミンCやプロビタミンA（β-カロテン）、ミネラル類およびポリフェノールなどのファイトケミカル[15]が豊富である。食物繊維は血清コレステロールの低下、心臓病、糖尿病、大腸がんなどの予防に効果があるとされる。β-カロテン、ビタミンC、さまざまなポリフェノール類は酸化ストレスに起因する生活習慣病、がんに対する有効性が期待されている。キャベツ、大根、白菜、ブロッコリー、わさびなどのアブラナ科野菜に含まれるイソチオシアネートはがん予防効果など種々の生理活性が期待され、研究が進められている。

また栄養指導等において**緑黄色野菜**として取り扱われるのは、β-カロテン当量600 μg/100 g以上含有する野菜と、それ未満であるが摂取量および頻度が多い野菜（トマト、ピーマンなど）である。緑黄色野菜は緑色が濃いもの、またかぼちゃや人参のように黄橙色や赤色など美

15) 一般的に「通常の身体機能維持には必要とされないが、健康によい影響を与える可能性のある植物由来成分」を意味する。

しい色を有するものが多く、調理においては色彩を生かせる素材である。21世紀における国民健康づくり運動（健康日本21）では、野菜摂取目標量は成人で1人1日あたり350g以上（緑黄色野菜120g以上）とされている。平成30年国民健康・栄養調査によると、成人平均281.4gの摂取量であり、さらなる野菜の消費拡大が求められる。

果実とは、子房、花托、果枝などが肥大して汁気の多い果肉に種子が包まれているものを一般的にさす。ビタミンは、野菜に含まれるもののほかに、ビタミンEやB群を含むものもある。さらに糖類を10％前後含む点が野菜とは異なるが、他の栄養成分は同様である。

2） 野菜、果実の調理性

(1) 野　菜

野菜は特有の歯ざわり、色、香りを有し、季節感を表現できる。新鮮で味がよく組織が強固でない野菜は生食できる。歯ざわりをよくするために冷水につけるとしゃきっと張りが出る。これは細胞内液の浸透圧より低張の液につけると細胞内に水が入って膨圧を生じるためである。逆に塩水などの高張液につけると脱水して細胞質は収縮し、細胞壁との間に塩水が入り、パリッとした歯ざわりが付与される。細胞内液の浸透圧は0.85％食塩溶液、10％ショ糖溶液あるいは0.2％酢酸溶液とほぼ等張とされる。生のとき細胞壁が強固で硬すぎる野菜は80～90℃で加熱するとその細胞壁間の構造がゆるみ軟化する。しかし、50～60℃で加熱すると硬化が起こり、その後の加熱による軟化も抑制される。細胞壁間のペクチンは、中性あるいはアルカリ性下で加熱するとβ-脱離によりグリコシド結合が分解し、また酸性下では加水分解によって分解するためである（図1-2-29）。ただしpH4付近の弱酸性下では両者の分解とも起こりにくいため、れんこんなどを酢煮するとシャキシャキした歯ざわりになる。さらにCa^{2+}やAl^{3+}の添加によりペクチンの分解を抑制する。そのため、牛乳中で煮ると水で煮るより軟化が抑制され、煮汁にミョウバンを1％程度添加することにより煮崩れを防ぐことができる。

野菜は本来の色を生かすように調理する場合が多い（表1-2-10）。緑黄色野菜の緑色はクロロフィルでポリフィリン環中心部のマグネシウムが結合していればその緑色は安定である（図1-2-30）。クロロフィルは長時間加熱や酸性条件によりマグネシウムがはずれてフェオフィチンとなり褐変する。醤油や味噌の入った汁は酸性になるため、野菜を汁中ではなく別にゆでて合わせることで、褐変を防ぐことができる。2％程度の食塩溶液は緑色保持に効果があるとされるが、減塩のため塩ゆでしないことが一般的となってきた。アルカリ性条件ではフィトールがはずれるが、マグネシウムは安定であざやかな緑色となる。カロテノイドは黄色や赤色系の色素で通常の調理条件では安定であり、脂溶性のため炒めものや揚げものにすると体内で胆汁ミセルに取り込まれやすくなり吸収が促進される。フラボノイドは淡黄色から白色を呈する野菜の色素である。れんこん、ごぼう、カリフラワーなどの色成分であり酸性で白色化するため、酢水で煮る（酢煮）と白く煮あがる。アルカリ性では黄色化、鉄やアルミニウムと反応すると黒変する。また切断後に起こる酵素的褐変はポリフェノール類のポリフェノールオキシダーゼによる酸化重合であり、水や酢水につけることにより防ぐことができる。アントシアニン色素は配糖体として存在し水溶性で、酸性で加水分解してアントシアニジンとなり赤色を呈し、アルカリ性で青変する。また鉄やアルミニウムと錯塩を形成し、色が安定化する。アントシアニ

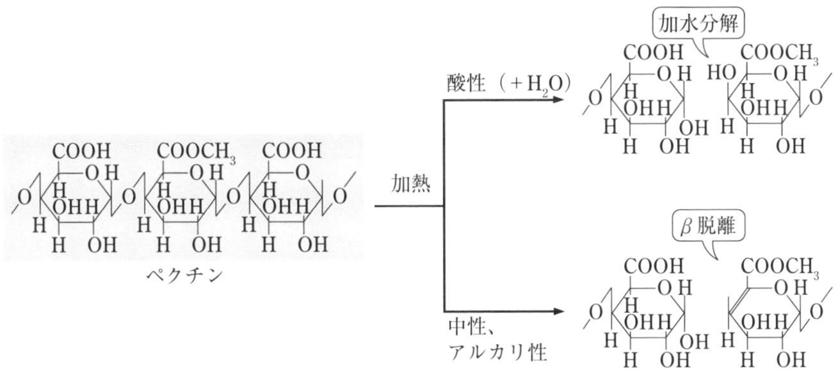

図 1-2-29　ペクチンの分解

出典）畑江敬子・香西みどり（編）『調理学』（第 2 版）東京化学同人、2013 年、p. 125。

表 1　2-10　野菜の色の調理加工による変化

色素成分（色）	調理条件	色素成分の変化（色）	調理例
クロロフィル（緑）	重曹・加熱	クロロフィリン（緑）	わらび・よもぎのあく抜き
	食酢	フェオフィチン（褐） フェオフォルバイト（褐）	きゅうりピクルス
フラボノイド（淡黄）	食酢・加熱	フラボノイド（白）	酢れんこん たたきごぼう カリフラワーゆでもの
アントシアニン（赤紫）	食酢・加熱	アントシアニジン（赤）	紫キャベツ酢煮
	食酢	アントシアニジン（赤）	あけぼのしょうが 酢漬けみょうが
	みょうばん	錯塩（濃青色）	なすの漬物

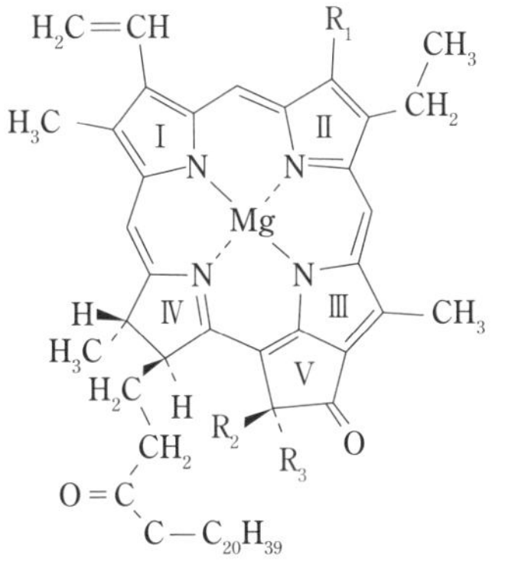

	R_1	R_2	R_3
・クロロフィル a	CH_3	H	$COOCH_3$
a'（同族体）	CH_3	$COOCH_3$	H
・クロロフィル b	CHO	H	$COOCH_3$
b'（同族体）	CHO	$COOCH_3$	H

図 1-2-30　クロロフィルの化学構造

出典）片山脩・田島眞『食品と色』光琳、2003 年、p. 72 を改変。

ンは、なす、しそ、黒豆などの色成分であり、なすの漬物に入れるミョウバンや、黒豆を煮るときに入れるさびた鉄くぎは、色を安定化させる。

(2) 果　実

生のとき切断後にポリフェノールオキシダーゼによるポリフェノール類のキノン体、メラニン（褐変物質）への変化が起こるものがある。りんごやバナナを切断し、すぐ食べずに弁当などで持ち運ぶ場合は、水や食塩溶液につけたり、レモン汁をかけたりすると変色を防止できる。レモン中のビタミンCがキノン体を還元してポリフェノール類にもどすからである。また果実を生で食するときは冷やすとフルクトースの甘味度が増し、甘く感じる。

たんぱく質分解酵素（プロテアーゼ）を含む果実があり、食肉の軟化などに風味とともに利用される一方、ゼラチンのゲル化を抑制するので注意する。これは、パイナップルのブロメライン、メロンのククミシン、キウイフルーツのアクチニジン、パパイアのパパイン、いちじくのフィシンなどがあり、肉基質たんぱく質、筋原線維たんぱく質を徐々に分解する（1部3章肉類の調理性 p. 67参照）。

りんご、オレンジ、いちごなど熟した果実のジャムやマーマレードは、高メトキシル（HM）ペクチンが、その濃度0.5～1.5%、砂糖濃度55～65%、pH 3.5以下でゲル化する性質を利用する。最近は低糖度のものも多く販売され、従来のジャムとは異なり低メトキシル（LM）ペクチンが、カルシウムなどの2価以上の金属イオンにより架橋しゲル化する性質が利用されている。

3) 野菜、果実の調理

(1) 野　菜

野菜の洗浄は組織をできるだけ損なわない方法で素早く行い、水溶性栄養素の損失を最小限にする。例えば、ほうれんそうは根の部分のみ切り落とし束のまま、水を張ったボールの中でふり洗いする等である。表面がなめらかではない野菜は一般細菌等が落ちにくいという報告もあり、特に生食する野菜の場合は注意を要する。切ったあと冷水につけパリッとさせるときは青臭みやあくなどの除去も確認して必要最低限の時間とする。野菜は繊維の方向を考慮して切断する。きんぴらごぼうではささがきよりもせん切りにした方がごぼう本来の歯ごたえが生かせる。大根は繊維の方向が直角になるようにおろし金に当てておろすと離水が少なく舌ざわりがよい。

加熱調理で野菜の色を重視するとき、緑色を生かしたい野菜のゆでものは多量の水を沸騰させた後に入れ、野菜の有機酸が揮発するようにふたをしないで短時間加熱する。ゆでた後に冷水につけると変色防止と過熱による軟化を防止できる。あくの多い野菜の場合はふり洗いをするとあく抜きに効果的である。緑色以外の野菜の場合はあく抜きが必要なければ、多量のゆで水を必要としない。緑色を生かす野菜の煮ものには青煮があり、ゆでた後に調味液に浸し調味するというものである。酢豚は加熱した緑色野菜を最後に加える。れんこん、ごぼうを1～2%の食酢溶液でゆでると白色化することに加え、シャキシャキした歯ざわりになる。これを利用した調理が酢れんこんやたたきごぼうである。カリフラワーは若干やわらかく、つやよく仕上げるために1%の食塩と1～2%の小麦粉も加えてゆでるとよい。アントシアニン色素を含むなすの皮は揚げたり、油で炒めた後に煮ると色落ちしにくい。他の調理は表1-2-10に示した。

中国料理などで行う油通しは野菜を色あざやかにつやよく仕上げる。

野菜はその淡泊なもち味を生かすように加熱することが多いが、たまねぎを褐変するまで炒めると特有の甘味や風味が生じ、カレーやシチューなどにコクを与えるが、その成分は未だ明らかにされていない。もみじおろしや紅白なます等の生のにんじんを加える料理の際は、にんじんのアスコルビナーゼにより他の食材のビタミンCが酸化されるが、ビタミンCは還元型と酸化型の合計値が食品成分表に載っており、効力に大きな違いはないとされている（2部3章非加熱操作 pp. 138–139参照）。

(2) 果　実

美しい形状と特有の風味を生かし、生ハムとメロン、パイナップルと豚肉ステーキなど定番の調理のほかさまざまな調理に用いられる。野菜と同様、季節を表せる素材である。酸味の強い果実はコンポートやジャムにするとよい。

コラム11

野菜・果実の鮮度

1999年JAS法により農産物にも産地表示が義務づけられた。産地偽装が起こりやすい輸入農産物を優先して無機元素組成を用いる判別法などが開発され、食品表示の信頼性は高まっている。しかし、野菜や果実の多くは鮮度が味を左右するにもかかわらず、収穫日はほとんど表示されないため、それぞれの野菜や果実の旬を知り、外観等で判断できるようにするとよい。新鮮なものを必要なだけ入手し速やかに調理して食べるのが理想的であるが、家庭などで保存する場合には低温障害を考慮してできるだけ低温にすると呼吸が抑制されて鮮度を保てる。

7 種実類

1) 種実類の特徴

種実類はかつての植物採取時代から貴重な栄養源であった。43～77 %の高脂質で必須脂肪酸を多く含み、ミネラルを豊富に含む。しい、かしの果実はどんぐりとしてでんぷんを多く含み、タンニンなどの渋味を除いて食用にされてきた。栗、くるみ、ぎんなんなどの木の実も独自の食文化を伝承してきた。ごまは中国では不老長寿薬として珍重されてきたが、日本においてはごまあえなど家庭料理として日常的な利用が定着している。ごまの機能性成分はごまリグナンであることが見い出され、セサミン、セサミノール配糖体などの酸化ストレスに起因する種々の生理機能が報告されている。ごまは炒るという調理操作中にセサモリンがセサモールに分解し、抗酸化性が向上することが明らかにされている。アーモンド、カシューナッツ、マカデミアナッツなどのナッツ類は心臓血管病のリスクを下げるなどの効果が期待されるが、研究段階である。日本には日常的にナッツ類を摂取する習慣はなく、嗜好品として利用されることが多い。

2) 種実類の調理性

種実類は形、色、風味、テクスチャーがそれぞれに独特で調理に効果的に利用される。栗の黄色はカロテノイド、ぎんなんの黄緑色はクロロフィル、ごまの黒色はポリフェノールである。種実類を炒ると、糖類、アミノ酸、脂質などの相互作用によって青臭い香りが香ばしい香りに変化する。炒るほどにナッツのような甘い香りから香ばしい独特の香りに変化し、組織はもろくなる。その炒りたてのごまをすり鉢の中に入れ、すりこぎを回すと簡単に磨砕できる。さらさらした状態から次第に粒が減少し油が滲み出てねっとりとした状態に至る。調理あるいは組み合わせる素材によってすり加減を変える。くるみや落花生も炒ってから磨砕すると同様に変化し、あえ衣になる。アーモンドを挽いて砂糖を加えるとマジパンができる。

3) 種実類の調理

栗は秋の風物詩でそのままゆで栗や焼き栗にしたり、栗飯などに用いる。甘露煮、渋皮煮、マロングラッセなどシロップ煮にも用いる。ぎんなんは殻ごと焼いたり、殻と薄皮をとって茶碗蒸しなどの日本料理や中国料理にも利用される。ごまは炒って粒のまま、きざみごま、すりごま、練りごまと多様な利用がある。また練りごまに水を加えてくずでんぷんで固めたごま豆腐もあり、精進料理の代表格である。くるみ豆腐も同様である。

ナッツ類は粒状、スライス、粉末にして菓子材料などに利用する。

コラム12

ご　ま

ごまはアフリカサバンナ原産であり、古代文明の頃から現代に食べ継がれている。当時は油や薬として貴重な作物であった。中近東あたりではタヒーナというごまペースト、アメリカでは皮むきごまが開発され、いずれもあまり炒らない利用である。日本、中国そして韓国ではごまをよく炒ってピラジン等を生成して特有の香ばしさを付与し、きざんだり、すり鉢ですることによってそれを巧妙に利用し、世界の中では珍しく黒ごまも利用している。ごまの調理は東アジアで花開いたようである。ごまを炒ると、セサモリンが分解してセサモールという抗酸化成分ができ、風味も変化する。野趣味のあるごぼうは、軽く炒り粗ずりしたごまで、ほうれんそうは、香ばしく炒り油が少し出るくらいすったごまで和えるなど、料理により炒り加減とすり加減を工夫するとよい。

8 きのこ、藻類

1) きのこ、藻類の特徴

日本で年間1人あたりきのこ類は5.8 kg、海藻類は3.1 kg 摂取（平成30年国民健康・栄養調査）されている。日本標準食品成分表2020にはきのこ、海藻類ともに食品数として50種程度が掲載されているが、実際には種類だけでも数百種類以上ある。

きのこは担子菌や子嚢菌の子実体で肉眼視できるものをいう。きのこは天然きのこが一般に美味とされるが、まつたけ以外は栽培きのこが多く出回る。原木栽培、菌床栽培等、人工栽培方法により食味が異なる。きのこの成分は水分が90％前後、食物繊維、ビタミンBやDを多

コラム13

噛むこと

ソフト嗜好の時代といわれるようになって久しい。噛むことの意義は認識されていながら、精製されやわらかく噛む必要のない食物に慣れてしまったように思われる。歩くことも然りで、人は苦より楽を選びやすい動物である。しかし噛むことは、食物を細かくして唾液と混ぜ消化を助けることをはじめ、噛む刺激により唾液量が増加し種々の酵素、ホルモンおよび免疫系成分の量も増加し、また各消化器官のホルモン分泌にも影響を与える。よく噛むことはおいしさを判定する脳へのシグナル量の増加につながり、快感の増強とともに満腹中枢もスムーズに興奮して過食を防止する手立てにもなる。健康で長生きの秘訣には硬い食物をよく噛んで食べることも関与する。硬い食物とは野菜、果実、種実、きのこおよび海藻などで食物繊維が豊富であり、それぞれの硬さを今一度見直して噛むことのできる喜びを味わっていただきたい。

く含む。薬用きのこのアガリスクやメシマコブなどは健康食品として開発され研究が進められている。食用きのこもしいたけの血漿コレステロール低下作用など今後の研究成果が期待されている。

食用される海藻類は便宜上色で分類されている。緑藻類（青のり、ひとえぐさ)、褐藻類（こんぶ、わかめ、ひじき、もずく、あらめ)、紅藻類（あまのり、てんぐさ、えごのり、おごのり）がある。すいぜんじのりは九州の一部に自生する淡水藻である。保存性をもたせた藻類は水分を7～20％に調整し、たんぱく質は15％前後のものが多いが、あまのりには38％も含まれる。またミネラル類特にヨウ素、ビタミン類が豊富で、種々の多糖類が含まれる。細胞間粘質多糖として褐藻類のアルギン酸、紅藻類の寒天やカラギーナンには血中コレステロール低下作用など生理作用が報告され、近年褐藻類のフコイダンには抗凝血活性、抗腫瘍活性などが見い出されて注目されている。

2) きのこ、藻類の調理性

きのこは淡い味、香りおよびテクスチャーが一体となった独特のおいしさを有する。呈味成分はグルタミン酸、アラニンなどのアミノ酸、5′-グアニル酸などのヌクレオチド、トレハロースなどの糖類で、水で洗いすぎると溶出し、また水っぽくなる。しいたけ、まつたけなどは加熱中に5′-グアニル酸などの5′-ヌクレオチド類が増加し、水から入れて加熱した方が生成量は多くなる。きのこの香気成分は1-オクテン-3-オールが代表的でまつたけの香りには桂皮酸メチルが加わる。発散しないように調理することが大切である。特有のぬめりはペクチンとヘミセルロースの複合体が水を包含したものあるいはムチンなどの糖たんぱく質とされ、シコシコとした歯ざわりは食物繊維であり、加熱してもそれほど軟化しない。

海藻の呈味成分はアミノ酸、ペプチド、核酸、マンニットなどであり、マンニットは、昆布表面の白い粉で、甘味を有する糖アルコールである。色はクロロフィル、カロテノイドのほか、紅藻類にはフィコエリトリンやフィコシアニンが含まれ、のりの色に関与している。多糖類はテクスチャーに関与し、昆布に酢を加えて煮ると軟化が早いのは、細胞壁成分であるアルギン酸カルシウムの分解により複合体が低分子化するためであるとされる。

3) きのこ、藻類の調理

きのこは日本の秋の代名詞として、まつたけの土瓶蒸しなどのように蒸したり、焼いたりして醤油やポン酢などであっさりと食することが多い。「においまつたけ、味しめじ」といわれ、素材の持ち味を生かすように調理する。水洗いは短時間に行う。干しいたけは5℃前後で時間をかけてもどすことで酵素ホスファターゼの働きが抑制され、ヌクレアーゼが活性化する。これにより、香気成分のレンチオニンや旨味成分の5′-グアニル酸を生成させるので、もどし汁ごと利用する。精進料理にはよく使われる。まいたけを茶碗蒸しに入れると凝固しないことがあり、それはまいたけ中のプロテアーゼが原因とされている。洋風調理においてマッシュルームはグルタミン酸含量が多く濃厚な味を呈し、バターやチーズなど乳製品との相性がよい。トリュフは高価であるが、フランス料理のソースの調味に欠かせないとされる。中国料理によく用いられる、きくらげやふくろたけ（缶詰）は独特の色や形に加え、歯ごたえが持ち味である。

藻類は日本では種々の調理加工に利用される。昆布の煮物は三石昆布が早く煮えておいしいとされ、利尻昆布、真昆布は澄んだ上品なだしがとれる。緑藻類は深緑色とジメチルサルファイドによる磯臭が特徴で、青のりと総称され、のり佃煮や粉末青のりなどに加工される。漆黒色ののりは紅藻類のあさくさのりやすさびのりなどから加工される。巻きずし用などにのりを中表にして焼くのは、たんぱく質の加熱収縮の方向を考慮している。わかめは熱湯に通すと緑色を呈する。鳴門の灰干しわかめは灰のアルカリ成分がクロロフィルを安定化して緑色が美しく、かつアルギン酸分解酵素の活性を抑制するために弾力性が保持され、歯切れがよい。すいぜんじのりは色と歯ごたえを刺身のつま[16]、あえものなどで賞味する。

コラム14

きのこの栽培と海藻の養殖

日本人が好む森林性のきのこは、生育に適する森林の大半が伐採され、栽培きのこがほとんどを占めている。栽培きのこの生産量は増加する傾向にあり、近年最も生産されているのはえのきたけである。次いでぶなしめじ、生しいたけである。しいたけの栽培は原木栽培が減少し、菌床栽培が70％を超えるなど栽培法が変化し、味への影響もあると思われる。まつたけは栽培が実用化されておらず、中国や韓国などからの輸入品が増え、輸入時の洗浄処理などにより風味が国産品より劣ることが多い。わかめはほとんどが養殖物であり、昆布も養殖物が増加傾向にある。しかし天然物の品質が高いとされている。

16）料理の主要食品にあしらいとして添える野菜で、刺身の盛り付けには必ず添える。魚の臭いを消し、香りや辛みを付けるもので、だいこん、穂じそ、みょうが、海藻など。

◆引用・参考文献

新井貞子「凍結乾燥ヤマノイモのレオロジー的性質」『日本調理科学会誌』33(3)、2000年、392-400

綾部園子ほか「付け合わせ用の市販生食野菜類における微生物分布と洗浄効果について」『日本調理科学会誌』32(2)、1999年、115-119

石谷孝佑「日本の米の特性と新形質米の開発」『調理科学』26(4)、1993年、365-372

今村経明・三宅妙子・武政睦子「アマランサス子実の成分組成とその調理上の問題点」『調理科学』25(3)、1992年、216-221

請川琴子・奥田弘枝「餃子の皮の調理に関する研究—水温の影響について—」『広島女学院大学論集』19、1969年、95-104

大久長範・大能俊久・森勝美「発芽玄米と籾発芽玄米のγ-アミノ酪酸および遊離アミノ酸含量」『日本食品科学工学会誌』50(7)、2003年、316-318

大坪研一「新形質米の特性とその利用」『日本調理科学会誌』35(4)、2002年、393-398

奥崎政美・根岸由紀子・菅原龍幸「水うるち米のたんぱく質含量とアミノ酸スコア」『日本食品科学工学会誌』44(9)、1997年、659-665

貝沼圭二「澱粉の微細構造」『調理科学』13 (2)、1980年、83-90

貝沼やす子「米の調理」『調理科学』27(4)、1994年、287-293

木下枝穂・久保倉寛子・津田淑江「ホワイトソルガム粉の食品への影響と活用」『共立女子短期大学生活科学紀要』49、2006年、67-71

香西みどり・石黒恭子・京田比奈子・浜薗貴子・畑江敬子・島田淳子「米の炊飯過程における還元糖および遊離アミノ酸量の変化」『日本家政学会誌』51(7)、2000年、579-585

小西洋太郎「擬穀物アマランス、キノアの栄養特性とアレルギー代替食への応用」『日本栄養・食糧学会誌』55(5)、2001年、299-302

小林美緒・沖智之・増田真美・永井沙樹「紫サツマイモ『アヤムラサキ』から調製したアントシアニン含有物の高血圧自然発症ラットに対する血圧降下作用」『日本食品科学工学会誌』52(1)、2005年、41-44

柴田（石渡）奈緒美・廣瀬純子・宇田川瑛里・中澤暁輝・松田寛子「冷凍米飯の品質に及ぼす炊飯後の冷まし工程と冷凍保存条件の影響」『日本調理科学会誌』50 (6)、2017年、264-271

下村道子・橋本慶子（編）『植物性食品Ⅱ』朝倉書店、1993年

食品機能性の科学編集委員会（編集）　西川研次郎（監修）『食品機能性の科学』産業技術サービスセンター、2008年

仁宮章夫「ツクネイモの調理過程でのアラントイン含有量の変化」『日本調理科学会誌』37(3)、2004年、306-309

菅原龍幸（編）『キノコの科学』朝倉書店、1998年

杉本温美・西原公恵・不破英次「2種類のサトイモ（石川早生、筍イモ）ならびにヤマノイモ（イセイモ、ナガイモ）澱粉の二、三の性質について」『澱粉科学』33(3)、1986年、169-176

鈴木敬子「無洗米の現状と課題、将来性」『日本調理科学会誌』39(5)、2006年、320-324

鈴木智恵子・松永三婦緒「豆腐の鬆だちに関する研究」『調理科学』5、1972年、102-106

高橋節子・平尾和子『新訂調理学』下村道子・和田淑子（編）、光生館、2006年

塚本知玄・田山一平「調理加工から見た大豆の健康機能性成分」『日本調理科学会誌』40(3)、2007年、121-126

寺元芳子「米粉（上新粉）だんご」『調理科学』18(1)、1985年、54-57

豊島英親・小野正博・岡留博司・河村満・吉崎繁・木村俊範・大坪研一「早炊き米製造条件と食味特性」『日本食品科学工学会誌』46(4)、1999年、197-204

中山玲子「キノア添加が食パンの製パン性および食味特性に及ぼす影響」『羽衣国際大学人間生活学部研究紀要』1、2006年、27-33

日本ゴマ科学会並木満夫（編）『ゴマその科学と機能性』丸善プラネット、1998年

畑井朝子「小豆の調理特性に関する研究：第2報 渋切り処理が加熱小豆の品質におよぼす影響」『調

理科学』9(4)、1976年、219-224
畑明美・南出隆久『野菜の科学』高宮和彦（編)、朝倉書店、1997年
松木順子「米ゲルの特性解析と利用について」『日本調理科学会誌』53（1)、2020年、53-56
真鍋久「雑穀ブームの背景を探る」『日本調理科学会誌』38(5)、2005年、440-445
室田壽子・中野輝子「蒸しケーキの物性と官能評価に及ぼすアマランス粉の影響」『東大阪短期大学研究紀要』28、2002年、127-130
守岡貴・熊谷成子・佐川了・武田純一・星野次汪「ヒエ、アワ、キビの食味比較およびヒエのコメへの最適ブレンド割合」『日作東北支部報』50、2007年、135-136
山田一惠・宇理須厚雄・駒田英勝・稲垣義彰・山田政功・中村良・鳥居新平「コメ、小麦、トウモロコシ、ヒエ、アワの共通アレルゲン性とRice Protein 16 KDの関与」『アレルギー誌』40(12)、1991年、1485-1492
山本誠子・栗山尚子・小宮山冨美江「デンプン添加量の異なるいももちの物性と食味」『日本家政学会誌』52（1)、2001年、17-22
渡辺敦子・荒田玲子・吉田恵子「茨城県内三地域のいも・豆料理」『日本調理科学会誌』36(4)、2003年、452-456
Kanefumi Kitahara, Junko Ueno, Toshihiko Suganuma, Koji Ishiguro, Osamu Yamakawa "Physicochemical Properties of Root Starches from New Types of Sweetpotato," *Journal of Applied Glycoscience.*, 46(4), (1999) 391-397

3章　動物性食品の調理

1　たんぱく質の調理上の性質

動物性食品は、たんぱく質と脂質を比較的多く含み、炭水化物が少ない点が植物性食品とは異なるところである。また、動物性たんぱく質は一般的に必須アミノ酸をバランスよく含んでいるため、植物性食品のたんぱく質より栄養価が高い。たんぱく質の性質は調理や加工に深くかかわってくるので、その調理上の性質を知ることは重要である。

1)　たんぱく質の構造と分類

たんぱく質は20種類のアミノ酸が、1つのアミノ酸のα-カルボキシル基と他のアミノ酸のα-アミノ基が脱水縮合（ペプチド結合）して多数結合した高分子化合物である。たんぱく質はアミノ酸のみからなる単純たんぱく質とたんぱく質以外の物質と結合した複合たんぱく質とに分類される。さらに、単純たんぱく質は種々の溶液に対する溶解性の違いから、表1-3-1に示すように分類されている。たんぱく質の構造は複雑で、ポリペプチド鎖のアミノ酸の配列順序を示すのが一次構造であり、主鎖のペプチド結合の相互作用による空間配置（αヘリックスやβ構造など）が二次構造である。ペプチド結合に関与していないアミノ酸の側鎖間のさまざまな相互作用により、たんぱく質はさらに折りたたまれ三次構造をつくっている。単一のポリペプチド鎖からなるたんぱく質もあるが、多くのたんぱく質は2つ以上のポリペプチド鎖（サブユニット）が寄り集まってできており、この集合体の構造を四次構造という（図1-3-1）。

2)　たんぱく質の変性

たんぱく質の二次構造以上の複雑な立体構造は、さまざまな要因によって相互作用の切断（および再結合）が起こり変化する（図1-3-2）。これを**たんぱく質の変性**といい、変性に伴って溶解性や保水性、溶液の粘度などに変化が生じ、また生物学的活性の消失やプロテアーゼの作用を受けやすくなるなどの変化が起こる。食品中の個々のたんぱく質は構造が異なるので、変性要因によって同じ変化をするとは限らない。たんぱく質の調理にかかわる変性要因とその調理・加工例を表1-3-2に示した。

食品中のたんぱく質はpH 4から6の弱酸性に**等電点**（コラム1参照）を有するものが多い（表1-3-3）。等電点において一般的にたんぱく質は凝集しやすくなり、また加熱変性や塩の添加による変性など他の要因による変性を起こしやすくなるので、調理をする上で注意が必要である。

表 1-3-1　たんぱく質の種類と特徴

種類		特徴	主なものの名称
単純たんぱく質	アルブミン	水に溶け、加熱すると凝固する。	卵のオボアルブミン、血液中の血清アルブミン、牛乳のラクトアルブミン
	グロブリン	水に溶けず、うすい食塩水に溶け、加熱すると凝固する。アルブミンと共存している。	大豆のグリシニン 肉のミオシン
	グルテリン	水に溶けず、うすい酸やアルカリに溶け、加熱しても凝固しない。	小麦のグルテニン 米のオリゼニン
	プロラミン	水に溶けず、アルコールに溶ける。	小麦のグリアジン、とうもろこしのツェイン
	硬たんぱく質	水・食塩水・酸・アルカリなどに溶けない。	骨などのコラーゲン、腱のエラスチン、毛や爪などのケラチン
	ヒストン	水、うすい酸に溶け、うすいアルカリ、塩類溶液に溶けない。加熱しても凝固しない。	胸腺ヒストン
	プロタミン	水、うすい酸、アルカリによく溶け、加熱しても凝固しない。	サケのサルミン ニシンのクルペイン
複合たんぱく質	核たんぱく質	単純たんぱく質と核酸が結合したもの。たんぱく質の合成に関係する。	細胞核のヒストン
	糖たんぱく質	たんぱく質に糖が結合したもの。たんぱく質の多くはこの形である。	卵白のアビジン 唾液のムチン
	リンたんぱく質	たんぱく質にリン酸が結合したもの。	乳汁のカゼイン、卵黄のビテリン
	色素たんぱく質	たんぱく質に色素が結合したもの。	血液のヘモグロビン、筋肉のミオグロビン
	リポたんぱく質	たんぱく質に脂質が結合したもの。脂質の体内移動に関与する。	血液中のリポたんぱく質

注）このほかに、たんぱく質を物理的・化学的に処理して得られる誘導たんぱく質がある。
出典）荒川信彦・大塚恵（監修・編修）『栄養学』実教出版、1998 年、p. 24 に加筆。

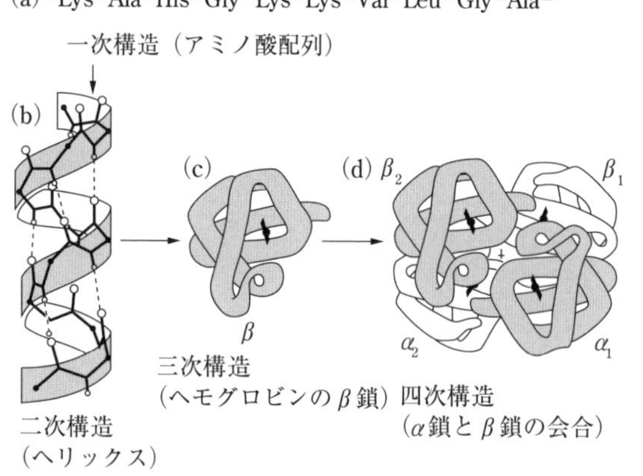

図 1-3-1　たんぱく質の構造

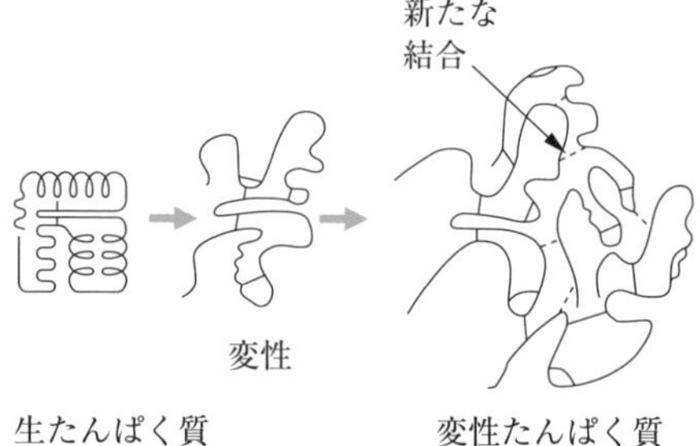

図 1-3-2　たんぱく質の変性

出典）福場博保ほか『調理学』朝倉書店、1978 年、p. 3。

表 1-3-2　たんぱく質の変性要因と調理・加工例

変性要因	調理・加工例
加熱する	卵など、たいていのたんぱく質は、加熱によって凝固する。
凍結する	豆腐を凍結して凍豆腐をつくる。
泡立てる	卵白を撹拌してメレンゲをつくる。
こねる	小麦粉に水を加えてこねるとグルテンを形成し、粘弾性を有するドウができる。
酸を加える	魚を酢じめにすると、たんぱく質が凝固する。 肉はマリネするとやわらかくなる。 牛乳は乳酸発酵により凝固してヨーグルトになる。
アルカリを加える	卵のたんぱく質が凝固してピータンができる。
塩類を加える	豆乳に、にがり（$MgCl_2$、$CaSO_4$）を加えると、凝固して豆腐になる。

出典）荒川信彦・大塚恵（監修・編修）『栄養学』実教出版、1998 年、p. 117。

表 1-3-3　各種たんぱく質の等電点

たんぱく質	等電点 pH
オボアルブミン（卵白）	4.6
ゼラチン（小牛皮）	4.5 ～ 5.0
カゼイン（牛乳）	4.6
アルブミン（大麦）	5.8
グリアジン（小麦）	6.5
グロブリン（大豆）	4.2 ～ 4.6
ミオゲン（筋肉）	6.3
ミオシン（筋肉）	5.4

出典）渋川祥子・杉山久仁子『調理科学』同文書院、2005 年、p. 90 を改変。

コラム1

等　電　点

たんぱく質を構成しているアミノ酸は通常の生理的な pH の範囲においてアミノ基およびカルボキシル基はイオン化している。アミノ酸にはペプチド結合に関与していないカルボキシル基を有する酸性アミノ酸（グルタミン酸、アスパラギン酸）と、アミノ基を有する塩基性アミノ酸（リシン、アルギニン、ヒスチジン）などがあるため、たんぱく質もイオン化した状態で存在している。そのため酸としても塩基としても作用できる両性電解質である。このイオン化した状態は溶液の pH によって異なり、ある特定の pH において正のイオンの数と負のイオンの数が等しくなり、電気的に中性の状態になる。その pH がたんぱく質の等電点で、たんぱく質は本来の構造とは異なってくる。

2　肉　　類

1)　肉類の特徴

肉類とは一般に牛、豚、羊などの家畜類と鶏、アヒル、七面鳥などの家禽類の肉をさしている。わが国では豚、鶏、牛の 3 種で消費されている肉類のほとんどを占めており、羊や鶏以外の家禽類の消費はきわめて少ない。食肉の構造や成分は種によって多少異なるが、調理上の性質は共通するものが多い。

(1)　肉 の 構 造

人が“肉”として食している部分は動物の筋肉で、骨格筋（横紋筋）である。消化管や内臓は平滑筋で、心筋（横紋筋）も含めて食用にされているが、“もつ”と呼ばれており、骨格筋とは異なったテクスチャーや呈味を味わっている。骨格筋は筋線維（筋内膜で包まれている）と、それらを束ねる膜構造を支えている結合組織（筋周膜、筋上膜）、血管や神経および脂肪組織からなっており、紡錘形の両端は腱を介して骨につながっている（図 1-3-3）。筋線維（図 1-3-3d）は多数の筋原線維（図 1-3-3e）と筋原線維の間を満たしている筋漿（筋形質）が筋内膜で覆われた多核細胞である。筋原線維は Z 線から伸びた主としてアクチンの重合物からなる細い

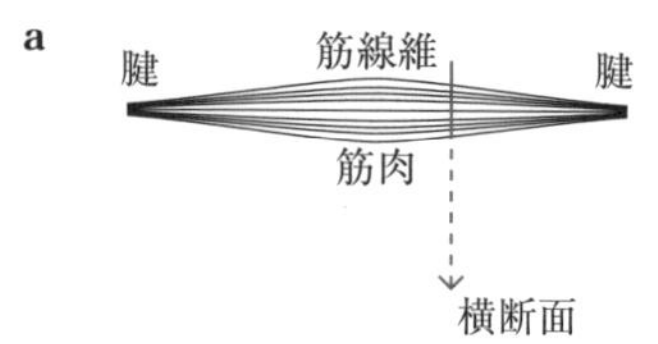

図 1-3-3　筋肉の構造

出典）a：山本啓一・丸山工作『筋肉』Bioscience Series、化学同人、1986 年、p. 45 に加筆。b：山崎清子ほか『New 調理と理論』同文書院、2011 年、p. 218 を改変。c ～e：畑江敬子・香西みどり編『調理学』東京化学同人、2004 年、p. 147 を改変。

線維と、その間を走る主としてミオシンの重合物からなる太い線維があり、生筋の収縮や弛緩は細い線維が太い線維の間に滑り込んだり、元の位置に戻ったりすることによって起こる。結合組織は筋内膜、筋周膜、および筋上膜で、主としてコラーゲン線維の束からなる強靭な膜構造をなしており、筋線維を包み束ねている。この膜には脂肪滴が含まれる脂肪細胞ができ、多数集まって脂肪組織が形成される。筋束間と筋細胞間に均等にきめ細かく脂肪組織が分布した肉は、上質な霜ふり肉となり肉質はやわらかい。

表 1-3-4　筋肉のたんぱく質組成と割合（%）

分類		筋原線維たんぱく質	筋漿(筋形質)たんぱく質	肉基質(筋基質)たんぱく質
形状		線維状	球状	線維状または網状
溶解性		0.5 M 以上の塩溶液に溶ける	水または低濃度の塩溶液に溶ける	塩溶液に溶けない
たんぱく質の種類		ミオシン アクチン	ミオグロビン 各種酵素	コラーゲン エラスチン
牛肉	背肉	59	25	16
	胸肉	47	25	28
	すね肉	19	25	56
豚肉	背肉	66	25	9
	もも肉	63	25	12
鶏肉	胸肉	67	25	8
うさぎ		52	28	21
かつお		55	42	2
さば		67	30	3
ぶり		60	32	3
すずき		55	27	4
たら		76	21	3
いか		77 ～ 85	12 ～ 20	2 ～ 3
たこ		59	31	5
くるまえび		59	32	5

出典）渋川祥子・杉山久仁子『調理科学』同文書院、2005 年、p. 106 および落合芳博・橋本周久『水産利用化学』鴻巣章二・橋本周久（編）恒星社厚生閣、2000 年、p. 8、表Ⅰ・2・3より抜粋、改変。

(2)　肉の成分

食肉の成分は動物の種類、年齢、栄養状態、部位によって異なるが、およそ水分 65～70 %、たんぱく質 20 %、脂質 10～15 %および無機質 1 %である。たんぱく質は塩溶液に対する溶解性から、**筋原線維たんぱく質**、**筋漿**（筋形質）**たんぱく質**および**肉基質**（筋基質）**たんぱく質**の 3 つのグループに大別されている（表 1-3-4）。肉基質たんぱく質は結合組織のたんぱく質、主に**コラーゲン線維**であり、この量と質が肉質の硬さに大きく影響する。コラーゲン線維は、動物の加齢や運動によって分子間に架橋結合が形成されるため強靭になってくる。そのため、このたんぱく質の含有量の多い動物やよく運動する部位の肉、高齢の動物の肉は一般に硬い。脂質の含有量は変動幅が大きく、動物種、年齢や部位により異なるだけでなく、中性脂肪を構成している脂肪酸組成も異なっている。そのため脂質の融点も動物種によって異なり、不飽和度の高い鶏肉や馬などは融点が低い（表 1-3-5）。体温で溶けない脂質は冷めると口ざわりも悪く、腸管からの吸収率も悪いので牛や羊の肉は温かいうちに食べる料理に向いている。そのほか含有量は少ないが肉の味にかかわる成分として、核酸関連化合物やペプチド、アミノ酸などがある。また、**カルニチン**（4-トリメチル-3-ヒドロキシ酪酸）は体内脂肪燃焼、持久力向上などの機能性成

表 1-3-5　各種食肉脂質の性質

種類	融点（℃）	ヨウ素価
牛	40 ～ 50	32 ～ 47
馬	30 ～ 43	71 ～ 86
豚	33 ～ 46	46 ～ 66
羊	44 ～ 55	31 ～ 46
鶏	30 ～ 32	58 ～ 80

出典）藤巻正生ほか『食品化学』（改訂新版）朝倉書店、1976 年、p. 276。

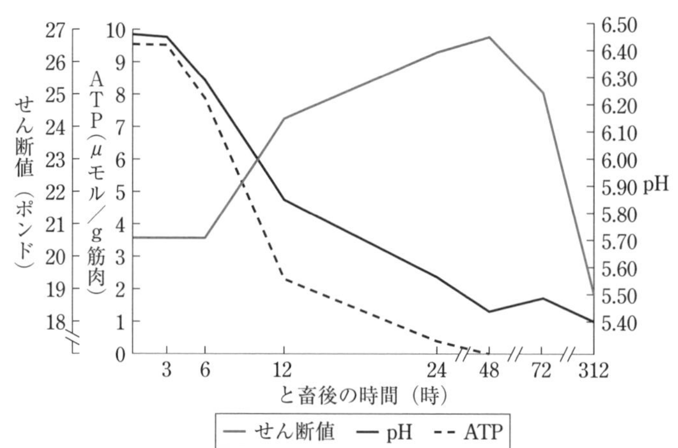

図 1-3-4　牛の半腱様筋をと畜直後に除骨して、2℃においたときのATP、pH、硬さ（せん断値）の変化

注）せん断値とは、はさみ切るのに要する力。1ポンド≒0.454 kg
出典）沖谷明紘『肉の科学』沖谷明紘（編）朝倉書店、1996年、p. 73より。

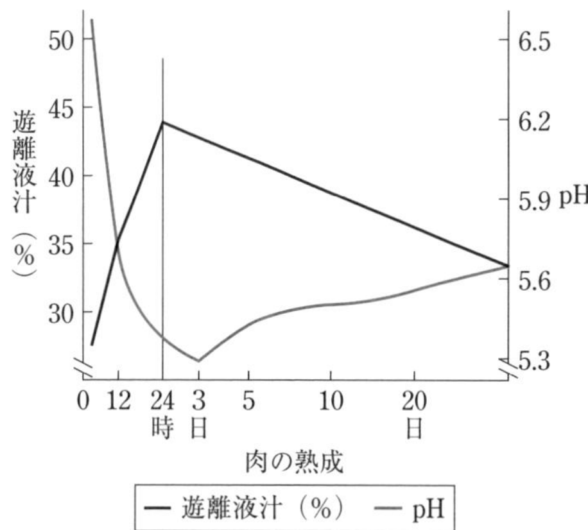

図 1-3-5　肉の熟成とpHおよび保水力の変化

出典）大武由之『畜産食品：科学と利用』有馬俊太郎・鴇田文三郎・足立達・野並慶宣ほか　文永堂出版、1978年、p. 223。

分として、β-アラニンとヒスチジンが結合したジペプチドのアンセリンやカルノシンはカルシウムの体内輸送や抗酸化作用などの生理作用が注目されている。

（3）　死後硬直と熟成

動物は死後、時間の経過に伴い筋肉の伸長性が失われ硬くなる。これを死後硬直といい、死後の筋肉内でのさまざまな生化学的変化によるATP（アデノシン三リン酸）の消失とpHの低下により、アクチンとミオシンが硬直結合をすることによって起こる。硬直が最大になるときはATPの消失とpHの低下もほぼ完了しており、pHが筋肉たんぱく質の等電点に近づくことと硬直結合により保水性[1)]も低下している（図1-3-4、1-3-5）。死後硬直が最大になる時間は動物種、致死条件、貯蔵条件などによって異なるが、と殺肉を0〜4℃で貯蔵すると牛で24時間、豚で12時間、鶏で2時間ほどである。

死後硬直期の肉は肉質が硬く、保水性も低下しているだけでなく、肉のうま味も少ないので、食用には適さない。そのため肉は死後硬直とそれに続く解硬を経て、肉の軟化、保水性の回復および風味の向上を待ってから食用に供される。これを肉の熟成といい、この間の変化は筋肉中の内在酵素による自己消化によって生じており、肉はZ線の脆弱化、硬直結合の解離およ

1）食肉が水分を保持する能力あるいは保持する性質のこと。保水力は単に自由水を肉中にとどめる性質だけでなく、生肉の硬さ・やわらかさ・色や艶、加熱肉のやわらかさにも影響する。保水性は温度・pH・中性塩・陽イオン・ポリリン酸塩などの影響を受ける。

び筋肉内結合組織の緩み（コラーゲンの脆弱化）などによって軟化し、これに伴って保水性が回復する。各種プロテアーゼの働きにより筋原線維構造が脆弱化するだけでなく、肉中のオリゴペプチド[2]や遊離アミノ酸も増加し、ATPの分解によって生じたIMPとともに肉の風味を形成している。1℃の熟成で硬直の80％が解けるのは牛で10日、豚で5日、鶏で0.5日である。

2) 肉類の調理性

肉は生食することは少なく、加熱して食べることが多い。加熱による肉の変化は肉たんぱく質の変性によることが多い。

(1) 加熱による物性の変化

加熱肉の硬さは、肉たんぱく質の収縮、凝固とそれに伴う肉汁の損失による。加熱肉の硬さの変化を図1-3-6に示す。筋漿たんぱく質の熱変性は30～100℃と幅広く（中間点は63℃）、やわらかい豆腐状の塊となり筋原線維を接着させる役割を果たしているが、加熱肉の硬さにはあまり関与していない。40～50℃の硬さの上昇は筋原線維たんぱく質（主としてミオシン）の凝固による。65～80℃の2段目の硬化はコラーゲン線維の収縮で、筋肉の短縮と、それにより肉汁が搾り出されるため重量の損失を伴っている。肉のコラーゲン線維は65℃付近でもとの長さの3分の1に短縮するが、短縮と同時に徐々に分解（ゼラチン化・可溶化）（図1-3-7）を起こす。そのため80℃以降の軟化はコラーゲンの分解による肉基質たんぱく質の溶解と、筋原線維の脆弱化によると考えられている。肉基質たんぱく質の割合が多い硬い肉は、乾式加熱（焼く、炒める、揚げる）による短時間の加熱では、肉は収縮し硬くなるが、長時間煮込んで筋線維を包んでいるコラーゲンを分解すると、筋線維がほぐれやすくなるためやわらかくなる。55～65℃の加熱は硬さがほぼ一定状態に保たれており、70℃以上の加熱よりやわらかい。わが国

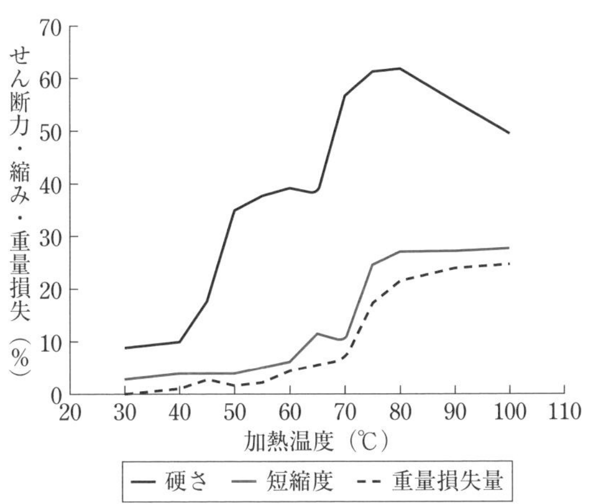

図1-3-6　牛肉のせん断力・筋肉の縮み・重量損失

注）肉は各温度の水中で10分または60分保持。
出典）伊藤肇躬『肉製品製造学』光琳、2007年、pp. 1171-1172の図18-96、図18-97から作成。

---

2) α-アミノ酸が2～10個程度ペプチド結合してできた化合物の総称。熟成中に遊離アミノ酸のみでなくペプチドも増加しており、うま味の増強や酸味の抑制に関与し、熟成肉の呈味に寄与している。

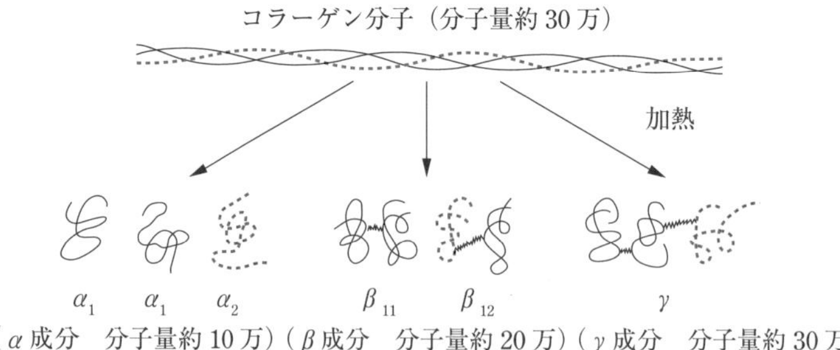

図 1-3-7　コラーゲン分子の 3 本鎖構造と熱変性によるコラーゲンのサブユニットとの関係

出典）垣内欣二『コラーゲン』野田晴彦・永井裕・藤本大三郎（編）南江堂、1975 年、p. 23 に加筆。

表 1-3-6　肉の加熱の程度と内部温度

加熱の程度	内部温度	色の変化と状態
Rare	55 ～ 65℃以下	肉の色は、外側表面は灰褐色であるが内側は鮮赤色で肉汁が多い。肉の大きさはほとんど変わらず、外側は肉によってはやや収縮する。
Medium	65 ～ 70℃	肉の色は、外側表面は灰褐色であるが内側はピンク色で赤味が減少。肉汁はわずかしか出ない。肉の大きさはいくらか収縮する。
Well-done	70 ～ 80℃	肉の外側も内側も褐色で灰色がかっていて肉汁は透明で少ない。肉の収縮も内部温度が高いほど大きい。
Very Well-done	90 ～ 95℃	結合組織を 90 ℃以上で長時間加熱すると肉は歯切れがよくなるが、重量の減少が大きくなる。筋線維はばらばらになる傾向がある。

出典）山崎清子・島田キミエ・渋川祥子・下村道子『調理と理論』同文書院、2011 年、p. 231。

の食品衛生法では食肉加工品は 63 ℃で 30 分またはそれと同等以上であることが定められているが、2 段階硬化現象の間の温度帯であることから、適度なテクスチャーと肉汁が保たれる加熱といえる。

(2)　加熱による色の変化

肉の赤い色は主として**ミオグロビン**（肉色素）によるもので、鉄イオンを含むヘム色素とグロビンというたんぱく質が結合したものである。と畜後の無酸素状態の肉中では**還元型ミオグロビン**（Fe^{2+}）で暗赤色をしているが、肉を切った切り口は空気と接触するため分子状の酸素が結合してオキシミオグロビンとなり鮮紅色を呈する。さらに長時間空気に触れているとヘム色素の鉄イオンが酸化されて、**メトミオグロビン**（Fe^{3+}）となり褐色を呈してくる。いずれの状態のミオグロビンも加熱されると**変性メトミオグロビン**（メトミオクロモーゲン Fe^{3+}）となり、褐色のいわゆる肉の煮えた色になる。そのため、肉の色の変化は肉の加熱程度を知る 1 つの目安とされている（表 1-3-6）。ハムなどの食肉加工品は、塩漬工程で塩とともに加えられる発色剤によってミオグロビンが安定な**ニトロソミオグロビン**になっているため、生ハムは鮮やかな赤色を呈している。塩漬肉を加熱したハムやソーセージではさらに安定な**ニトロソヘモクロム**（ニトロソミオクロモーゲン）となりピンク色になっている（図 1-3-8）。

(3)　加熱による風味の変化

食肉の風味とは、食肉の味と香りの相乗作用によってもたらされるフレーバーである。生肉はわずかに生臭い程度であるが、加熱すると好ましい香気が生じる。肉中の不揮発性の前駆体

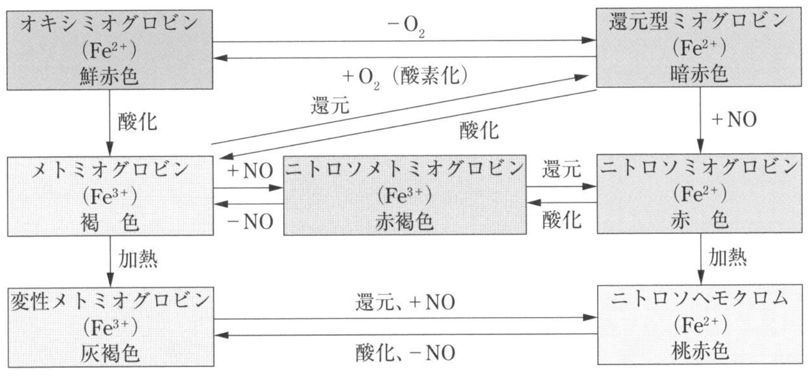

図 1-3-8　肉色の変化

出典）石下真人『肉の科学』沖谷明紘（編）朝倉書店、1996 年、p. 131 を改変。

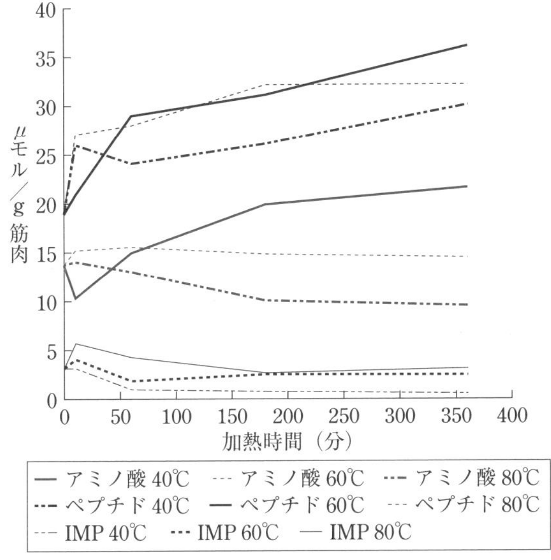

図 1-3-9　長時間加熱による牛肉の呈味成分の変化

出典）Katsue Ishi et al. "Changes in the Taste and Taste Components of Beef during Heating at a Low Temperature for a Long Time" *Journal of Home Economics of Japan*. **46**,（1995）229–234 より作図。

がアミノカルボニル反応[3]、酸化反応、熱分解反応などにより、揮発性の物質を生じたものである。加熱肉の揮発性成分は脂肪酸、アルコール、アルデヒド、エステル、ケトン、ラクトン、硫黄化合物、窒素化合物など1000 種以上が検出・同定されているが、なかでも肉様加熱香気には硫黄化合物が重要な貢献をしている。一般的にロースト（あぶり焼き）した方が水煮したものより香りが好まれるが、ロースト臭にはピラジン、ピリジン、ピロール類などの窒素化合物やアルデヒド類の寄与が大きい。肉はうま味が重要な味であり、これにはアミノ酸、ペプチド、

3）メイラード反応ともいう。食品中にカルボニル基とアミノ基が共存すると起こる反応で、褐色の色素（メラノイジン）の生成を伴う非酵素的褐変の主要な反応である（p. 25 ポテトチップス参照）。褐色反応に伴い、芳香成分の生成や抗酸化性の発現など食品によい性質を付与することもある。アミノ基は遊離アミノ酸やペプチド、たんぱく質にあり、カルボニル基は糖だけでなく脂肪の酸化やアスコルビン酸などから二次的に生成する。

表 1-3-7　ホルスタイン雄牛胸最長筋のエキス成分（mg/肉 100 g）

	生肉	加熱肉*
トリクロロ酢酸可溶性窒素	327	378
オリゴペプチド態アミノ酸	204	166
遊離アミノ酸	138	176
5′-IMP	147	178

注）＊0℃熟成 14 日目の肉（5×5×1 cm角）を 209.1℃のホットプレートで片面 60 秒、片面 30 秒加熱。

出典）Atsuko Shimada "Changes in the Taste of Beef with Aging" *Journal of Home Economics of Japan*. 43(1992), 199-206, Table 1 より抜粋。

および核酸関連化合物（特に IMP）が関与している。低温長時間加熱した牛肉中のアミノ酸は 40 ℃でアミノ酸が最も増加し、60 ℃で酸可溶性ペプチドが最も増加した（図 1-3-9）。IMP（イノシン酸）は 60 ℃、80 ℃の加熱では初期にはわずかに上昇したが、長時間の加熱では減少した。加熱時の温度上昇中に肉中のプロテアーゼやペプチダーゼの活性が高まり、遊離アミノ酸、ペプチドが増大し、残存している IMP との相乗作用でうま味が増強すると考えられている。IMP は高温短時間加熱では増加している（表 1-3-7）。IMP の減少は IMP 分解酵素の活性とその熱安定性に依存しており、この酵素の失活温度は 50 ℃付近である。加熱中のこれらの化合物の増減には肉中の酵素の関与があるので、加熱温度や温度上昇速度を制御することが重要である。

呈味成分は肉汁の中に存在するので、肉汁の損失や物性の変化（図 1-3-6 参照）を考えると 60 ℃前後は肉の加熱にとって重要な温度帯である。

（4）　肉の軟化方法

a）　物理的方法　　肉は筋線維が収縮することで硬くなるため、筋線維を垂直に切断し長さを短くして噛み切りやすくする。それには、筋切り、肉たたき、ひき肉状にするなどの方法で軟化が可能である。

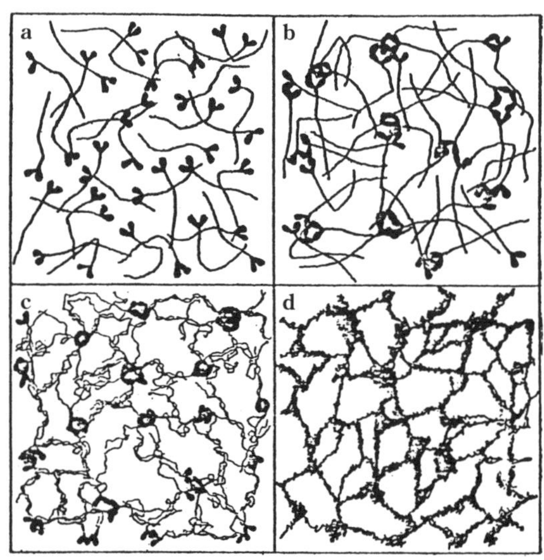

図 1-3-10　標準条件（0.6M KCl, pH6.0）におけるミオシン分子の加熱によるゲル化反応を表す模式図

注）a：加熱前　ミオシン単分子の分散
b：43 ℃付近　分子頭部間の凝集反応
c：55 ℃付近　分子尾部間の架橋結合
d：60～70 ℃　網目構造形成（ゲル化）

出典）安井勉・鮫島邦彦「畜肉たんぱく質のゲル―加熱ゲル形成（その2）」*New Food Industry*、27(6)、1985 年、81-88

b）　調味料の利用

①　食塩　　下味として 1 %以上の食塩を切身の肉に加えると、表面から塩が浸透し筋原線維たんぱく質（ミオシン）が塩により溶解して線維構造がゆるむため保水性が向上し、加熱による重量損失が少なくなりやわらかくなる。また、この保水性の向上した肉をよくこねると、重合して太い線維を構成していたミオシンは単分子に分散して粘着性を増し、これを加熱するとミオシン分子は凝集反応・架橋結合を起こして適度な弾力をもつ凝固物（ゲル）になる（図 1-3-10）。食肉加工品（0.5 M＝2.9 % NaCl くらい添加し、溶解性を高めている）はこの効果を応用して製造されている。ハンバーグなどの挽肉調理においても、食塩を加えてよくこ

ねると溶解したミオシンの一部がアクチンと結合しアクトミオシンのゲルを形成し、粘弾性が増して成形しやすくなり、加熱するときめの細かい弾力のあるものができる。

② 砂糖　砂糖はたんぱく質の熱変性を抑制するため、加熱時に砂糖を加えておくと肉をやわらかくできる。

③ 酢・ワイン　硬い肉を酢やワインに漬け込んでから（マリネ処理）加熱すると肉はやわらかくなる。これは肉の pH が肉の等電点（ミオシンの等電点 pH 5.4）より低くなり（pH 4.0 付近）保水性が増すためである。また、マリネ処理中の低 pH 下で活性の高まる筋肉内プロテアーゼ（カテプシン[4]）の作用により筋原線維たんぱく質ミオシンの分解が起こることや、コラーゲンの溶解が大きいことも肉をやわらかくする要因である。

c) 酵素による方法　たんぱく質分解酵素は、肉を軟化することが知られている。植物由来の酵素にはパパイアのパパインがよく知られており、実際に活用されている。他にパイナップルのブロメライン、メロンのククミシン、キウイフルーツのアクチニジン、いちじくのフィシンがある。他にも生姜、洋ナシに食肉軟化効果がある。これらの搾汁を肉に浸してから加熱することで同様の効果が得られる（p. 54 参照）。

d) その他　炭酸ナトリウム、クエン酸三ナトリウム、炭酸水素ナトリウム、炭酸カリウムの２％溶液（アルカリ性）に肉を浸漬することで筋線維を広げ、そこへ調味液を注入し保水性を増加させる方法がある。これにより肉が軟らかくなるため、食肉加工業者で実際に行われている。

3) 肉類の調理

肉は筋肉の部位によって肉の大きさ、成分および肉質が異なるので、それに適した方法で調理されている。牛、豚および鶏の肉の部位（図 1–3–11）と、各部位の肉の特徴および主な調理法、100 g あたりのたんぱく質、脂質重量（表 1–3–8～1–3–10）を示した。

(1) 肉の生食

肉は風味の点から加熱して食べることが多いが、生食する料理もある。牛肉のタルタルステーキは新鮮な脂肪の少ない赤身肉をみじん切りにしたものに、卵黄、オリーブオイル、みじん切

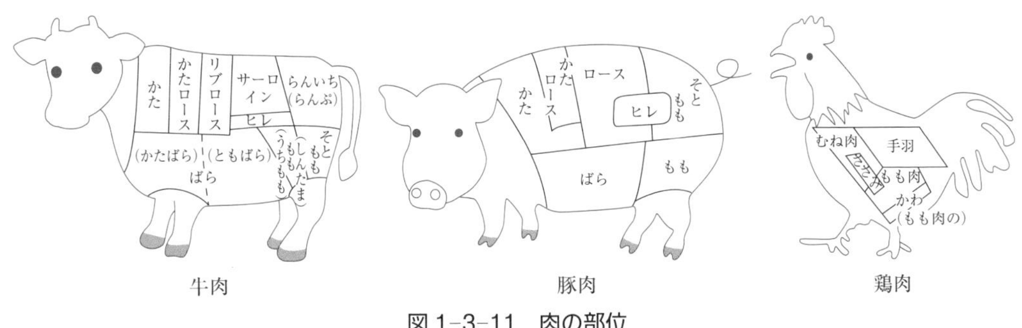

図 1–3–11　肉の部位

4) 細胞内の小器官（ライソゾーム）に局在するプロテアーゼの総称。生筋ではたんぱく質の異化に重要な役割を果たしているが、死後筋肉（食肉）ではライソゾームから漏出したカテプシンが筋線維内のたんぱく質を自己消化し、食肉の風味、テクスチャーの改善に大きな役割を果たしている。

表 1-3-8　牛肉の部位と特徴および主な調理法

部位	特徴と主な調理法	重量（g）/100 g	
		たんぱく質	脂質
かた	腕の部分で小さな筋肉が多い。すじや膜が多く肉色が濃い。味は濃厚で煮込み料理に向く	17.1	19.8
かたロース	霜降り状の脂肪が入り風味がよく軟らかい。ややすじっぽいため薄切り料理のすき焼き、しゃぶしゃぶに向く	16.2	26.4
リブロース	肉のきめが細かく風味がよい。霜降り肉で非常に軟らかい。ステーキ、ローストビーフに向く	14.1	37.1
サーロイン	霜降り状の脂肪が入り風味が最高によい。肉質がよく軟らかい。ステーキに最高の部位	16.5	27.9
ヒレ	肉のきめが細かく脂肪が少ない。最も軟らかく最高級部分肉。ステーキ、オイル焼きに向く	20.8	11.2
らんぷ（らんいち）	肉色が鮮明できめが細かく軟らかい。ヒレの代わりに使用できステーキ、ローストビーフに向く	18.6	17.8
もも	肉塊が大きく脂肪が少ない。赤身が多く部位により多少硬さが異なる。ステーキ、焼肉に向く	19.5	13.3
そともも	ももに比べ筋線維が粗く硬い。たんぱく質が多く脂肪が少ない。薄切りの料理や煮込みに向く	18.2	16.3
ばら	かたばらは赤肉への脂肪交雑が多く、ともばらは肉のきめが粗いが濃厚な味。焼肉、すき焼き、煮込みに向く	12.8	39.4

注）たんぱく質および脂質は、乳用肥育牛肉（脂身つき、生）の値。ヒレは、赤肉、生の値。
出典）中井博康『肉の科学』沖谷明紘（編）朝倉書店、1996 年、pp. 29–32 より作成。

表 1-3-9　豚肉の部位と特徴および主な調理法

部位	特徴と主な調理法	重量（g）/100 g	
		たんぱく質	脂質
かた	腕の部分で小さな筋肉が多く硬く濃色で香りが高い。すじや筋膜が多いため薄切り、小間肉、ひき肉料理に向く	18.5	14.6
かたロース	脂肪が付きやすく脂肪含有率が高い。ロース側は軟らかいが首側ほど硬い。味はよい。豚肉料理全般に向く	17.1	19.2
ロース	淡灰紅色で肉質が軟らかく最上位の部位。ロース表面の脂肪が風味の決め手。豚カツ、ポークソテーに向く	19.3	19.2
ヒレ	最も軟らかくきめが細かく最上級の部位で味は淡泊。豚 1 頭から 2 本のみ取れ希少価値が高い。一口かつ、ポークソテーに向く	22.2	3.7
そともも	らんぷは軟らかく風味がよい。なかにく・しきんぼうはローストポーク、焼き豚向き。はばき・すねは筋を除き薄切りし炒め物に向く	18.8	16.5
もも	赤身のたんぱく質が多く脂肪が少ない。肉色が薄いものは肉質が劣り味が落ちる。豚カツ、炒め物、カレーに向く	20.5	10.2
ばら	筋肉と脂肪が交互に 3 層入り三枚肉とも呼ぶ。脂肪含有量が最も多く、きめはやや粗いが硬くない。脂肪の質により風味とコクに優れる。角煮、豚汁、酢豚に向く	14.4	35.4

注）たんぱく質および脂質は、大型種肉（脂身つき、生）の値。ヒレは、赤肉、生の値。
出典）中井博康『肉の科学』沖谷明紘（編）朝倉書店、1996 年、pp. 33–35 より作成。

表 1-3-10　鶏肉の部位と特徴および主な調理法

部位	特徴と主な調理法	重量（g）/100 g	
		たんぱく質	脂質
手羽	手羽もと、手羽さき、手羽なかに分けられる。ゼラチン質、脂肪が多く、揚げ物や煮物に向く	17.8	14.3
むね	胸の部分。やわらかく脂肪が少ないため、淡白な味が特徴。揚げ物などでコクを加えるとよりおいしい。焼き物、パン粉揚げ、蒸し物に向く	21.3	5.9
もも	足からもものつけ根の部分。むねに比べ肉質は硬め。形がよいので骨つきのまま調理することが多い。焼き物、揚げ物、煮物に向く	16.6	14.2
ささみ	手羽の内側の胸骨にそって付いている部分。鶏肉、鶏内臓肉の中で最もたんぱく質が多い白身肉。蒸し物、あえ物、わん種に向く	23.9	0.8
皮（もも）	脂肪の量が多く、やわらかいのが特徴。黄色い脂肪を取り除き、下ゆでしてからあえ物などに用いる	6.6	51.6

注）たんぱく質および脂質は、若どり（皮つき、生）の値。ささみは、生の値。
出典）中井博康『肉の科学』沖谷明紘（編）朝倉書店、1996 年、pp. 36–38 より作成。

りの薬味、香辛料等を混ぜて食べる。新鮮な鶏ささ身肉や馬肉も刺身として生で食べられる。豚肉は寄生虫（トリヒナ[5]、トキソプラズマ[6]）に感染している恐れがあるため、十分に加熱（内部温度 65 ℃以上）することが薦められている。

(2)　ステーキ・ソテー

肉は加熱すると生肉よりも硬くなるので、なるべくやわらかく調理する方法が工夫されている。適度に熟成され軟化した肉を用いることは必須であるが、前項（4）a）で示したように、物理的方法により軟化する。加熱は、まず表面のたんぱく質を凝固させて肉汁の流失を防ぎ、好みによって焼き加減を調節する（表 1-3-6 参照）。

(3)　スープストック

肉に牛骨、鶏骨、香味野菜、香草類などを併用して、水から加熱して弱火で長時間煮込み、うま味成分を抽出しただし汁である。牛肉のすね肉のように結合組織が多く硬いが、呈味成分が多く脂質の少ない部位の肉が用いられる。肉から溶出した筋漿たんぱく質は加熱中に脂質と

コラム 2

肉の真空調理

生または焼き目を付けるなどの下処理をした食材と調味液を特殊フィルムに入れ、真空密封して温度コントロールのできる湯煎またはスチームオーブンで加熱する。1970 年代半ばにフランスでフォアグラのテリーヌの歩留まりを高めるために開発された。肉類においては水分の損失が多くなる 70 ℃より低い温度で長時間加熱が行われるため、やわらかくジューシーに仕上がる。牛肉の外もも肉やすね肉はコラーゲンが多く、肉質が硬いので真空調理で食感のよい調理を検討した。約 100 g の肉を 67 ℃の湯煎で加熱すると中心温度が 65 ℃に達するのに 30 分を要した。外もも肉は 65 ℃を 30 分間保持することで、すね肉は 12 時間程度保持することで、風味よくやわらかく仕上がる。85 ℃の加熱では、外もも肉、すね肉ともやわらかいものの、肉が崩れやすく、風味、食感ともに悪化すると報告されている（2 部 3 章〔p. 155〕参照）。

5）旋毛虫の一種で人に感染し旋毛虫症を引き起こす。
6）猫を終宿主とする人畜共通感染性の細胞内寄生性原虫。加熱（56 ℃ 15 分）や凍結処理（－20 ℃ 24 時間）で不活性化できる。

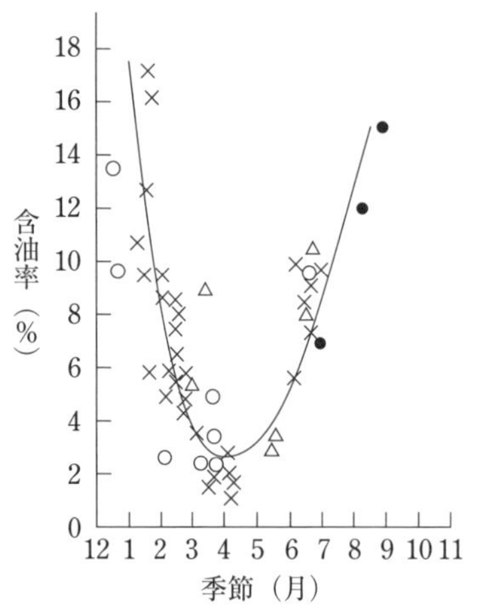

×1938 年（千葉県）○1939 年（千葉県）
△1940 年（千葉県）●1940 年（東京湾）

図 1-3-12　まいわし含油量の季節的変化

注）まいわしの旬：8〜10 月、10 月には最大値約 20 %に達する。2〜4 月頃の産卵期は 3 %と少ない。
出典）清水亘『水産利用学』金原出版、1958 年、p. 12。

凝集して“あく”となる。卵白を加えるとスープ中の細かい“あく”が卵白の加熱凝固の際に吸着されるためスープ（汁）のにごりをとるのに効果的である。呈味成分はグルタミン酸などのアミノ酸とイノシン酸（IMP)、ペプチドが主体であるが、スープ中に溶出したコラーゲン（ゼラチン）はそれ自身は味がないが、味の深みに関与している。

3　魚　介　類

四方を海に囲まれた日本は、豊富な水産物が得られ、魚介類の種類は数多く、それらを重要なたんぱく源として利用してきた。食用としている種類は、魚類（脊椎動物）だけでなく、水産無脊椎動物の貝類、節足動物の甲殻類（えび・かに)、軟体動物（いか・たこ)、棘皮動物（なまこ・うに）などである。また、魚介類は季節により脂質含量が変動し（図 1-3-12)、産卵前は一般に魚体が大きくなり脂質含量やグリコーゲン、エキス成分が増加し美味である。その時期を“旬”と呼ぶ。また、天然の他に養殖も盛んであり、それぞれに食味が異なる。表 1-3-11 に示すように、天然魚よりも養殖魚の方が脂質含量が多い傾向にある。養殖魚は育成環境や餌料成分の管理が可能であるため、栄養価や味、生産量を安定的に供給できる。

1)　魚介類の特徴

(1)　魚類の構造

食用とする筋肉は横紋筋で、その構造やたんぱく質の構成は畜肉と同じである。しかし、魚肉は筋隔膜で仕切られた筋節が連なった構造をしており、筋隔膜は加熱によりゼラチン化し、筋線維も短いため畜肉に比べ軟らかい。また、魚類の骨格筋には魚肉特有の赤褐色をした血合筋（血合肉）があり、いわしやさばなどの回遊魚は表面血合筋が発達し、まぐろやかつおなどの外洋性回遊魚は真正血合筋もよく発達している（図 1-3-13)。

表 1-3-11　養殖および天然魚筋肉の脂質含量（%）

魚種	養殖魚	天然魚	魚種	養殖魚	天然魚
めばる	7.3	1.3	まあじ	10.9	7.7
めじな	4.8	1.1	くろだい	4.9	2.0
うまづらはぎ	0.5	0.2	かさご	1.2	0.5
かわはぎ	0.5	0.2	いしだい	5.2	5.7
ぶり	7.5〜9.8	0.8〜2.9	ぼら	2.0	1.7
まだい	9.4	5.8	ひがんふぐ	0.4	0.4
あゆ	7.9	2.4	とらふぐ	0.4〜0.3	0.2〜0.4

出典）大島敏明『魚の科学』鴻巣章二（監修）朝倉書店、1994 年、p. 22、『日本食品標準成分表 2020 年版（八訂)』に準じて一部改変。

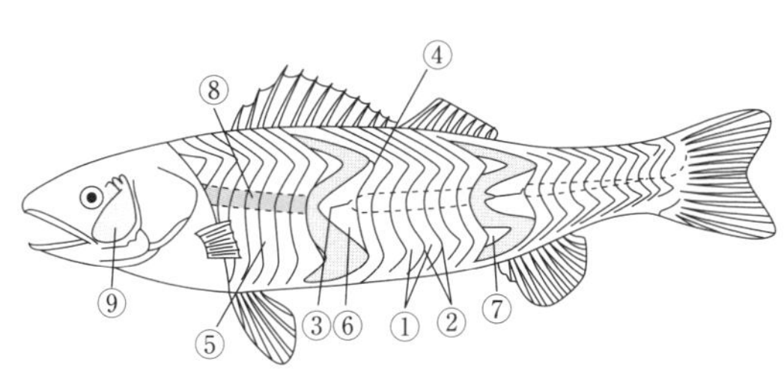

a. すずきの体側筋の構造
①筋節　②筋隔　③水平隔壁　④背側部
⑤腹側部　⑥前向錐　⑦後向錐
⑧表面血合筋　⑨閉顎筋

b. かつおの体側筋の断面図
①背側部　②腹側部
③水平隔壁　④表面血合筋
⑤真正血合筋

図 1-3-13　魚類筋肉の構造

出典）松原喜代松・落合明・岩井保『新版魚類学（上）』恒星社厚生閣、1979 年、pp. 32-33。

(2)　魚類の成分

魚類のたんぱく質は約 20 %であり、畜肉とほぼ同様である。その他、脂質と水分を多く含む。脂質と水分の含量割合は、時期により相互に変動する。

a）　たんぱく質　　筋原線維たんぱく質の割合が多く、肉基質（筋基質）たんぱく質の割合が少ない（表 1-3-4）。そのため、肉質が軟らかく死後硬直時の食用が可能である。

b）　脂質　　魚種、部位、季節（旬の時期）、年齢、生息水域や餌料等による変動が大きく、1 %未満（まだら 0.2 %）から約 30 %（みなみまぐろ脂身 28.3 %）である。脂質は不飽和脂肪酸が 60～80 %を占め、畜肉より融点が低い。また、二重結合を 4 つ以上もつイコサペンタエン酸（EPA）やドコサヘキサエン酸（DHA）などの高度不飽和脂肪酸を多く含むのが特徴である。これらの n-3 系脂肪酸[7]は、血栓症予防等の生理・薬理機能が注目されている。しかし、不飽和脂肪

表 1-3-12　魚介類の一般成分

種　類	水　分	たんぱく質	脂　質	炭水化物	カルシウム
単位	g/100 g				mg/100 g
〈魚類〉まあじ　皮つき、生	75.1	19.7	4.5	0.1	66
まいわし　生	68.9	19.2	9.2	0.2	74
まさば　生	62.1	20.6	16.8	0.3	6
まだら　生	80.9	17.6	0.2	0.1	32
ひらめ　天然　生	76.8	20.0	2.0	Tr	22
ぶり　成魚　生	59.6	21.4	17.6	0.3	5
くろまぐろ　天然　赤身　生	70.4	26.4	1.4	0.1	5
くろまぐろ　天然　脂身　生	51.4	20.1	27.5	0.1	7
〈貝類〉はまぐり　生	88.8	6.1	0.6	1.8	130
〈えび・かに類〉しばえび　生	79.3	18.7	0.4	0.1	56
ずわいがに　生	84.0	13.9	0.4	0.1	90
〈いか・たこ類〉やりいか　生	79.7	17.6	1.0	0.4	10
まだこ　生	81.1	16.4	0.7	0.1	16
〈その他〉なまこ　生	92.2	4.6	0.3	0.5	72
ほや　生	88.8	5.0	0.8	0.8	32

出典）『日本食品標準成分表 2020 年版（八訂）』より抜粋作成。

酸は酸化されやすく、油やけや不快臭の原因になるため注意が必要である。畜肉に比べカルシウム含有量が多いため、魚介類はカルシウムのよい供給源である（表1-3-12）。

c）呈味成分　魚介類の多様な味を示すエキス成分は、遊離アミノ酸、ペプチド、核酸関連物質、有機塩基などの含窒素化合物、有機酸や糖などがあり、これらがうま味やコク（深みのある味わい）に関係している。水産無脊椎動物（いかやたこ、えびやかに）には有機塩基のベタイン[8)]が、貝類にはコハク酸が多く含まれている。

d）魚介類の色　魚肉の色素は筋形質たんぱく質のミオグロビンと血色素のヘモグロビンに由来する。また、普通筋の肉色と血合筋の割合から、赤身魚と白身魚に分類される。赤身魚（まぐろやかつお）の多くは回遊魚であり、高速で長距離を回遊するため多くの酸素を必要とし、筋肉中ミオグロビン含量が多いため身が赤い。一方、白身魚（たいやひらめ）は底棲魚であり、筋肉中ミオグロビン含量が0.01％以下と少ないため身が白色を呈している。さけやますの筋肉や卵巣の赤色はカロテノイド系色素のアスタキサンチンによる。これは、加熱による色の変化はない。えびやかにの甲殻類はアスタキサンチンを含み、生ではたんぱく質と結合して存在するため青藍色を示す。加熱によりたんぱく質の変性と共にアスタキサンチンが遊離し、同時に空気中の酸素による酸化でアスタシンになり赤色を呈する。

（3） 魚介類の鮮度

魚介類も畜肉同様に死後の変化が起こり、死後硬直、自己消化を経て腐敗に至る。その変化が速く食用期間は短い。そのため、魚介類は畜肉のように熟成させず、死後硬直前や硬直中の新鮮な状態から2、3日中には加工調理して食べるとよい。生食が可能であり鮮度に対する関心が高く、鮮度が風味に影響するためその見極めが重要である。しかし、まぐろやぶりのように魚体が大きいものは硬直中は食用に適さず、解硬後のうま味が増した状態が美味である。鮮度の判定には、人間が五感で判定する官能的方法（表1-3-13）のほか、生菌数の測定による細菌学的方法や揮発性塩基窒素（VBN）、トリメチルアミン（TMA、臭気成分）、pHの測定などの化学的方法があるが、活きのよさは反映しにくい（図1-3-14）。初期の鮮度判定の指標としてはK値が有効である。筋肉中のATP（アデノシン三リン酸）は生筋中では常に一定量あるが、死後は図1-3-15に示す経路で分解する。魚肉ではこの変化が速やかに起こるため、この経路のATP関連物質を定量し鮮度を判定する。K値はATPからヒポキサンチンに至るATP関連物質の総量に対するイノシン（HxR）とヒポキサンチン（Hx）の合計の量の比と定義される。

$$K値（\%）=(Hx+HxR)/(ATP+ADP+AMP+IMP+Hx+HxR)\times 100$$

（4） 調味料による魚肉の物性変化

a）塩による変化　魚肉に1〜2％程度の食塩をふりかけるふり塩では、初め水分が出て身がしまり弾力が増す。その後浸透した食塩により筋原線維たんぱく質が溶解し保水性が増すため加熱後の重量減少も少なくなる。魚肉から出た水とともに臭気成分であるトリメチルアミンが溶け出て魚臭除去にもなる。魚は盆ザルに置くとよい。

魚肉に2〜3％の食塩を加えると筋原線維たんぱく質が溶解する。その後すりつぶすことで

7）脂肪酸アルキル鎖のメチル末端から数えて3番目の炭素鎖に最初の二重結合がある多価不飽和脂肪酸。リノール酸（C18：2）はメチル末端から6番目に最初の二重結合があるのでn-6系脂肪酸である。

8）分子内に第四アンモニウムと酸基、特にカルボン酸をもつ分子内塩の総称。狭義にはグリシンベタイン $(CH_3)_3N^+CH_2COO^-$ をさす。爽快な甘味をもつ。魚介類にはそのほかβ-アラニンベタイン、ホマリン、トリゴネリンなどもある。

表 1-3-13 鮮度の官能評価におけるチェックポイント

項目	部位	評価	
		新鮮	初期腐敗
外観	体表	みずみずしい光沢がある。鱗がしっかり付いている。	光沢がなくなる。鱗の脱落が多い。
	眼	混濁がない。血液の進出が少ない。	白く混濁し、眼窩の中へ落ち込む。血液の浸出が多い。
	鰓	鮮やかな桃赤色をしている（氷蔵魚では脱色されていることがある）。	周辺から灰色を帯びるようになる。しだいに暗緑灰色になる。
	腹部	腹切れがない。	腹部が切れて内臓が露出したり、肛門から腸内容物が出てくるようになる。
匂い	全体	異臭を感じない（魚種によっては特有の匂いをもつものがある）。	不快ななまぐさ臭がある。
	鰓	ほとんど匂いがない。	不快臭を帯びるようになる。
硬さ	背・尾部	指圧をかけると弾力が感じられる。	弾力が乏しくなる。
	腹部	内臓がしっかりしていて弾力がある。	軟化しはじめる。指圧をかけると肛門から腸内容物が容易に出るようになる。
粘質物	体表	指でなでても粘質物が気にならない。	粘液が粘着性を増す。

出典）須山三千三・鴻巣章二（編）『水産食品学』恒星社厚生閣、1987 年、p. 134。

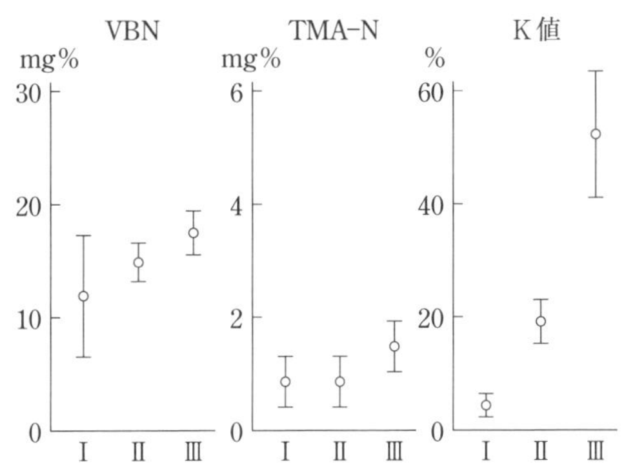

図 1-3-14 市販魚介類の鮮度測定の例

注）VBN：揮発性塩基窒素 TMA-N：トリメチルアミン窒素
K 値：ヌクレオチド分解率
Ⅰ：即殺魚 Ⅱ：高級市販品 Ⅲ：大衆的市販品
⊢o⊣印は平均値と 95%信頼区間を表す

VBN や TMA では初期の鮮度変化の差はわかりにくいが、K 値は鮮度の差をよく表している。

出典）遠藤金次「魚介類の鮮度判定法」『調理科学』6(1)、1973 年、14-19。

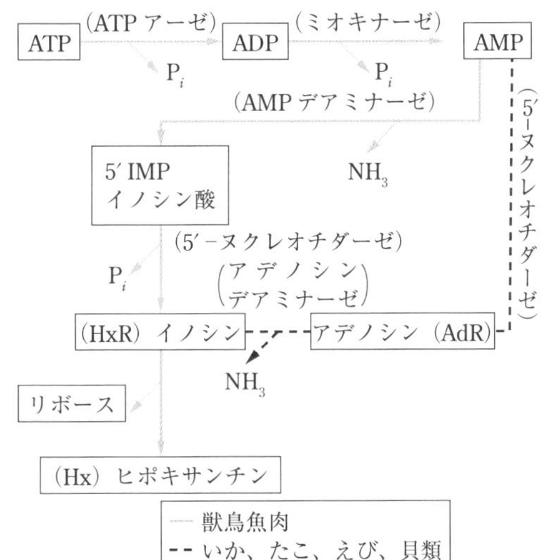

図 1-3-15 ATP の分解過程

出典）青柳康夫『食品の官能評価・鑑別演習』日本フードスペシャリスト協会（編） 建帛社、1999 年、p. 63 を改変。

アクトミオシンが形成され水和して粘度の高い肉糊（ゾル）となる。そのまま放置しても徐々にゲルになる。この現象はすわりと呼び、この性質を利用してすり身を作り、独特の弾力を持つかまぼこなどの魚肉練り製品や魚肉だんごができる。

食塩濃度が 15 %以上の高濃度ではアクトミオシンの形成が阻害され、たんぱく質は脱水し変性する。これを塩じめとよび、この性質を利用し塩鮭のような魚の保存を目的とした塩蔵品

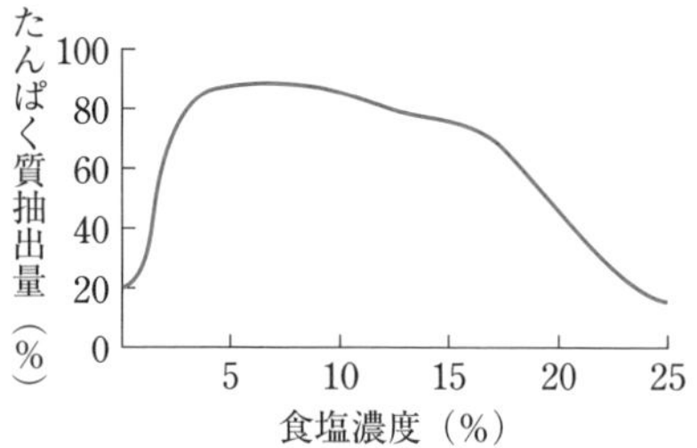

図 1-3-16　魚肉たんぱく質の抽出性と食塩濃度

注）食塩濃度が2%を超えると、アクチン、ミオミンが溶け出し、アクトミオシンを形成して液の粘度が高くなる。15%を超えるとたんぱく質が塩析を起こし不溶化する。

出典）岡田稔『新調理科学講座4　魚の調理』下田吉人・松元文子・元山正・福場博保（編）朝倉書店、1994年、p. 22に加筆。

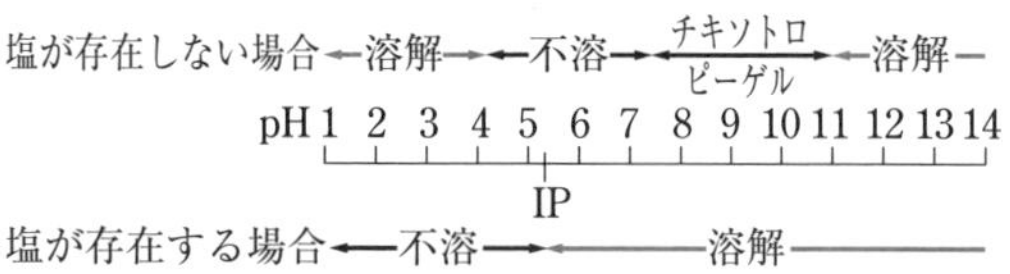

塩が存在しない場合←溶解→←不溶→←チキソトロピーゲル→←溶解—

pH 1 2 3 4 5 6 7 8 9 10 11 12 13 14

IP

塩が存在する場合←不溶→←溶解—

図 1-3-17　ミオシンの溶解度

注）チキソトロピーゲルは、静置で流れないが、力を加えていくと流れるようになる。

出典）Bailey, K. *Advances in Protein Chemistry I*, Academic Press, 1944年, p. 289.

がつくられる。たんぱく質が変性し不溶化するため、塩抜きしても元には戻らない（図 1-3-16）。

b)　酢による変化酢じめ　10〜15 %の多量の塩で魚をしめた後、塩を洗い流して酢に浸けると魚肉はさらにしまり、白色に変化し、肉質は硬く歯切れがよくなる。よって、生とは異なるテクスチャーとなり、さらに酢の殺菌効果により保存性が高くなる（しめ魚・しめさば）。

塩の量が少ない（3%）、塩じめの時間が短い場合には、酢に浸けると魚肉が膨潤し重量が増加するため酢じめの効果は十分ではない。この現象は、筋肉たんぱく質のミオシンの性質によるもので、ミオシンは塩の存在下では等電点（IP）以下で不溶であるが、塩が存在しない場合は等電点付近で不溶となり凝固する。pH4 以下あるいは 7.5 以上では溶解するためである。（図 1-3-17、図 1-3-18）さらに、筋肉にはたんぱく質を分解する多種類の酵素が存在し、pH4 付近では酸性プロテアーゼ（カテプシン D）が活性化し、たんぱく質が分解するためテクスチャーが変化するとともに遊離アミノ酸が増加しうま味が向上する。

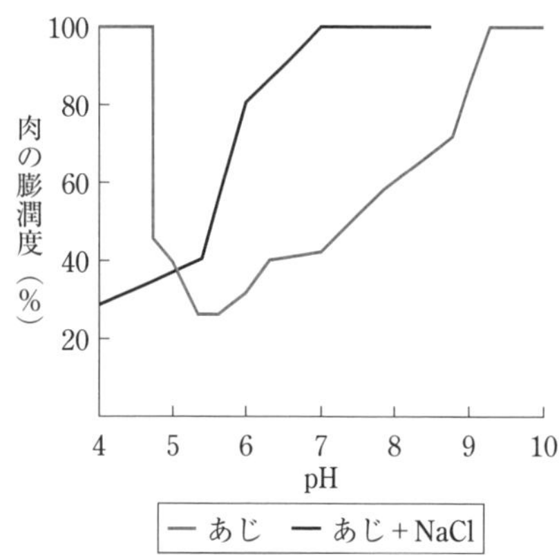

図 1-3-18　魚肉の膨潤性と pH

出典）岡田稔『新調理科学講座4　魚の調理』下田吉人・松元文子・元山正・福場博保（編）朝倉書店、1994年、p. 23を改変。

2)　魚介類の調理性

魚介類は種類や成分、鮮度などにより適した調理操作が行われる。畜肉に比べ筋線維の長さが短く、結合組織の割合が少ないため軟らかい。よって、鮮度が高い場合は生食が可能である。生食調理は、日本独特の調理法である。脂質含量の多い魚は、焼き物調理が多く用いられ、脂質含量の少ない魚は煮物、揚げ物、生ものとしての利用も多い（表 1-3-14）。

保存性や嗜好性の向上を目的として、日本では魚介類を味噌、麹、酒かす、米ぬかなどに漬け込む調理（加工）が行われてきた。保存性の向上を目的に食塩を使用するため、漬け込み初期では塩味が強く、同時に脱水により肉質の硬化が起きる。漬け込み期間に伴い、漬け床中の成分の移行や麹や酵母由来の酵素の作用により、魚肉たんぱく質が分解され、魚肉の風味やテ

表 1-3-14　魚介類の成分（100 g あたり）、出まわり期、旬、調理法

	食品名	水分 (g)	たんぱく質 (g)	脂質 (g)	炭水化物 (g)	出まわる時期	旬	調理法の例
A 脂肪の少ないもの主として白身の魚	まだら（生）	80.9	17.6	0.2	0.1	秋—冬	12 月、1 月	汁物、なべ物、バター焼き、グラタン、クリーム煮、そぼろ
	とびうお	76.9	21.0	0.7	0.1	春—秋	4、5 月	塩焼き、ムニエル、蒸し魚、魚だんご（椀種、中国料理）
	しらびらめ（生）	78.0	19.2	1.6	Tr	夏	8 月	ムニエル、フライ、蒸し焼き
	ひらめ（天然、生）	76.8	20.0	2.0	Tr	一年中	1、2、4、5 月	さし身、酢の物、煮つけ、蒸し煮、ムニエル、グラタン
	くろまぐろ（天然、赤身、生）	70.4	26.4	1.4	0.1	一年中	1、2 月	さし身、すし種、なべ物、照り焼き
	かつお（春、生）	72.2	25.8	0.5	0.1	夏—秋	9、10 月	さし身、たたき、煮つけ、角煮、照り焼き、ムニエル
	まがれい（生）	77.8	19.6	1.3	0.1	春—秋	12、1 月	煮つけ、から揚げ
	まだい（天然、生）	72.2	20.6	5.8	0.1	一年中	1、2、4、5 月	さし身、汁物、塩焼き、煮つけ、たい飯
B 脂肪の多いもの主として青魚	まあじ（皮つき、生）	75.1	19.7	4.5	0.1	一年中	6、7、8 月	酢の物、すし種、塩焼き、ムニエル、てんぷら、マリネ、南蛮漬け
	べにざけ（生）	71.4	22.5	4.5	0.1	秋—冬	10、11、12 月	かす汁、蒸し煮、照り焼き、ムニエル、フライ
	▲まいわし（生）	68.9	19.2	9.2	0.2	一年中	9、10、11 月	ぬた、煮物、塩焼き、揚げ物、魚だんご
	▲まさば（生）	62.1	20.6	16.8	0.3	夏—冬	8、9、10 月	しめさば、すし種、塩焼き、照り焼き、煮つけ、味噌煮、から揚げ
	▲ぶり（成魚、生）	59.6	21.4	17.6	0.3	冬	12、1 月	さし身、ぬた、塩焼き、照り焼き
C 特に脂肪の多いもの	うなぎ（養殖、生）	62.1	17.1	19.3	0.3	一年中	7、8 月	かば焼き
	くろまぐろ（天然、脂身、生）	51.4	20.1	27.5	0.1	一年中	1、2 月	さし身、すし種
	さんま（皮つき、生）	55.6	18.1	25.6	0.1	秋	10、11 月	塩焼き、かば焼き、巻き揚げ、魚だんご
D 貝　類	はまぐり（生）	88.8	6.1	0.6	1.8	秋—春	秋—春	潮汁、チャウダー、酒蒸し、照り焼き、焼きはまぐり、なべ物
	あさり（生）	90.3	6.0	0.3	0.4	秋—春	秋—春	味噌汁、チャウダー、炊き込み飯（和洋）、つくだ煮
	しじみ（生）	86.0	7.5	1.4	4.5	秋—春	秋—春	味噌汁、つくだ煮
	かき（養殖、生）	85.0	6.9	2.2	4.9	秋—春	12、1、2 月	フライ、チャウダー、コキール、酢の物、かき飯、なべ物
E 軟体動物	するめいか（生）	80.2	17.9	0.8	0.1	一年中	8、9、10 月	さし身、酢の物、サラダ、すし種、煮物、炒め物、焼き物、揚げ物
	まだこ（生）	81.1	16.4	0.7	0.1	一年中	1、2 月	酢の物、すし種、くず煮

注）1）各成分値は『日本食品標準成分表 2020 年版（八訂）』の値。
2）▲印の魚は、時期により脂肪量が 20～30％にも達することがある。一般に産卵前に多くなる。脂質量が多くなると水分は減少する。
3）たんぱく質量は、季節的増減がなく平均約 20％である。
4）魚類の炭水化物は少量であるが貝類は 2～5％を含む。
出典）山崎清子ほか『NEW 調理と理論』同文書院、2015 年、p. 265。

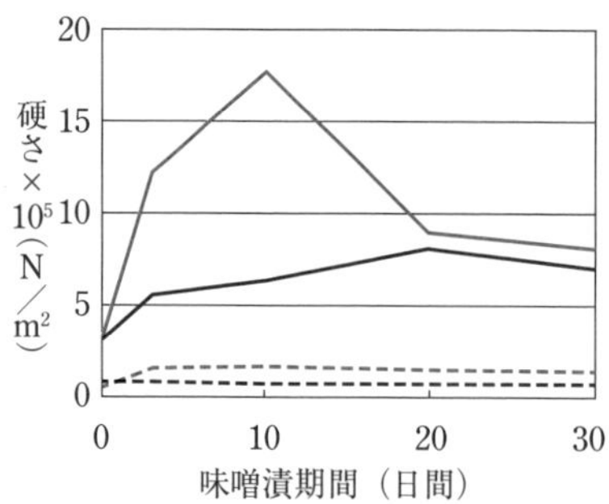

図 1-3-19　味噌漬期間によるかつお肉の硬さの変化

注）—：味噌漬かつお肉（加熱）、—：無処理かつお肉（加熱）、‐‐：味噌漬かつお肉（未加熱）、‐‐：無処理かつお肉（未加熱）
出典）山﨑歌織ほか『日本調理科学会誌』41(3)、2008 年、189-195。

クスチャーの向上がみられる。例えば、味噌漬け魚肉（かつお、図 1-3-19）では、10 日後までは魚肉が硬くなるが、その後急激に軟化した。これはたんぱく質の低分子化と一致している。また、味噌漬けにより味噌中の多くの遊離アミノ酸および遊離グルタミン酸が増加および魚肉（かつお）へ移行し、魚肉の風味やうま味の増加に寄与している（表 1-3-15）。さらに、日本の伝統食品として伊豆諸島のくさや（江戸時代から伝わるくさや汁[9]に漬けて干した干物）、秋田のしょっつる（いわしやはたはたに高濃度の食塩を加え 1 年ほど保存し魚のたんぱく質が分解してできた調味料；魚醤）、滋賀のふなずし（塩蔵したふなを塩抜きし米飯とともに漬け込み半年から 1 年間熟成・自然発酵した鮓（すし））に代表される発酵食品がある。微生物の存在を知らなかった時代に先人たちが長い年月をかけてつくり上げた保存食品であり、知恵の宝庫といえる。

いかの筒状の胴部は外套膜と呼ばれ、表皮側（外側）に 4 層、内皮側（内臓側）に 2 層の結合組織の膜がある。表皮側から 2 層ある膜の間に色素細胞があり、この 2 層は容易にむくことができるため、除くと白く仕上がる。表皮側から 4 層目にあるコラーゲン線維は、細いが強靭で筋肉部に密着しており、むくのが困難である（図 1-3-20）。

貝類は、貝殻を除き身を使用する場合と貝柱を使用する場合がある。鮮度が大事であり死後は腐敗しやすいため、生きている貝を調理する。生息場所により砂を含んでいるため、海水濃度の食塩水（3％食塩）に一晩浸し（冷蔵）、砂出し後に用いる。

表 1-3-15　漬味噌および味噌漬かつお肉中の遊離アミノ酸の経時変化

		漬味噌 (mg/100 g)				味噌漬かつお肉 (mg/100 g)				総量（漬味噌＋味噌漬かつお肉）(mg/200 g)			
		0 日	10 日	20 日	30 日	0 日	10 日	20 日	30 日	0 日	10 日	20 日	30 日
必須アミノ酸	Thr	25.8	31.9	27.2	35.0	N.D	23.5	23.2	35.8	25.8	55.4	50.4	70.8
	Val	34.8	40.8	26.8	36.1	5.4	32.2	25.2	36.0	40.2	73.0	52.0	72.1
	Met	15.8	18.6	16.9	25.0	4.8	15.7	16.2	25.2	20.6	34.3	33.1	50.2
	Ile	33.3	33.8	25.1	34.3	2.6	29.7	24.4	35.4	35.9	63.5	49.5	69.7
	Leu	62.5	64.5	46.5	64.7	4.1	54.3	43.3	67.8	66.6	118.8	89.8	132.5
	Phe	35.9	39.9	25.7	36.9	2.3	32.9	25.0	36.4	38.2	72.8	50.7	73.3
	Lys	26.2	28.8	21.8	33.8	7.0	18.5	20.0	35.2	33.2	47.3	41.8	69.0
	His	12.9	188.0	222.5	235.5	1,026.0	157.6	185.6	250.4	1,038.9	345.6	408.1	485.9
	Glu	112.7	52.1	96.9	126.3	5.1	35.6	59.7	113.0	117.8	87.7	156.6	239.3

注）N.D　検出せず。
出典）山﨑歌織ほか『日本調理科学会誌』41(3)、2008 年、189-195。

9）塩が貴重だった時代に塩干魚をつくる際の塩水を数百年繰り返し用いているうちに、微生物の作用により粘ちょう性のある独特の強い臭気がする液体となった。しかし、くさや汁に存在する抗菌性物質により、塩分が低いわりに保存性が高い。くさや汁に漬けてつくられるくさやの干物は腐敗しにくいと考えられている。

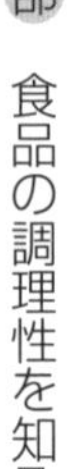

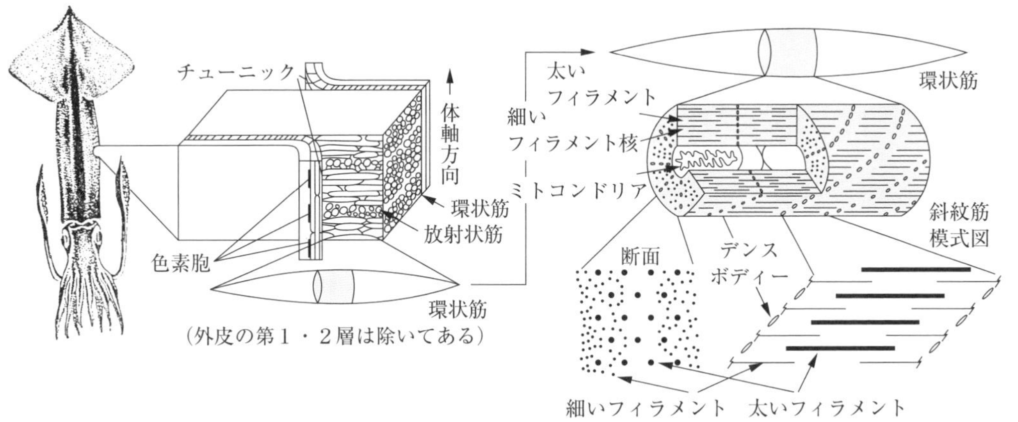

図 1-3-20　いか外套膜筋の構造

出典）土屋隆英「無脊椎動物の筋肉構造と構成タンパク質—イカ・タコを中心として」『調理科学』21(3)、1988年、162。

3)　魚介類の調理

(1)　魚　類

a)　生食　魚介類は肉基質（筋基質）たんぱく質（結合組織）が少なく筋線維の長さが短いため生で食べることができる。魚類のコラーゲンは畜肉の約10分の1と少ないが、魚種による差がありコラーゲンが多い魚肉ほど硬い（図1-3-21）また、鮮度低下速度が速いため、鮮度と衛生的調理に注意する必要がある。

①　刺身　新鮮な生魚肉のテクスチャー（弾力）を味わう調理である。一般に、赤身魚（まぐろ・かつお）は白身魚（ふぐ・たい・ひらめ）よりコラーゲンが少なく肉質が軟らかいため魚肉を厚めに切り、平作り、引き作り、角作りにすると美味である。白身魚は、肉質が硬いため魚肉を薄く細く切り、そぎ作り、糸作りにすると食べやすい。魚類の表皮はコラーゲンが多く硬いため、刺身の場合は皮を引いて除去したり、表皮を短時間加熱する霜ふりを行う場合がある。表皮に熱湯をかける操作を湯霜や湯引き（たいの松皮作り、皮霜作り）といい、軽く焼く操作を焼き霜（かつおのたたき）という。このような操作により、表皮のコラーゲンが熱で可溶化し、噛み切りやすくなる。ほかに、風味の改良、表面のぬめり除去の効果がある。

刺身に添えるつまには辛みのある野菜（だいこん・たまねぎ）を用い、薬味には刺激の強いわさび・しょうが・からしを用いて、醤油を付けて食べることが多い。

さば・さけ・いか類には内臓にアニサキス（寄生虫）がいる場合があるため生食は避け、加

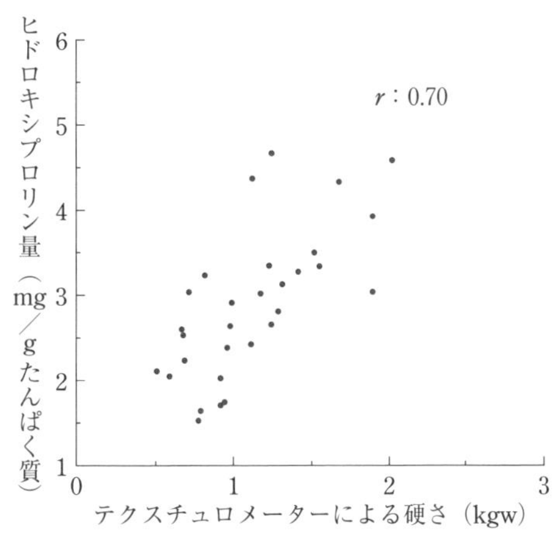

図 1-3-21　生の魚肉の硬さとヒドロキシプロリン量との関係

注）ヒドロキシプロリンはコラーゲンに含まれるアミノ酸。

出典）畑江敬子ほか「魚肉の物性とその魚種差に対する結合組織の寄与」『日本水産学会誌』52(11)、1986年、2001-2007を改変。

コラム2

魚介類の生食による危険性と食中毒

日魚介類を生食する場合には、鮮度や衛生的調理に十分な注意が必要である。さらに、下記の危険性についても知っておきたい。

名　称	アニサキス症	腸炎ビブリオ	ノロウイルス
原因食品など	するめいか、さば、たら、にしんなどの海産魚の生食。	海産魚介類の生食。	水やノロウイルスに汚染された食品。かきを含む二枚貝。感染者の便や吐しゃ物による二次汚染。
症　状	人の胃腸粘膜に侵入し胃に激痛や、急性または慢性の腹痛。	潜伏期間は8〜15時間。腹痛、嘔吐、悪寒、発熱、下痢、頭痛など	潜伏期間は24〜48時間。吐き気、嘔吐、下痢、腹痛、発熱。
予防法	生食を避ける。70℃以上の加熱、あるいは−20℃の冷凍保存により死滅させる。	1〜3日で回復。加熱処理や、調理前の水道水による洗浄、調理器具類の洗浄、消毒の励行が有効。	かきなどの二枚貝は中心部まで加熱(85〜90℃、90秒以上)。調理や食事前の手洗い、手洗い後のタオルは清潔なものを使用。

熱調理あるいは凍結（−20℃で1日以上）により死滅させる方法をとる（コラム2参照）。

② あらい　活魚（かつぎょ）等のごく新鮮な魚肉を薄切りや糸切りにして冷水または湯の中でふり洗いを行うと、余分な脂肪や臭みが除去され筋肉が収縮し独特の外観と弾力が出て、生とは異なるテクスチャーを味わえる調理である。これは、筋肉中のATPが急激に水中へ流出するために筋原線維のアクチンとミオシンが結合し筋肉が収縮・硬化する現象である（図1-3-22）。あらいには、こい、すずき、はも、たい、えび、かになどが使用される。

b) 加熱調理　魚類は、新鮮な状態では上記のような生食が可能であるが、衛生面を考慮し加熱調理することが多い。魚肉は加熱するとたんぱく質が凝固・収縮して肉汁が流出し、重量の減少とともに硬くなる。加熱温度が高くなるほど硬くなるが、魚種により硬さは異なる（図1-3-23）。肉基質（筋基質）たんぱく質の主成分であるコラーゲンは畜肉に比べて少なく熱変性温度が低いため、分解してゼラチン化しやすい。よって、コラーゲンは生魚の硬さには関与するが加熱魚の硬さへの影響は少ない。加熱魚の硬さは、筋線維の太さおよび筋原線維たんぱく質と筋漿（筋形質）たんぱく質の量比が関係する。かつおのように筋線維が細く筋漿たんぱく質の割合が多い魚種は、加熱すると硬くなる。きちじのように筋線維が太く筋漿たんぱく質が少ない魚種は、加熱しても身崩れしやすく軟らかい。また、一般に赤身魚は白身魚に比べて筋漿たんぱく質の割合が多い（表1-3-16）。筋漿たんぱく質は加熱凝固し筋線維を接着させる働きがあるため、かつおやさばのような赤身魚は加熱により筋線維が硬くなる。これを乾燥すると“節（ふし）”加工ができる。一方、たいやたらのような白身魚は、筋漿たんぱく質が少ないため、筋線維がほぐれやすく“そぼろ”をつくりやすい。

① 焼き物　魚の両面を高温で加熱し、表面に焼き色を付けたんぱく質を熱凝固させてうま味の流出を防ぐ。その後、火力を弱め中心まで火を通す。加熱方法には、串や金網を用いる直火焼きとフライパンや鉄板などを用いる間接焼きがある。焼き魚の加熱の基本は直火焼きの強火の遠火である。魚は焼く前に1〜2％の塩をふると、下味を付けるとともに焼き上がりが

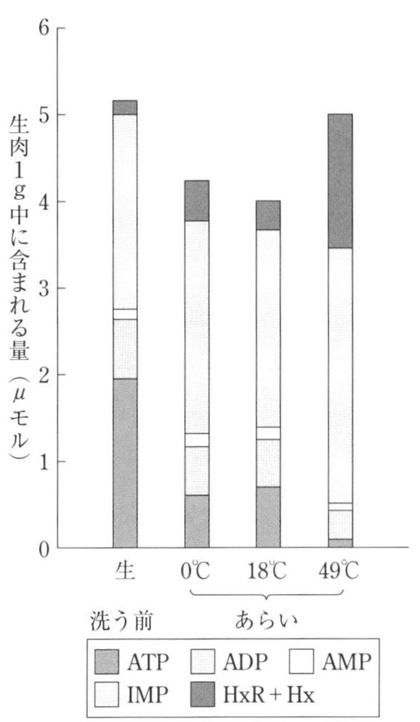

図 1-3-22　こい筋肉中の ATP および関連物質の量

注）生では ATP が 2μモル存在するがあらいでは ATP が消費されて著しく減少している。
出典）畑江敬子『魚類の死後硬直』山中英明（編）恒星社厚生閣、1991 年、p. 85 から作図。

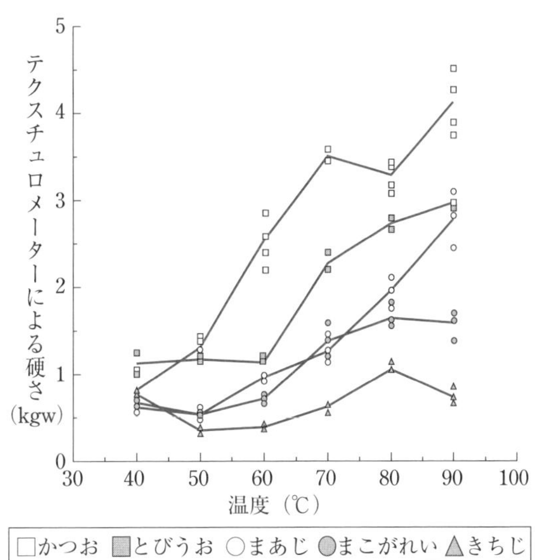

図 1-3-23　加熱による魚肉の硬さの変化

注）およその加熱時間　40 ℃：6〜7 分間、50 ℃：8〜9 分間、60 ℃：9〜10 分間、70 ℃：10〜11 分間、80 ℃：10〜12 分間、90 ℃：10〜12 分間
出典）畑江敬子『魚の科学』鴻巣章二（監修）朝倉書店、1994 年、p. 140。

美しく仕上がる（化粧塩）。焼き物の例として、塩焼き、照り焼き、バター焼き、ムニエルなどがある。塩焼きは鮮度の良い魚に、照り焼きは赤身魚や臭いの強い魚に向き、醤油やみりんなどの調味料の風味が付与され、香ばしく焼き上がる。バター焼きはくせのある魚の風味付けになり、ムニエルは魚の表面に小麦粉をまぶして焼くため小麦粉が糊化して膜となり、うま味や栄養成分の流出を防ぎ、焼き色や香ばしい風味が付与される。

② 煮物　　沸騰した煮汁に魚を重ならないように並べ入れ、煮汁量は魚の 50〜60％程度とし、落としぶたをして加熱する。20〜45 ℃の煮汁で加熱を始めると煮汁に溶出するたんぱく質量が多くなるため、高温の煮汁で加熱を始め表面のたんぱく質を熱凝固させうま味の流出を防ぐ必要がある（表 1-3-17）。白身魚は味が淡白であるため、味付けは薄くし短時間で煮る。赤身魚はうま味やにおいが強いため、味付けは濃い目にし時間をかけてじっくり煮る。煮汁に酒やみりん、砂糖、味噌、醤油を用い、

表 1-3-16　魚肉中の筋形質たんぱく質の割合

魚種	筋形質たんぱく/全たんぱく（%）
すけとうだら	12.8 〜 17.8
あんこう	19.4
まだい	21.5
はぜ	22.1
めかじき	23.5
ほうぼう	28.9
ふっこ	30.5
いなだ	32.0
ぼら	32.6
まぐろ	36.7
かつお	34.9 〜 39.0
あじ	40.8 〜 41.1
さば	47.3 〜 56.2

出典）高橋豊雄「煮熟魚介類についての諸現象」『ニューフードインダストリー』2、1960 年、38-48。

表 1-3-17　加熱による肉の脱水率およびたんぱく質の損失率

初めの温度（℃）	脱水率（%）	溶出するたんぱく質量（全たんぱく質に対する％）
20	23.4	3.4
25	18.5	1.2
30	18.8	2.1
35	18.8	2.3
40	21.4	3.9
45	24.0	2.9
50	25.7	1.0
55	18.4	1.1
60	21.0	0.4
65	20.3	0.5
70	23.9	0.7
75	23.1	0.2
80	20.8	1.0
90	24.8	0.4

注）加熱方法：きはだの肉を種々の温度から 20 分間で 95℃になるように水中で加熱。
出典）金田尚志『基礎調理学Ⅱ』下田吉人（編）朝倉書店、1962 年、p. 75。

さらにしょうがやねぎを加えることで魚臭を抑制できる。皮つきの状態で煮る場合、魚の皮に多く含まれるコラーゲンがゼラチン化して煮汁に溶出するため、冷めた煮汁はゲル化し寄せものや煮凝り（にこごり）がつくられる。

③　蒸し物　　淡白な味の白身魚に向く調理法である。加熱途中での調味はできないため、下味を付けてから加熱する。あるいは、加熱後に調味したりあんかけにするとよい。蒸し操作は、加熱中のうま味成分の流出や煮崩れが少ない点が利点である。蒸し物の例として、酒蒸し、姿蒸し、かぶら蒸しなどがある。

④　揚げ物　　淡白な味の白身魚やえび、いかを用いる場合は、材料に下味をせずに揚げることで油脂の味や香ばしさが付与される。脂質の多い魚はから揚げに向き、香ばしい風味の付与とともに脂っこさが減少する。また、赤身魚は下味をすることで魚臭を抑えるため竜田揚げなどが向く。小魚は丸ごと素揚げにする南蛮漬けやエスカベーシュに用いることで骨まで食べることができる。揚げる操作は、高温短時間調理であり表面はカリッと軽く中はジューシーに仕上がるためテクスチャーの差が楽しめる。

⑤　汁物　　新鮮な白身魚や生きている貝類（はまぐり、あさり）を用い、そのうま味を引き出しだし汁を賞味する料理である。白身魚や貝類は、その身を椀種や汁の身として食べる。白身魚の頭やアラを使う場合は、下処理として 2～3％のふり塩をし湯洗いする。潮汁は、水から昆布や酒とともに加熱する。たいの頭などはゼラチン質が溶出しうま味とともにコクが加わるためゆっくりと加熱するが、貝類は加熱時間が長くなると硬くなるため、口を開いた後は短時間の加熱にとどめる。貝類は、アミノ酸とコハク酸のうま味が溶出する。

(2) 軟体動物

a)　いか　　いかのコラーゲン線維は体軸方向に走っているため、加熱すると収縮し表皮を内側にして体軸方向に丸くなる。また、筋線維は体軸と直角にリング状に走り、外皮と内皮を結ぶ方向に仕切りの膜があるため、筋線維と平行に裂くことはできるが体軸と平行には裂けない。これは、いかの筋肉や表皮の特殊な組織構造による（図 1-3-20）。この性質を利用し、表皮や内皮に切り込みを加え加熱することで松笠いか、鹿の子いか、唐草いかなどの飾り切りを施すことができる（図 1-3-24）。同時にいかは噛み切りやすく、味が馴染みやすくなる。しかし、加熱程度により歯応えが硬くなるため短時間の加熱が望ましい。いかは内部温度が 80℃に達すると一度硬化しその後軟化するため、80℃を超えないような短時間加熱、あるいは 10 分以上の長時間加熱が有効である。代表的な調理として、生食ではいか素麺（そうめん）などの刺身やすし種、加熱では天ぷらやいか焼きなどがある。

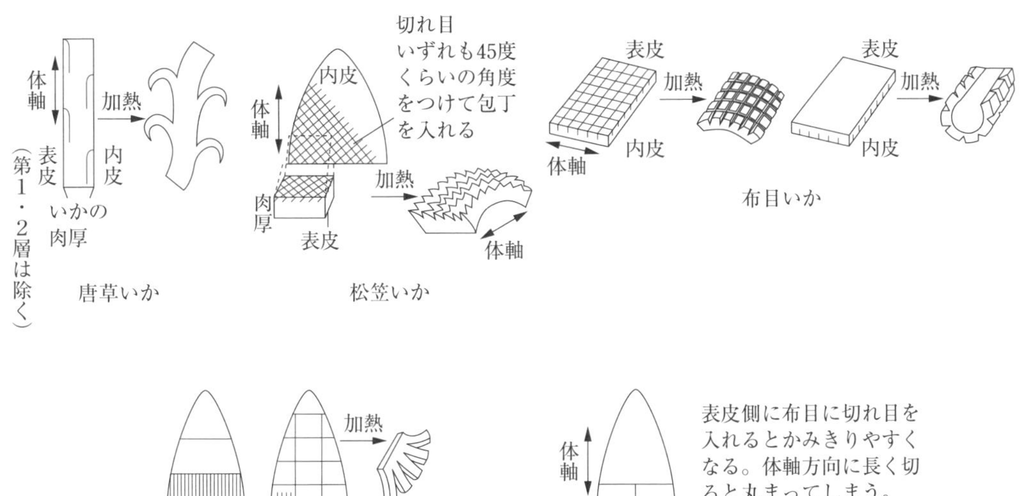

図 1-3-24　いかの切り方と加熱後の形

b)　貝類　　貝類は水分が 80〜90 % と多く加熱により脱水し硬くなるため、短時間の加熱にとどめる。さざえやあわびなどは筋肉や外套部にコラーゲンを含み、生食では硬くコリコリとした食感であるが加熱により軟らかくなる。これは、加熱によるコラーゲンのゼラチン化（可溶化）によるものである。かきの生食調理は、水道水で十分に洗浄し好塩菌の腸炎ビブリオを殺菌する必要がある。代表的な調理として、味噌汁や潮汁、酒蒸し、鍋物などがある。

4　卵　　類

1)　卵類の特徴

食用には鳥類や魚類の卵があるが、日本では鳥類の卵で特に鶏卵の供給が 47.8 g ／人／日（2019 年度食料需給表）と多いことから鶏卵の調理を主に取り扱う。鶏卵の構造は図 1-3-25 のように中心部から卵黄、卵白、卵殻膜、卵殻となっている。重量割合は卵黄 27〜30 %、卵白 56〜63 %、卵殻 8〜11 % である。卵殻は約 98 % が炭酸カルシウムであり、日本では白色レグホーン種かその交配種の白色卵が多い。殻の色は鶏の品種によるが、卵黄の色は飼料の色素の影響を受ける。流通する鶏卵は国産がほとんどで、栄養強化卵や特定飼育卵などの表示には「鶏卵の表示に関する公正競争規約」に基づき、鶏卵公正取引協議会の承認が必要である。農林水産省の「鶏卵の取引規格（パック詰鶏卵規格）」により 1 個あたり 40 g 以上 76 g 未満の鶏卵を SS から LL の 6 種類に分類される。流通量の多い M は 58 g 以上 64 g 未満、L は 64 g 以上 70 g 未満であるが、近年は選別していないミックス卵（MS-LL を含む）も流通している。

卵は新しい生命をつくるために必要なすべての成分を含む食品である。卵白と卵黄の成分組成は表 1-3-18 の通りで、アミノ酸スコア 100 のたんぱく質源として有用であり、さらに近年では各たんぱく質やその酵素分解物であるペプチドの生理機能が見い出され期待されている。調理においてはこれらのたんぱく質の変性の制御が重要といえる。それぞれのたんぱく質組成

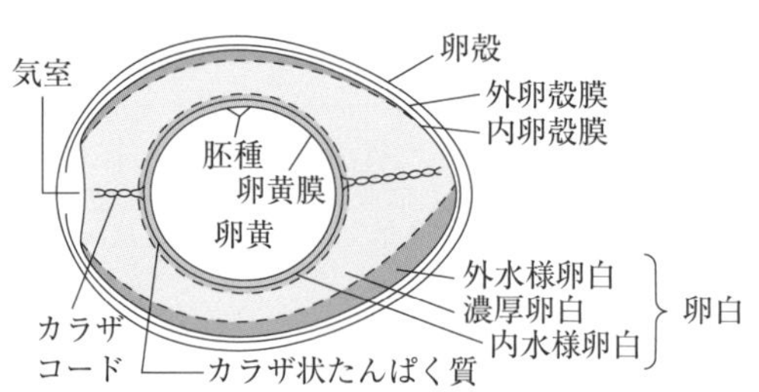

図 1-3-25　鶏卵の断面図

表 1-3-18　鶏卵の主な成分

	可食部 100 g あたり（g）		
	全卵	卵白	卵黄
水分	75.0	88.3	49.6
たんぱく質	12.2	10.1	16.5
脂質	10.2	Tr	34.3
炭水化物	0.3	0.4	0.2

注）Tr：含まれているが、最小記載量に達していない。
出典）『日本食品標準成分表2020年版（八訂）』

表 1-3-19　鶏卵のたんぱく質組成

卵白	割合（%）	卵黄	割合（%）
オボアルブミン	54	低密度リポたんぱく質	65
オボトランスフェリン	12 ～ 13	高密度リポたんぱく質	16
オボムコイド	11	リベチン	10
G_2・G_3 グロブリン	8	ホスビチン	4
オボムチン	1.3 ～ 3.5	リボフラビン結合たんぱく質	0.4
リゾチーム	3.4		

出典）中村良（編）『卵の科学』朝倉書店、1998 年、p. 11、20。

を表 1-3-19 に示し、次項で調理性への関与を説明する。ここでは鮮度の変化についてふれる。

新鮮卵では濃厚卵白：水様卵白はほぼ 6：4 である。濃厚卵白には糖たんぱく質であるオボムチンが多く含まれ、リゾチームと複合体を形成している。貯蔵により水分と二酸化炭素が気孔から放出し卵白の pH が 7.5 から 9.5 まで上昇し、濃厚卵白の立体構造が崩壊して水様化するために水様卵白が増加し、粘度が低下する。これは濃厚卵白内から伸びて卵黄膜を包むカラザ層に続くカラザコードを不安定にし、卵黄は中心部より浮上しやすくなる。また卵黄膜およびカラザ層自体も脆弱になり、卵黄は卵白の水分などが移動して軟化し、やがて割卵により卵黄が崩れるようになる。これらの変化によった鶏卵の鮮度を表す指標がある。濃厚卵白の高さ（H）と卵の重量（W）から算出されるのがハウユニット〔$100 \log (H-1.7W^{0.37}+7.6)$〕で、アメリカにおける等級判定に使用され、72 以上が最上級である。濃厚卵白率は新鮮卵で 60 %程度、卵黄係数（卵黄の高さ／卵黄の直径）は新鮮卵で 0.36～0.44 である。

新鮮卵は生食でき、その期限を賞味期限という。鶏卵のサルモネラ菌による汚染率は 0.03%程度と非常に低いが、一定期間経過後は急速に増殖し、食中毒の危険性が 0%ではないため、増殖を始める前までを生食できる期限としている。鶏卵の日付等表示マニュアル（2010 年改訂）によると、25 ℃以下保管で 21 日以内とされている。サルモネラ菌は 60 ℃で 10～20 分間加熱すると死滅することから、これ以後は十分に加熱する。

なお冷蔵庫に保存するとき、卵の置き方は品質劣化に影響しないとされる。

2)　卵類の調理性

（1）　撹拌等の物理的な力による変化

a)　卵白の起泡性　　卵白、卵黄ともに起泡するが、卵白の方が起泡性は高く安定性の高い泡が得られる。泡は表面張力によって変性したたんぱく質が相互作用して固体状の膜を形成し水和層に囲まれて安定化する。卵白の粘度が高いほど安定性は増加する。卵白を低温で泡立てる、あるいは新鮮卵白を泡立てると、それぞれ高温や鮮度低下した卵白と比べて起泡性は劣るが、安定性の高い泡が得られることになる。さらに砂糖を加えると水層の粘度が高くなり泡の安定性がさらに増す。卵白の主要なたんぱく質であるオボアルブミンは等電点 pH 4.6 付近で起泡性が高いが、どの pH 領域でも起泡性が高いオボグロブリンやオボトランスフェリンの関与が大きい。

b) 卵黄の乳化性　乳化は油液界面において卵たんぱく質が変性して膜を形成することに基づくが、安定な膜はできにくく、調製方法が重要である。卵黄の方が主成分である低密度リポたんぱく質（LDL）の作用により乳化安定性の高い水中油滴型エマルション[10]をつくる。卵白には卵黄の 80 %の乳化力があるが、油滴が大きく離水しやすいエマルションになる。

(2) 加熱による変化

a) 卵白および卵黄の凝固性　構成たんぱく質によって、また加熱条件によって熱変性して凝固する温度は異なるが、全体として卵白は 60 ℃付近で凝固が始まり、70 ℃程度でほぼ凝固する。卵黄は 65 ℃付近で凝固が始まり、75～80 ℃で凝固する。これらの温度付近で分子内部に存在する疎水性基が表面に露出し、分子間で疎水結合するためである。卵の形状を生かした種々の調理では、特に卵黄の凝固状態を半熟から全熟まで調節できる。卵黄はその形状のまま加熱するともろいゲルになるが、撹拌して加熱すると硬いゲルになる。これは撹拌により顆粒構造が崩壊するためである。

b) 希釈卵液の凝固性　卵に他の液体を混ぜて加熱凝固させる調理において、卵液濃度が低下するほど、また砂糖濃度が高くなるほど凝固温度が上昇して凝固を抑制するが、塩類の添加は凝固を促進する。凝固温度は卵液濃度 20 %のとき 78 ℃、40 %までは 76 ℃、50 %のとき 74 ℃と低くなること、砂糖濃度は 30 %以上で急激に凝固が抑制されること、食塩濃度は 1 %までは卵白、卵黄ともに凝固を促進することが報告されている。卵白たんぱく質であるオボアルブミンの熱変性は三次構造の消失に続いて内在の疎水性アミノ酸残基が露出するが、一次および二次構造は変わらずに球状がほぼ維持している。ショ糖はその水酸基の存在により、三次構造の変化を遅らすことや疎水性アミノ酸残基の露出を起こりにくくすることが考えられる。食塩は疎水的相互作用による、あまり強くない親和力によりほぼ球状の分子を直鎖状に連結させ、網目構造をつくる。

卵液ゲルにマグネシウム、カリウム、カルシウムの塩化物を添加すると、いずれも添加濃度とともに硬化する（図 1-3-26）。各種だし汁や牛乳で希釈した場合、水よりも硬化するのは、これらのミネラルが食塩同様にたんぱく質の熱変性を促進するためである。また凝固温度以上で長く加熱すると、膨張した気泡をたんぱく質が取り囲んでさらに熱変性が進んで「す」(すだち) が生じ、なめらかさが失われる。

10) エマルションとは液体状の微粒子（1～100 μm）が他の液体中に分散した状態をいう（図 1-4-6〔p. 108〕参照）。

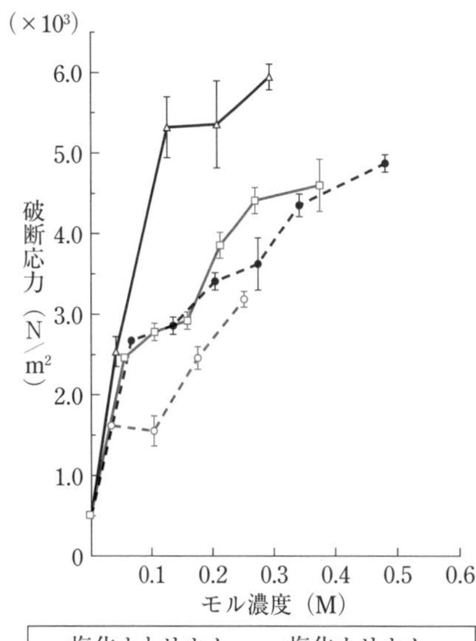

図 1-3-26　塩の種類と濃度の違いによる卵液ゲルの破断応力値

出典）市川朝子ほか「卵液ゲルの食味と物性に及ぼす塩類の影響」『日本調理科学会誌』34(2)、2001年、191。

3)　卵類の調理

鶏卵は加熱しなくても生のまま食用できるが、たんぱく質の加熱による変性を利用した調理が多い。

(1)　加熱しない調理

a)　生卵の調理　　生卵は温かい白飯、すき焼きなどのつけ汁、納豆に混ぜたり、めん類の具として用いる。まろやかな独特の風味ととろみを付与する。

b)　味噌および醤油漬け卵、ピータン　　卵黄をガーゼなどに包んで味噌や醤油に数日漬けると、表面はゲル化するが、内部はねっとりとして独特のテクスチャーを楽しめる。ピータン（皮蛋）は、アヒル卵や鶏卵に石灰や木灰を混ぜた粘土を塗ってその上に籾殻をまぶし2〜3ヶ月程度貯蔵し、アルカリによるゲル形成を利用したものである。中国料理の前菜や粥などに使われる。

c)　メレンゲ、あわ雪かん　　卵白の起泡性は、メレンゲ、あわ雪かん、ケーキ類などに応用している。ソフトメレンゲ（コールドメレンゲ）は卵白を七分通り泡立てた後に卵白とほぼ同量の砂糖を加える。淡雪かんは泡立てた卵白に砂糖を少し混ぜ、残りの砂糖を加えた寒天液と40〜45℃で混ぜ合わせ型に流すと分離しにくい。または砂糖を入れた寒天液を60℃に冷まし、卵白を加えて泡立てる方法もある。メレンゲやエンゼルケーキなど卵白にレモン汁や酒石酸を加えて泡立てるのは、オボアルブミンの起泡性も利用しているといえる。

d)　マヨネーズ　　マヨネーズは水中油滴型のエマルションである。卵黄に酢と調味料を混合した中に、油の滴下速度を遅くし十分に攪拌して直径5μm以下の小さな油滴を分散させると粘度が高くなり安定化する。また油滴粒子径が小さいほど乳化安定性は高い。からしは卵黄の乳化を促進する。

(2)　加熱する調理

a)　全熟卵、半熟卵、温泉卵　　殻付き卵をゆでて卵黄、卵白とも凝固させた全熟卵はその黄色と白色の対比が美しい。卵黄を中央にするために80℃くらいまで静かにころがし、卵黄の表面が黒っぽく変色しないように過熱を防ぎ、加熱直後水中で冷却するとよい。特に古い卵は加熱により卵白中に硫化水素を発生しやすく、過熱により卵黄表面に硫化鉄を生成するためである。半熟卵は変色の心配はないが、卵黄、卵白ともに半熟にするためには65℃で20分間程度、また卵黄が凝固して卵白が半熟である温泉卵は65〜70℃で20〜40分間程度加熱する。全熟卵が温かいうちに殻をむき、箸5本を当てて冷ますと梅花卵ができる。茶葉卵（中国料理）は全熟卵の殻にひび割れをつくり、香辛料の八角（はっかく）などを加えた烏龍茶や紅茶の液で煮込んで模様と風味をつけた調理である。また二色（にしき）卵は卵白、卵黄を別々に裏ごしして調味し、二層に重ねて蒸し、再び接着させたものである。沸騰後の時間を加減し卵黄を半熟に仕上げ、殻をむいて調味液に漬けたり、煮る調理もある。産卵直後の卵は卵殻膜と卵白が卵殻に密着しており、殻がむきにくい。

b) 目玉焼き、ポーチドエッグ　割卵してそのまま調理する目玉焼きやポーチドエッグは新鮮卵が型崩れなく仕上がる。目玉焼きは鍋温が120～160℃で入れ、卵白がほぼ凝固したら水を加え、ふたをして蒸し焼きにする。ポーチドエッグは沸騰した湯に酢や食塩を加え卵白の凝固を促進させる。両者ともに卵黄は半熟に仕上げるのが一般的である。最近、瓶の底にマッシュポテトを詰め、その上に卵を置いて湯煎にする、エッグスラットという調理もある。

c) 茶碗蒸し、カスタードプディング、卵豆腐　卵液を希釈して加熱する調理を表1-3-20にまとめた。茶碗蒸しはすだちが起きないように熱伝導率の小さい耐熱ガラスや陶磁器（表2-3-15〔p. 154〕参照）の容器を選び、85～90℃で加熱する。より低い温度で蒸した方が緩やかに凝固する。カスタードプディングは卵液を予熱すると、卵液の凝固温度が高くなってなめらかにゲル化する。また100℃で数分間加熱後、消火して余熱を利用する方法があり、条件設定さえすれば温度管理は容易である。カスタードプディングの砂糖使用量には限界があり、カラメルソースで甘味を補っている。卵豆腐とカスタードプディングは蒸した後に型から取り出し、ともに保形性を必要とするが、カスタードプディングは凝固を抑制する砂糖を使用している上に希釈液の割合が高いことから牛乳が卵液の凝固を促進することが確認できる。

d) 卵焼き、いり卵、オムレツ　焼きものは銅製の卵焼き器を用いると銅は熱伝導率が大で、温度分布が均一になり、仕上がりがよい。鍋に油をよくなじませ、160～200℃に温めて卵液を流し込み、できるだけ速やかに焼く。特に薄焼き卵は、卵液を流した後の鍋温が高いほど自由水の蒸発とたんぱく質の凝固が速やかに行われてきめ細かくなる。でんぷんを卵の1～2％加えるとしなやかになり、破れにくくなる。和風の卵焼きは半熟部分を残さないように焼くが、オムレツの中は半熟にする。そぼろ状に仕上げるいり卵だけは室温から弱火で加熱し、凝固しかけたら数本のはしで撹拌する。

e) かきたま汁　卵液をそのまま用いる調理には、親子どんぶりや柳川鍋などの卵とじやかきたま汁がある。かきたま汁は、汁に1％前後のでんぷんで網目構造をつくり、そこに卵液を細く流し入れかき混ぜると沈まないで分散する。

f) その他　溶いた卵黄をそのままか希釈してパンや魚介類などの食品表面に塗ると表面の凹凸が埋まり、それを焼くとつやが出る。卵白をスープストックの材料にまぶして水を加え

表1-3-20　鶏卵を希釈して加熱する調理

調理法	調理名	希釈液	卵：希釈液	調味料等
蒸しもの	卵豆腐	だし汁	1：1～1.5	塩
	カスタードプディング	牛乳	1：2～3	砂糖
	茶碗蒸し	だし汁	1：3～4	塩
焼きもの	だし巻き	だし汁	1：0.3	砂糖・塩
	厚焼き卵	だし汁	1：0.3	砂糖・塩
	だて巻き卵	だし汁	1：0.1～0.2	砂糖・塩・魚すり身
	オムレツ	牛乳	1：0.1～0.2	塩
炒めもの	いり卵	牛乳	1：0～0.1	砂糖・塩

攪拌しながら加熱すると卵白があくを吸着して表面付近に凝集するためにスープがきれいに澄んだ状態に仕上がる。これらは鶏卵が生のときは流動性があり、加熱するとたんぱく質の変性により凝固する性質を巧みに利用した調理である。

5　乳・乳製品

1)　乳・乳製品の特徴

牛乳は古墳時代に中国から伝来したとされ、平安時代と江戸時代に身分の高い階層が薬として利用した。明治時代以降に乳製品が販売されるようになったが、牛乳、乳製品ともに日本における伝統的な調理にはほとんど使われていない食品である。しかし牛乳は、日本の食事には不足しがちなカルシウム（約 0.1 %）をはじめ、ミネラルやビタミンを豊富に含むため、摂取が推奨される食品である。炭水化物（約 4.8 %）の主成分はラクトースでほんのりした甘味を呈する。日本人はラクトースを分解する酵素の活性が低く、低ラクターゼ症（乳糖不耐症）を起こしやすいとされる。脂質（約 3.8 %）は、生乳中には直径 0.1〜17 μm の脂肪球の形で親水性のたんぱく質皮膜に包まれて分散しているが、殺菌過程で 1 μm 前後に均質化され、大部分が普通牛乳として流通している。日本で主流のホルスタイン種よりジャージー種の乳が脂質含量は高い。殺菌は 120〜150 ℃で 2〜3 秒間加熱する超高温瞬間殺菌（UHT）法が多く採用されており、63〜65 ℃で 30 分間の低温保持殺菌法による牛乳とは品質が異なると考えられる。

たんぱく質（約 3.3 %）は必須アミノ酸のバランスがよく、良質である。約 80 %を占めるカゼインには 4 種あり、そのうちの 3 種は単独ではカルシウムイオンにより沈殿するが、牛乳中では $Ca_9(PO_4)_6$ のクラスターを介して結び付き、それを κ-カゼインが取り囲みその末端に結合しているカゼインマクロペプチドが親水性を高めて可溶化し、ミセルを形成している（図 1-3-27）。脱脂乳のとき pH 4.6 付近で沈殿するのがこのカゼインであり、上澄液（ホエー）中のたんぱく質を乳清たんぱく質と称し、β-ラクトグロブリン、α-ラクトグロブリン、ラクトフェリンなどがあり、種々の生理作用を有する。

牛乳、成分調整牛乳、低脂肪牛乳、無脂肪牛乳には生乳 100%と表示でき、乳製品や水を加えた加工乳、それ以外も加えた乳飲料がある（乳及び乳製品の成分規格等に関する省令、飲用乳の表示に関する公正競争規約）。

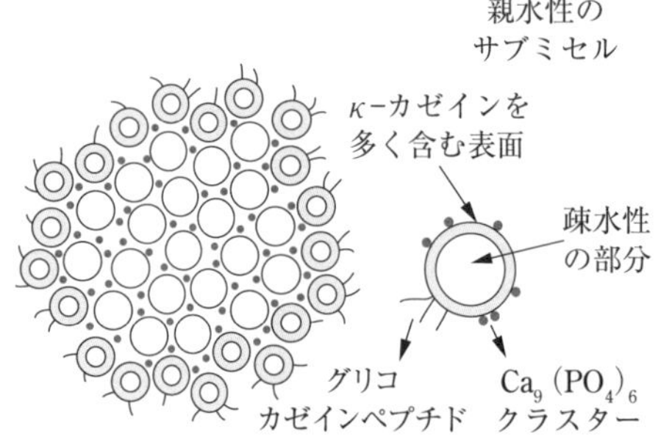

図 1-3-27　カゼインミセルの模式図

出典）上野川修一（編）『乳の科学』朝倉書店、1996 年、p. 14。

2)　乳・乳製品の調理性

(1)　牛　　乳

牛乳はカゼインミセルの大きなコロイド粒子と脂肪球により光が乱反射して白色が美しく見え、また脂質量や無脂乳固形分量に伴い、なめらかで濃厚になりコクを味わえる。しかし酸により凝固物を生じると、これらはともに失われる。野菜や果実などと一緒に加熱するときは有機酸のほかにタンニン、カルシウム、マグネシウムなどの塩類の影響も加わって凝固しやすいので注意が必要である。貝類のコハク酸も注意を有する。じゃがいもは牛乳液や各種カルシウム溶液で加熱すると硬化しやすい。これはカルシウムイオンがじゃがいもの細胞壁においてペクチン鎖のカルボキシル基に結合して架橋となり、水溶化しにくくなるためと考えられている（p. 27 参照）。

また加熱すると脂質と乳清たんぱく質による薄い皮膜が表面に形成されたり（ラムスデン現象[11]）、70 ℃以上になるとβ-ラクトグロブリンなどが変性し SH 基が遊離して加熱臭を発生する。さらに加熱するとラクトースのカラメル化が 150〜160 ℃で始まり、アミノカルボニル反応も加わって褐変が生じ、焼き菓子などの着色や風味に関与する。

(2) クリーム・バター

クリームは牛乳の脂質を濃縮した形の水中油滴型のエマルションである。撹拌により抱き込まれた微細な気泡の周囲にたんぱく質皮膜が形成され、脂肪球が凝集すると次第に保形性が高くなる。脂肪が 30 %以上のクリームを用い、脂肪球が凝集しやすいように 5〜10 ℃を保って起泡させるとオーバーランの高い、軽い口あたりのホイップクリームとなる。

バターは融点が 28〜38 ℃で口どけがよく、乳由来の風味を有する。適度な温度で柔軟に変形しやすい状態になり、可塑性が高くなる。これを撹拌すると多量の空気を抱き込む性質を**クリーミング性**という。また小麦粉生地にバターを多めに用いて焼くと、サクサクとしたテクスチャーが付与される。これを**ショートニング性**という。バターは水分が 16 %程度含まれるために、水分をほとんど含まないショートニングに比べれば、ショートニング性もクリーミング性も低いが、独特の風味を生かしたいときには利用される。

3) 乳・乳製品の調理

(1) 牛　　乳

白い色や独特の風味、テクスチャーを生かした調理として**クリームシチュー**や**グラタン**のソース、またブラマンジェがある。野菜などと煮込むときは牛乳の凝固を避けるためにできるだけ仕上がり間際に加える。じゃがいもの牛乳による硬化は煮崩れ防止に利用するとよい。牛乳を 50 %程度に希釈して用いる。カスタードプディングにも欠かせない材料であり、牛乳中のカルシウムや塩類は鶏卵のゲル化を促進する。また、コロイド粒子が臭い成分を吸着するのでレバーや魚介類の風味を改良する下ごしらえに利用できる。

(2) クリーム

牛乳を 38〜50 ℃で遠心分離して脂質含量を高くしたものについて、日本食品標準成分表 2020 年版では 30 %前後のものをコーヒーホワイトナー、40 %前後をクリームとしている。乳脂肪の一部を植物性脂肪で置換した製品があるので、乳脂肪 100 %を**生クリーム**と一般的に呼ぶ。クリームは泡立てると起泡し、その程度に応じて冷菓やケーキのデコレーションなどに利用する。ホイップしたクリームの可塑性は乳脂肪 100 %の方が高い。牛乳よりコクをつけたい調理によい。

11）牛乳成分中の乳清たんぱく質（β-ラクトグロブリン）と脂肪が熱で変性し膜を作る現象をいう。豆乳の場合の湯葉ができる原理と同じ。

(3) バ タ ー

バターは、生クリームを用いて脂肪球の皮膜を撹拌（チャーニング）により破壊して脂肪同士を凝集させ、その間に液体成分が分散したエマルションである。約２％の食塩を添加した有塩バター（加塩バター）が一般的であるが、バター使用量が多い菓子類には無塩バターを用いる。バターのクリーミング性はバタークリームやパウンドケーキなどに、ショートニング性はパイやクッキーなどに利用される。乳酸発酵したクリームを原料とする発酵バターは風味が豊かであり、ヨーロッパでは一般的である。

バターは通常、焦がさないように用いるが、焦がしバターといい、香ばしい香りもときに利用される。バターを40℃くらいで溶かすと３層に分かれる。上部に細かな泡が浮き、下部にたんぱく質や糖質などを含む白っぽい水層部が沈み、真ん中は純度の高い脂肪分が集まり、黄色く澄んでいる。これを澄ましバターといい、乳由来の風味だけを付与して焼き色を付けたくない調理に利用される。

(4) チ ー ズ

原料乳を調整し、乳酸菌を主とするスターターを添加し、仔牛の第四胃から抽出されるキモシン（酵素）を主成分とするレンネットを加えると、カゼインマクロペプチドが遊離し、カゼインミセルは安定性を失って凝固する。その凝固物（カード）をカッティングして乳清（ホエー）を除去し、加塩、加圧して成形する。このまま食する非熟成チーズと、表面をパラフィンなどで被覆して熟成させるチーズがある。乳及び乳製品の成分規格等に関する省令（乳等省令）ではこれらをナチュラルチーズと称し、ナチュラルチーズを粉砕、加熱溶解し、リン酸塩などを加えて乳化したものをプロセスチーズと規定している。

ナチュラルチーズは熟成期間に伴って硬化するために、硬さによって分類されることが多いが、カードのつくり方、微生物の種類、乳の種類などが関与し複雑である。いずれも食べ頃を見極め、熟成が進む方向を考慮して均等になるように切り、その直後が美味とされる。主なチーズを表1-3-21にまとめた。ほとんどのチーズは牛乳を原料とするが、軟質チーズのモッツアレラは本来水牛の乳、ロックフォールは羊乳を用いる。イタリアには乳清を加熱、酸凝固させたリコッタというチーズもある。また軟質チーズには、途中で外皮を塩水やワインやブランデーなどの地酒で洗いながら細菌で熟成させるウオッシュタイプ、山羊乳を用いたシェーブルタイプがあり、これらには個性的なものが多い。一方、熟成期間にもよるがセミハードタイプ（半硬質）に分類されたチーズはくせがなく食べやすいものが多い。ハードなタイプ（硬質チーズ）はいずれも細菌による熟成が進むほどに硬くなり、味の深みを増す。

プロセスチーズの原料には、チェダー、ゴーダ、サムソーなどが使われる。製造時の加熱溶解により刺激性の風味成分が揮発してマイルドになり、ねっとりしたテクスチャーになる。通常は加熱しても溶けない。

表 1-3-21　世界の主なナチュラルチーズ

硬さ	熟成等	原産国	チーズ名	調理例
軟質	非熟成	イギリス等 イタリア イタリア	カテージ マスカルポーネ モッツアレラ	サラダ・ケーキ ティラミス・パスタ ピッツア・サラダ
	白カビ熟成　3 週間以上 4 週間以上	フランス フランス	カマンベール ブリー	オードブル・デザート
	青カビ熟成　2-6 ヶ月	フランス イタリア イギリス	ロックフォール ゴルゴンゾーラ スティルトン	デザート・カナッペ パン・リゾット・パスタ オードブル・デザート
半硬質	細菌熟成　3-6 ヶ月	オランダ デンマーク フランス	ゴーダ サムソー カンタル	全般
硬質	細菌熟成　4-6 ヶ月	イギリス オランダ スイス フランス	チェダー エダム エメンタール コンテ	スープ・スナック パスタ・パン フォンデュ デザート・フォンデュ
超硬質	細菌熟成　1-4 年	イタリア	パルメザン	パスタ・パン

コラム 3

チーズはヨーロッパの貴重な保存食

日本では平安時代まで酪（酥）といわれた乳製品がつくられたが、その後途絶えた。現在ようやくナチュラルチーズのバリエーションが豊かになり、楽しめる時代になった。もともと酪農文化圏であったヨーロッパでは、乳が確保できたときにたんぱく質源として保存する必要があり、チーズがつくり続けられてきた。フランスやイタリアには 300～400 種類のチーズがあるが、世界一つくられているチーズはイギリスのチェダー村原産のチェダーである。チーズの生産は搾乳からカードづくり、型詰め、熟成と時間的な制約があり、さらに数十 kg 級の大きな塊を扱う重労働である。フランスは AOC（原産地統制呼称）あるいはイタリアは DOP（保護指定原産地呼称）といった制度により伝統的な製法を守り、品質の高いチーズの供給をはかっている。

◆引用・参考文献

伊藤肇躬『肉製品製造学』光琳、2007 年、pp. 438-441

沖谷明紘『肉の科学』　沖谷明紘（編）朝倉書店、1996 年、p. 72

沖谷明紘・松石昌典・西村敏英「食肉のおいしさと熟成」『調理科学』25(4)、1992 年、314-326

小原哲二郎・細谷憲政（監修）『簡明食辞林』（第 2 版）樹村房、1997 年

香川実恵子・木村早智・松本美鈴・畑江敬子「3 種のイカ肉の加熱によるテクスチャー変化」『日本家政学会誌』51(11)、2000 年、1037-1044

北畠直文『卵の科学』中村良（編）朝倉書店、1998 年

木村茂『水産利用化学』鴻巣章二・橋本周久（編）恒星社厚生閣、2000 年、p. 257

鶏卵日付表示等検討委員会『鶏卵の日付等表示マニュアル』

下村道子「魚肉の漬物におけるテクスチャーとたんぱく質の変化」『調理科学』21(2)、1988 年、105-112

下村道子「魚の調理に関する研究」『日本家政学会誌』48(9)、1997 年、753-762

食品機能性の科学編集委員会　西川研次郎（監修）『食品機能性の科学』産業技術サービスセンター、2008 年

全国調理師養成施設協会（編）『改訂調理用語辞典』調理栄養教育公社、1998 年

高橋美保・下村道子・吉松藤子「魚の種類と調理方法との関係」『調理科学』21(4)、1988 年、296-301

妻鹿絢子・三橋富子・田島真理子・荒川信彦「食肉コラーゲンに及ぼすショウガプロテアーゼの影響」『日本家政学会誌』38(10)、1987年、923-926
妻鹿絢子「食肉コラーゲンに及ぼすマリネ処理の影響」『山梨大学教育学部研究報告』33、1982年、161-164
妻鹿絢子・藤木澄子・細見博子「食肉のマリネに関する研究」『調理科学』13(3)、1980年、197-202
冨岡和子・梁善雅・遠藤金次「加熱調理過程における獣鳥肉および魚肉中のイノシン酸の分解」『日本家政学会誌』44(1)、1993年、11-16
中村良・佐藤泰「鶏卵卵白の泡立ちに関する研究（第3報）卵白構成蛋白質の起泡力」『日本農芸化学会誌』35、1961年、385-390
畑江敬子『肉の科学』 沖谷明紘（編）朝倉書店、1996年
服部昭仁『肉の科学』 沖谷明紘（編）朝倉書店、1996年
藤井健夫『塩辛・くさや・かつお節—水産発酵食品の製法と旨味—』（増補版）恒星社厚生閣、2001年
藤本健四郎『魚の科学』鴻巣章二（監修）阿部宏喜・福田眞也（編）朝倉書店、1994年、pp. 94-99
松浦基・根岸晴夫・吉川純夫「加熱・乾燥による肉のテクスチャーと筋肉たんぱく質の生化学的性質の変化に及ぼす糖類の効果」『日食工誌』38(9)、1991年、804-810
松本睦子・河村フジ子「市販クリームの起泡性と起泡クリームの特性」『調理科学』11(3)、1978年、188-191
牧野秀子・吉松藤子「加熱じゃがいもの硬さに及ぼす牛乳の影響」『調理科学』14(1)、1981年、59-63
米田千恵「貝類筋肉のテクスチャーに関する生化学的および調理科学的研究」『日本水産学会誌』71(4)、2005年、531-534
渡邊悦生（編著）『水産食品デザイン学—新製品と美味しさの創造—』成山堂書店、2004年
K. Hatae, F. Yoshimatsu, J.J. Matsumoto "Discriminative Characterization of Different Texture Profiles of Various Cooked Fish Muscle", *Journal of Food Science*. 49, (1984) 721-726

4章　成分抽出食品の調理

1　でんぷん

1)　でんぷんの種類と特徴

(1)　天然のでんぷん

でんぷんは、穀類やいも類、豆類など植物の主要な貯蔵多糖類であり、エネルギー源として重要である。でんぷんは植物細胞内に粒子で存在し、その構造はグルコースが直鎖状に α-1, 4結合したアミロースと、α-1, 6結合で枝分かれしたアミロペクチンからなる。でんぷん粒は無味、無臭、無色（白）の粉末で、水に不溶な密度の高い（比重約1.65）結晶性粒子である。植物起源や品種などにより、粒子の大きさや形、アミロースとアミロペクチンの割合が異なる。でんぷんは微量の脂肪、たんぱく質や無機質を含み、これが調理時に影響を与えることもある。

調理用として使用する主なでんぷんの性状を表1-4-1に示した。地下の塊茎や塊根にでんぷんを貯蔵する地下でんぷんには、じゃがいも（片栗粉）、さつまいも（わらび粉）、くず（くず粉）、キャッサバ（タピオカ粉）などがある。地上でんぷんには種実にでんぷんを貯蔵するとうもろこし（コーンスターチ）、米（白玉粉、上新粉）、小麦（浮き粉）、豆類（緑豆でんぷんなど）などのほか、樹幹に貯蔵するさごやし（さごでんぷん）などもある。でんぷんの利用は多岐にわたるが、でんぷんの種類により異なった調理性を示すため、その特徴を生かした調理に用いることが大切である。

表1-4-1　でんぷんの種類と特徴

種類		粒形	平均粒形（μ）	アミロース（%）	でんぷん6%		ゲルの状態	透明度
					糊化開始温度（℃）	最高粘度（B.U.）		
地上でんぷん	米	多面形	5	17	67.0	112	もろく、硬い	やや不透明
	小麦	比較的球形	21	25	76.7	104	もろく、やわらかい	やや不透明
	とうもろこし	多面形	15	28	73.5	260	もろく、硬い	不透明
	緑豆	卵形	15	34	73.5	900	もろく、非常に硬い	やや不透明
地下でんぷん	片栗	卵形	25	18	54.2	980	ややもろく、弾力性がある	透明
	キャッサバ*	球形	20	18	62.8	750	強い粘着性がある	透明
	くず	卵形	10	23	66.2	450	弾力性がある	透明
	さつまいも	球形、楕円形	15	19	68.0	510	ややもろく、硬い	透明
	じゃがいも	卵形	33	22	63.5	2200	ややもろく、硬い	透明
その他	サゴ	楕円形	31	26	71.0	135	さくっと割れやすい	透明−不透明

注）*タピオカともいう。
出典）川端晶子・畑明美『Nブックス　調理学』建帛社、2002年、p. 115に一部加筆。

(2) 化工でんぷん

天然でんぷんに化学的、物理的、酵素的に処理を行い、耐老化性、耐熱性、耐酸性などの機能特性を付与したものである。食品用として、でんぷん分解物、α化でんぷん、湿熱処理でんぷん、リン酸エステル化でんぷん、カルボキシメチル化でんぷんなどがある。これらのでんぷんは、冷凍食品、レトルト食品、麺類、練り製品、製菓などのほか、医薬品、治療食にも使用されている。

コラム1

化工でんぷんの用途

でんぷん分解物は、でんぷんを加水分解（糖化）して製造され、糖化程度はDE（Dextrose Equivalent）で示される。DEが小さくなるほど、少糖類や多糖類が多く、DE10以下はデキストリン、DE10～20はマルトデキストリン、DE 20～40は粉あめに分類される。粉あめは甘味度が低く大量摂取が可能であるためエネルギー補給に適している。糊化とともに瞬間乾燥して製造されるα化でんぷんは、水を加えると急速に糊化し、増粘剤として利用されやすい。湿熱処理でんぷんは、でんぷん粒子を密閉容器内で相対湿度100％の条件下で約100～125℃に加熱して製造する。でんぷん粒子内の結晶がより強い状態となり、耐熱性など安定した物理化学的性質が得られるが、消化性が低下することから食物繊維と類似の生理機能を示すレジスタントスターチ（コラム10〔p. 50〕参照）としても利用されている。

2) でんぷんの調理性

(1) 糊　　化

生でんぷん（βでんぷん）はアミロースとアミロペクチンが水素結合で規則的に集合した微結晶性部分をもつ。この微結晶構造をミセルという。でんぷん粒の水懸濁液を加熱すると、水分子がミセル構造に入り込んで膨潤し、ミセルがほぐれ、溶液は透明度を増して糊状になる。この現象を糊化（α化）といい、このときのでんぷんを糊化でんぷん（αでんぷん）という。生でんぷんはミセル構造をもつために、水に溶けず消化酵素などによる分解を受けにくいが、糊化でんぷんは酵素作用を受けやすく消化性が改善されている（図1-4-1）。糊化には、30％以上の水分が必要で、一般に60℃前後の温度から糊化が始まる。糊化温度や、糊化でんぷんの特性はでんぷんの種類によって異なる。さらに、各種調味料など共存する物質の影響を受ける。

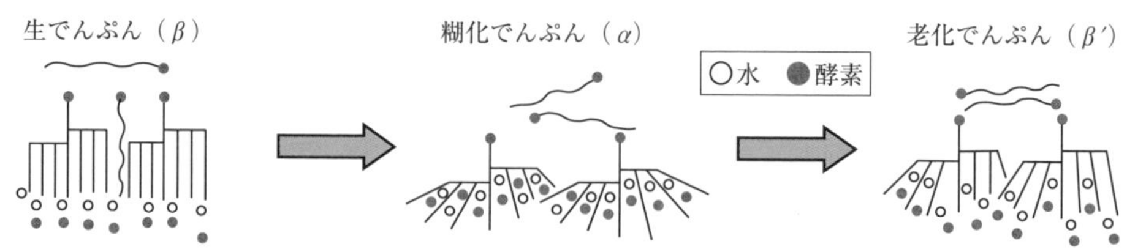

図1-4-1　でんぷんの糊化・老化の模式図

出典）松永暁子・貝沼圭二「澱粉質食品の老化に関する研究（第1報）米飯の老化について」『家政学雑誌』**32**(9)、1981年、655を改変。

① 砂糖　10～30％程度の添加では粘度や透明度が増し、ゲル強度を高める。また、老化防止にも役立つ。しかし、砂糖は一般的に親水性が非常に高いため、50％以上添加するとでんぷん粒の吸水が阻害され粘度が低下する。

② 食塩　じゃがいもでんぷんは食塩の添加によって粘度が低下するが、他のでんぷんに対する影響は少ない。

③ 酢　pH 3.5 以下で加熱すると酸による加水分解が起こり、粘度が低下する。

④ 油脂　でんぷんの膨潤糊化を抑制し、糊化開始温度を高める。食塩や醤油、食酢などの調味料はじゃがいもでんぷん糊液の粘度を低下させるが、このとき油が共存する調理（中国料理のあんかけ料理、溜菜（リュウツァイ）など）では、粘度低下が抑制される。

(2) 老　化

糊化でんぷんを常温で放置すると再びミセルが部分的に再構築されて、もとの生でんぷんに似た構造に戻るため、消化酵素の影響を受けにくくなる。これをでんぷんの老化（β'化）といい、老化したでんぷんを老化でんぷんという。老化が始まると離漿[1]が起こり白濁し、粘度が低下する。でんぷんの老化は水分30～60％、温度0～5℃、アミロース含量が多い場合に起こりやすい。アミロペクチン100％のもち米は老化しにくい。でんぷん性食品は冷蔵庫よりは冷凍庫保存の方が老化しにくい。糊化でんぷんを80℃以上または0℃以下で急速に脱水（水分15％以下）すれば、糊化でんぷんの分子間に水素結合が起こりにくくなり、老化を防止できる。せんべいやコーンフレークなどがこの例である。また、糖類は老化を抑制し、単糖類より二糖類の方がその効果は大きい。

(3) 低濃度での使用（粘性）

でんぷんは糊化すると粘稠性を生じ、付着しやすくなる。糊化でんぷんは加熱や撹拌を続けると、粒が破れて粘度低下（ブレークダウン）が起こる。一般に、地下でんぷんは粘度が高く、特にじゃがいもでんぷんは他のでんぷんに比べて最高粘度が高い（図1-4-2）。地上でんぷんは粘度が低いが、加熱による粘度低下が少なく安定している。でんぷん濃度の低い懸濁液（1～8％）を加熱したでんぷんゾルは、コロイド状であるため口あたりがよく、汁物などは温度

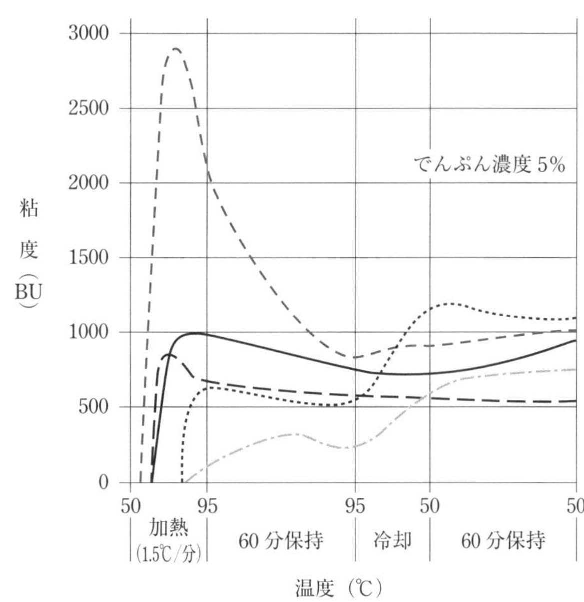

図1-4-2　でんぷんの粘度曲線（ブラベンダーアミログラム）

出典）今井悦子（編）『食べ物と健康―食材と調理の科学―』アイ・ケイ・コーポレーション、2012年、p. 29を改変。

1）ゼリー状食品や膨潤している物質の組織構造の収縮により、組織間に包含されていた溶媒が外に押し出され分離してくる現象をいう。

降下を遅らせ、保温効果を高める。あんかけでは調味料をからめるなどの効果がある。

(4)　高濃度での使用(ゲル化性)

でんぷんゾルは8～12％程度に濃度を高めると、冷却した場合にゲル化して形を保つようになる。ゲルの性状はでんぷんの種類、濃度、調味料、加熱および冷却条件によって異なるが、なめらかな口あたりと粘弾性のある歯ごたえとなる。

(5)　粉末でんぷんとしての使用(吸水性、結着性)

から揚げや肉団子などの調理ではでんぷんは粉末のままで利用され、水分を吸収したり、材料のつなぎとして役立っている。

(6)　パール状でんぷんの利用

代表的なのは、キャッサバの根茎部から採れるでんぷんを湿らせた状態で粒状に成形後、加熱して半糊化し乾燥させたタピオカパールである。スープの浮き実やゼリー、プディングなどのデザートに用いられ、調理用途も増えてきている。浸水させず沸騰湯で30分以上煮る方法が一般的であるが、煮崩れしやすく芯が残りやすいなどの問題がある。これを改善するための新たなゆで方としては、魔法瓶やマグボトルに熱湯とともにタピオカパールを入れて3～4時間保温する方法があり、芯が残らず形や食感の良好な仕上がりになる。タピオカパール以外には、サゴヤシのでんぷんを原料としたサゴパールなどもある。

3)　でんぷんの調理

(1)　うすくず汁、あん

汁やあんが濁らないよう透明度の高いじゃがいもでんぷんが用いられる。かき卵汁では0.8～1.5％のでんぷんを使用する。薄い濃度で汁にとろみを付けることによって、口あたりや保温性がよくなり、卵などの実が分散され沈みにくい。くずあんは調味料の浸透しにくい食品の調理に利用され、3～6％のでんぷんを用いる。調味液に濃厚な粘度がつくことで、味が付着しやすく、つやが出る。

(2)　カスタードクリーム

カスタードクリームは、牛乳、卵、砂糖に小麦粉またはとうもろこしでんぷんを加え、弱火で撹拌しながら煮て粘りを付けたクリームである。その際、でんぷんの糊化が不十分であると、口あたりがざらつく。

(3)　くずまんじゅう

くずでんぷんに水を加えて撹拌加熱し、半糊化状態であずきあんを包んだのち、蒸して完全に糊化した和菓子である。あんが包みやすく、仕上がりは透明で形が保たれることが望ましい。単一のでんぷんでこの条件を満たすものはないため、くずとじゃがいもを3：1で混合して用いるとよい。くずでんぷんは、付着性は低いものの伸展性が小さくあんを包みにくい。じゃがいもでんぷんは保形性が低く付着性は大きいが、伸展性が大きいため調理しやすくなる(図1-4-3)。

(4)　ブラマンジェ

ブラマンジェには、透明度は低いがゲル形成能が高いとうもろこしでんぷんが用いられる。とうもろこしでんぷん、砂糖、牛乳を合わせて弱火で撹拌しながら加熱した後、型に入れて冷

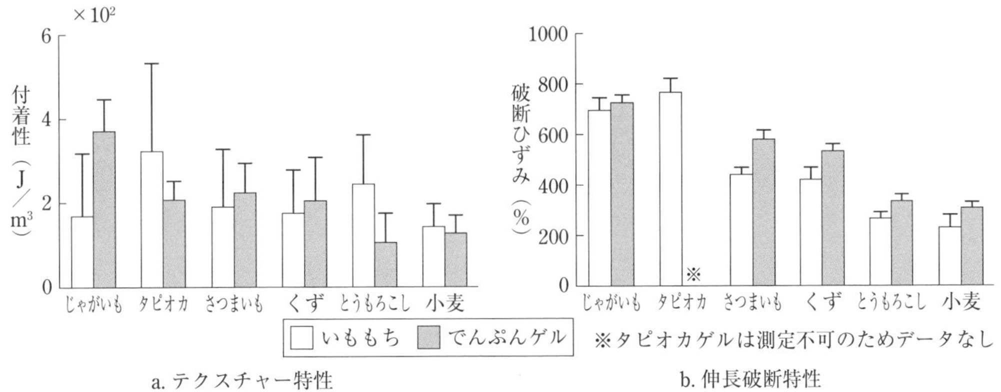

a. テクスチャー特性　　b. 伸長破断特性

図1-4-3　でんぷんの種類が異なるいももちと各種でんぷんゲルの特性

注）b. は、試料をプランジャーで伸長させて破断する際の、応力やひずみなどの特性を示す。
出典）山本誠子ほか「デンプンの種類が異なるいももちの物性と食味」『日本調理科学会誌』35(3)、2002年、242-249。

やし固める。とうもろこしでんぷんは糊化温度が高いため、加熱が不十分であるとやわらかく粉っぽいゲルになる。

2　ゼリー形成素材

ゲル化剤は食品を固める目的で使用され、主にゼリー菓子などのゲル状食品をつくる上で必要である。表1-4-2に示すように、ゲル化剤には動物性たんぱく質のゼラチン、植物や海藻に含まれる複合多糖類である寒天、カラギーナン、ペクチンなどがある。これらで調理したゼリーの特徴はさまざまで、加熱および冷却方法や共存する食品の成分などによっても大きく物性が変化するので、使用する目的に合わせて使い分ける必要がある。近年では、幼児・高齢者用食品にこれらのゲル化剤が利用されている。

1)　寒　　天

(1)　寒天の特徴

寒天は、紅藻類のてんぐさ、おごのりなどから熱水抽出された多糖類である。主成分はガラクトース誘導体であるアガロース（70 %）とアガロペクチン（30 %）である。100 g 中 80.9 g の食物繊維を含んでおり、整腸作用、血糖値や血圧の上昇抑制、コレステロール低下作用などを有するほか、低エネルギー食品として注目されている。寒天ゲルは、付着性は劣るが、ゼラチンに比べゲル化力が強く、弾力のある歯切れのよい食感が得られる。製品には、その形状により、角（棒）寒天、糸寒天、粉寒天などがある。

(2)　寒天の調理性

a)　膨潤・溶解

寒天は水に浸漬すると膨潤する。吸水膨潤の程度は水質、温度、浸漬時間、寒天の種類などによって異なる。寒天は一般に沸騰溶解させる。粉末は溶けやすく、角寒天では膨潤後細かくちぎって使用する。寒天濃度は 0.5～1.5 %ほどの範囲で用いる場合が多いが、高濃度の場合は

表1-4-2　主に食品用ゲル化剤として使用されるハイドロコロイドの種類と特性

種類／項目		動物系	植物系					
		ゼラチン	寒天	カラギーナン			ペクチン[1]	
				カッパー（κ）	イオター（ι）	ラムダー（λ）	高メトキシル（HM）	低メトキシル（LM）
原料		動物の骨皮（主に牛、豚）	海藻（てんぐさ、おごのり）	海藻（きりんさい、すぎのり、つのまた）成分的に3画分に分別され、タイプが異なる			果物、野菜（柑橘類、りんご等）	
形状		粉状、板状	粉・棒・糸状	粉状			粉状	
溶解性	冷水	不溶	不溶	不溶	不溶	可溶	不溶	可溶
	熱水	可溶	可溶（90℃以上）	可溶（70～80℃）	可溶（70～80℃）	可溶	可溶	可溶
	アルコール	50%濃度まで可溶	不溶	約40%濃度まで可溶			可溶	不溶
溶解の下準備		浸水して膨潤 板：20～30分 粉：5～10分 顆粒：浸水の必要なし	浸水して膨潤 粉：5～10分 棒：30分～1時間	粒の細かい砂糖と混合しておく			粒の細かい砂糖と混合しておく	
溶解温度		40～50℃	90～100℃	60～100℃	40～50℃	冷水に溶ける	90～100℃	
ゲル化の条件	濃度	2～4%	0.5～1.5%	1～2%（0.1%～）[2]		ゲル形成能なし	0.5～1.5%	
	温度	10℃以下	28～35℃	40～45℃		–	室温（条件による）	
	pH	酸にやや弱い（pH 3.5～）	酸に弱い（pH 4.5～）	酸にやや強い（pH 3.2～）			酸はゲル化に必須（pH 2.7～3.2）	酸にやや強い（pH 3.2～6.8）
	その他	たんぱく質分解酵素を含まない		K^+、Ca^{2+}によりゲル強度増大	Ca^{2+}によりゲル強度増大		多量の砂糖（50～70%）	Ca^{2+}でゼリー化、ペクチン1gに対し20～25mg
ゲルの特性	口あたり	やわらかく特有の粘りがある	もろいゲル	もろいゲル	弾力に富む	–	弾力に富む	粘り、弾力性あり
	融点	20～35℃	80℃前後	60～65℃		–		60℃以上
	保水性	離水傾向小	離水傾向大	離水傾向大	離水傾向小	–	離水傾向小	
	耐熱	×	×	○	○	○	○	○
	耐酸	△	×	△	△	△	◎	◎
	耐塩	△	×	○－△	◎	◎	–	×
	耐酵素	×	◎	◎	◎	◎	–	×
	耐冷凍	×	×	○	–	–	○	○
	消化吸収	○	×	×	×	×	×	×

注）1）ペクチン中のメトキシル基含有量で、7%以上を高メトキシル（HM）ペクチン、7%以下を低メトキシル（LM）ペクチンとして区分される。
2）低濃度での食感や、他のゲル化剤との組み合わせ等による。

出典）菅野道廣ほか（編）『健康・栄養科学シリーズ　食べ物と健康Ⅱ　食事設計と栄養』南江堂、2005年、p. 57に一部加筆。

表 1-4-3　寒天に砂糖を加えたゼリーの凝固温度と融解温度

寒天濃度(%)	砂糖濃度(%)	凝固温度(℃)	融解温度(℃)	寒天濃度(%)	砂糖濃度(%)	凝固温度(℃)	融解温度(℃)
0.5	0	28.0	77.7	1.5	0	34.1	80.5
0.5	10	28.0	78.5	1.5	10	35.0	83.0
0.5	30	29.6	81.3	1.5	30	36.0	84.5
0.5	60	32.5	90.3	1.5	60	40.0	93.7
1.0	0	32.5	78.7	2.0	0	35.0	81.3
1.0	10	32.8	80.5	2.0	10	36.0	83.5
1.0	30	34.1	82.5	2.0	30	37.7	86.0
1.0	60	38.5	91.3	2.0	60	40.7	96.2

出典）山崎清子ほか『NEW 調理と理論』同文書院、2011 年、p. 491。

溶けにくいため 1 %ぐらいからゆっくり溶解して煮詰めるとよい。

b)　凝固・融解

ゲル化温度は 35 ℃前後であるが、寒天の種類や濃度、添加する調味料などにより影響を受け、10〜13 ℃ぐらいの差が出る（表 1-4-3）。ゲル強度は、角寒天 1 に対して、糸寒天では 0.8〜0.9、粉寒天では 0.5 の割合でほぼ等しくなる。再度 80〜90 ℃に加熱すると溶解する熱可逆性ゲルである。

c)　離　　漿

寒天ゲルを放置しておくと表面から水が浸み出てくる。この現象を離漿（りしょう）（シネレシス）という。これはゲルを構成している網目構造が徐々に収縮し、網目に包含された遊離水を放出するためである。離漿量は寒天の種類や濃度、ゼリー強度、添加物、放置温度などにより影響される。

d)　添加物の影響

砂糖の添加量を増やすと寒天ゲルは粘弾性が強く硬くなり、透明度も増し、離漿も少なくなる。寒天は酸と一緒に加熱するとゲル化しにくく、こしの弱いゲルとなる。脂肪、たんぱく質、乳糖、牛乳、でんぷんなどを混ぜる場合もゼリー強度が低下する。

(3)　寒天の調理

a)　水ようかん、あわ雪かん

寒天溶液よりも比重が軽い起泡卵白を加えるあわ雪かんや、逆に比重の重いあんを混ぜる水ようかんをつくる場合には、凝固温度付近で合わせて型に流し込み、冷却すると分離を防ぐことができる。

b)　果 汁 か ん

果汁を添加して加熱すると、その有機酸により寒天が加水分解してゼリー強度が低下する。寒天を溶解後、両方の溶液の温度が 60 ℃以下になってから合わせると、ゼリー強度の低下を防ぎ、果汁の風味を保つことができる。

2)　ゼラチン

(1)　ゼラチンの特徴

ゼラチンは、動物の骨、皮などの結合組織の主体であるコラーゲンから熱水抽出された誘導たんぱく質である。市販品には板状、粉末状（粒状・顆粒状）がある。ゼラチンの構成アミノ酸の主体はグリシンであり、プロリン、ヒドロキシプロリンも多く含まれる。必須アミノ酸であるトリプトファンを含まないのでたんぱく質としての栄養価は非常に低い。ゼラチンは、たんぱく分子構造中の3本のポリペプチド鎖からなる3重らせん構造が架橋領域を形成することによりゾル−ゲル転移が起こる。ゼラチンゲルは透明度が高くやわらかい粘稠なゲルである。付着性が高いので多層ゼリーに向くが、型から出しにくい欠点もある。高濃度のゼラチンゲルであるグミは強い歯ごたえと弾力性があることから咀嚼力を強化する食品として期待されている。

(2) ゼラチンの調理性

a) 膨潤・溶解

ゲル形成のために使用される濃度は約2〜4％である。10倍程度の水を加えて、粉末で5〜10分、板状で20〜30分くらいおいて膨潤させる。過度の加熱はゼラチンを低分子化させゲル形成能を低下させるため、約40〜60℃の加熱で溶解する。湯煎加熱ではより安定した硬さのゲルが得られる。従来のゼラチンに加えて、膨潤させずに40〜80℃の湯で溶解させることができる扱いやすい顆粒ゼラチンが市販されている。

b) 凝固・融解

ゼラチンの凝固温度は低く、氷水を用いるか冷蔵庫に入れて10℃以下に冷却するとゲル化する。冷却時間が長く、冷却温度が低いほどゼリー強度は強くなる。ゼラチンゼリーの融解温度は25℃前後であり、体温以下で溶けるので（図1-4-4）、口あたりが非常によい。ただし、室温が高い場合には容易に融解するので、できるだけ食べる直前に冷蔵庫から出す。また、ゼラチンは常温に近い温度でゾル−ゲル転移を繰り返すことのできる熱可逆性ゲルであり、ゼリーを容易につくり直すことができる。

c) 添加物の影響

砂糖は添加する濃度が高くなるに従い、凝固温度、ゲルの融解温度、硬さ・弾力性を高め、ゼリー強度は大きくなる。果汁などの酸を加えるとゼラチンの等電点（pH 4.5〜5.0、表1-3-3〔p. 63〕参照）付近ではゼラチン分子間の凝集力が大きくなり硬いゲルとなるが、さらに添加量を増やしてpHを低下させるとゲル強度は低下する。また、パイナップル、キウイなどのたんぱく質分解酵素を含む食品を生のまま加えると、ゼラチン分子が加水分解してゲルは形成されない。この場合、あらかじめ果汁を短時間加熱して酵素を失活させるか缶詰を用いる。

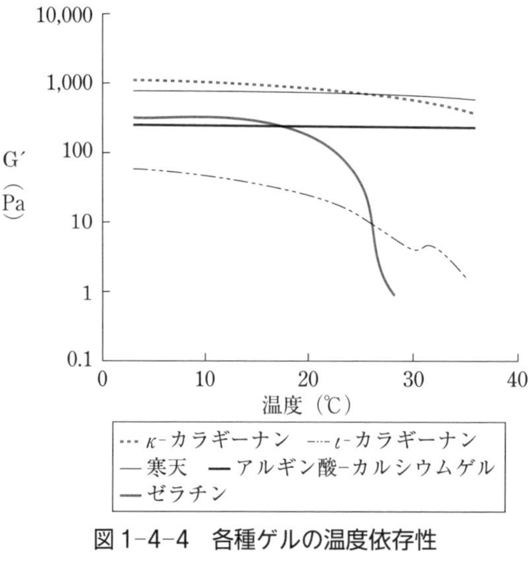

図1-4-4　各種ゲルの温度依存性

出典）埋橋祐二・酒井武彦・西成勝好ほか（編）『食感創造ハンドブック』サイエンスフォーラム、2005年、p. 363。

(3) ゼラチンの調理

a) 二色ゼリー

二層の異なるゼリーを重ねる場合は、下層のゼリーがほぼ固まった状態で、で

コラム2

咀嚼・嚥下困難者のためのテクスチャー調整

咀嚼・嚥下機能の低下した高齢者や嚥下障害をもつ患者では、食べ物が残留しやすく、これが気道に流れ込むと（誤嚥）肺炎を発症することがある。安全に食べ物を飲み込めるようにするために、テクスチャー調整剤としてゲル化剤、でんぷん類のほか増粘剤などが使用されている。

お茶や汁物など咽頭へ流れ込む速度が早い食べものにとろみを付けることにより、食べ物を食道へと送りやすくなる。また、きざみ食にも水分ととろみを加えることで食べやすくなる。

とろみ調整には、主原料がでんぷん系の増粘剤や、増粘多糖類のグアーガム系、キサンタンガム系の増粘剤がある。従来から寒天やゼラチンなどのゲル化剤も利用されているが、近年ではこれらも改良され、介護用として使いやすい製品が市販されている。しかし、料理に添加した際のとろみは、使用する増粘剤の種類、使用量、時間の経過によって異なる。喫食者の状態、調理の形態および各テクスチャー調整食品の特徴をよく理解して使い分けることが必要である。また、テクスチャーだけでなく、食べておいしい高齢者食、嚥下食を提供することが望まれる。

きるだけ高温の上層ゼリー液を流し入れる。ゼラチンゼリーは粘弾性が高く、付着力が強いので、二層のゲルはよく接着する。

b）ババロア

砂糖、卵黄、牛乳と合わせたゼラチンゾルに起泡クリームを混合して固めたものである。ゼラチンゾルよりも比重が軽い起泡クリームを均一に分散し固めるためには、ゼラチンゾルを冷却し、凝固直前の粘度が高くなる25℃で起泡クリームを加えて撹拌後型に流して冷やす。

3）その他のゲル化剤

（1）カラギーナン

ガラクトースを主成分とする多糖類であるガラクタンの一種で、つのまた、すぎのりなどの紅藻類から熱水抽出される。**カラギーナン**は含有する硫酸基の位置とアンヒドロ糖の位置でκ（カッパ）、ι（イオタ）、λ（ラムダ）の3種に区別される。そのうちκ-成分はK^+とCa^{2+}、ι成分はCa^{2+}によりゲル形成能が増す。λ成分はゲル化せず、増粘安定剤として使用されている。カラギーナンゲルは構造の似た寒天に比べて透明性が高く、離漿が少ない。ゲルは熱可逆性で融解温度も低い（図1-4-3）のでなめらかな口あたりである。

（2）ペクチン

ペクチンは、D-ガラクチュロン酸を主体とする多糖類の混合物であり、野菜や果実、特に柑橘類に多く含まれている。全ガラクチュロン酸のメトキシル含量の程度によって、**高メトキシルペクチン**（HM）と**低メトキシルペクチン**（LM）に分類される。HMを用いたゼリーを一般にペクチンゼリーといい、糖度55％以上、pH 3.0付近でゲル化する。LMは、糖度、pHに関係なく多価金属イオン（Ca^{2+}、Mg^{2+}など）の存在でゲル化する。酸性乳（ヨーグルトなど）のカゼイン凝集を防ぐ安定剤として用いられているほか、ゲル化に糖を必要としないので、低エネルギーのゼリー調製や増粘剤として利用される。

（3）コンニャクマンナン

こんにゃくの塊茎に含まれる難消化性多糖類でグルコマンナンの一種である。こんにゃく粉を水に膨潤させ、粘性の高いコロイド状態になったものにアルカリ性塩類（水酸化カルシウム）

を添加して加熱すると凝固し弾力のあるゲル（こんにゃく）となる。また、カラギーナンや寒天など他のゲル化剤と混合し、ゼリーや飲料に利用されている。

3 砂　　糖

1) 砂糖の種類と特徴

砂糖は、製造法やその特徴により分類される。調理で使用される砂糖のうち、日本で最も使用量が多いのは上白糖である。上白糖は結晶が細かく、少量の転化糖（ブドウ糖と果糖の混合物）と水分を含むためしっとりとした風味をもつ。グラニュー糖は上白糖よりも結晶が大きく、砂糖の主成分であるショ糖（スクロース）の純度が高いのでさらさらとしたくせのない淡白な甘さをもつ。白双糖はざらめとも呼ばれ、結晶がグラニュー糖よりも大きく、無色透明で、高級な菓子や飲料に使われている。さらに粒度が大きくなったのが氷砂糖で、溶けるのに時間がかかるため、果実酒をつくるのに適している。ケーキなどを飾る粉糖（パウダーシュガー）は、グラニュー糖を細かく粉砕したものである。

2) 砂糖の調理性

(1) 甘味としての働き

砂糖の甘味度はいずれの濃度においても温度に影響されず常に一定である。そのため、甘味度の評価では砂糖溶液と比較した値で示される。

(2) 溶　解　性

砂糖は親水性で水に溶けやすく、その溶解度は表1-4-4に示すように、0℃で64.2％、100℃では82.9％と温度が上昇するにつれて高くなる。また、各温度の溶解度における砂糖の比重は温度の上昇とともに大きくなる。

(3) 防腐作用

食品に砂糖を加えるとショ糖が水和して自由水が減少するので、微生物の繁殖が抑えられ保存性が増す。

表1-4-4　種々の温度に対するショ糖の溶解度

温度℃	溶液100g中におけるショ糖のg数または％	100gの水に溶けるショ糖のg数	溶液の比重
0	64.18	179.2	1.31
10	65.58	190.5	1.32
20	67.09	203.9	1.33
30	68.70	219.5	1.34
40	70.42	233.1	1.35
50	72.25	260.4	1.37
60	74.18	287.3	1.38
70	76.22	320.5	1.39
80	78.36	362.1	1.40
90	80.61	415.7	1.42
100	82.87	487.2	1.44

出典）山崎清子ほか『NEW 調理と理論』同文書院、2011年、p.176を改変。

(4) ゼリー形成

多糖類のペクチンを含む果物に適度な比率で酸と砂糖を加えて加熱するとペクチンをゲル化してゼリーを形成する。砂糖はペクチンから水分を奪い、ペクチン分子が相互に網目構造をつくることを容易にする。

(5) でんぷんの老化防止

糊化したでんぷんに砂糖が共存すると、砂糖が水を抱え込む。砂糖に水分が奪われて少なくなると糊化でんぷんは老化しにくくなり、やわらかさを保つことができる。

(6) たんぱく質凝固抑制作用

カスタードプディングなどの卵調理では砂糖の添加により熱変性を抑制し、ゆっくり凝固するため、すだちにくくなめらかな食感となる。

(7) アミノカルボニル反応

ケーキなどに焼き色がつくのは、ショ糖が転化して生じる還元糖と卵や牛乳などに含まれるアミノ酸が反応して褐色のメラノイジンが形成されるためである。この反応をアミノカルボニル反応（p. 26 注 7)、p. 69 注 3) 参照）という。

3) 砂糖の調理

砂糖の濃厚溶液は加熱温度によって物性が異なる。煮つめ温度によって砂糖溶液の冷却後の状態が変化することを利用し、各温度帯によって調理に利用されている（表 1-4-5）。

(1) シロップ

ホットケーキやみつ豆、奶豆腐などに用いられる濃厚な砂糖溶液である。シロップは冷蔵（5℃）しても結晶の生じない透明な溶液であることが望ましい。そのためシロップは、65 %以下にする必要がある。表 1-4-6 に示すように、砂糖溶液は加熱すると水の蒸発により濃度が増し、沸騰点も上昇するため、目的の砂糖濃度とするためには、その沸騰点に達するまで砂糖液を加熱すればよい。砂糖に同量の水を加えて 103 ℃に加熱することで砂糖濃度約 60 %のシロップとなる。

(2) フォンダン

砂糖溶液を 106～107 ℃（砂糖濃度約 70 %）に加熱した後、40 ℃に冷却した過飽和溶液に撹拌

表 1-4-5　砂糖溶液の加熱による状態変化

温度℃	加熱中	水中（15 ℃）	調理
103～105	細かい泡 消えやすい大きな泡	散る	シロップ、ホットケーキ、みつ豆、寄せ物のかけ汁、飲料の甘味
106～115	一面に泡 やや消えにくい泡	ゆるやかに散る やわらかい球	フォンダン、106 ℃で流動状、115 ℃で固形状（衣掛け）ジャム、バタークリーム用、製菓デコレーション、ボンボン
115～120	粘りのある泡 消えにくい泡	やや硬いが押すとつぶれる球（軟→硬）	砂糖衣、キャラメル、イタリアンメレンゲ、かりんとう、撹拌すると粗い結晶析出
140～165	消えにくい大きな泡 淡黄色に色付く	（糸を引く） 硬いが落とすと割れやすい球	抜糸、140 ℃銀糸、160 ℃金糸、タフィー、キャンディー、あめ細工、黄金糖、かるめ焼き
170～180	黄褐色 褐色 カラメル臭	円板状に固まる	カラメル、コンソメやソースの着色風味付け

出典）金谷昭子（編）『調理学―食べ物と健康―』医歯薬出版、2004 年、p. 163。

表 1-4-6　ショ糖溶液の沸騰点（Browne による）

ショ糖%	10	20	30	40	50	60	70	80	90.8
沸騰点℃	100.4	100.6	101.0	101.5	102.0	103.0	106.5	112.0	130.0

出典）山崎清子ほか『NEW 調理と理論』同文書院、2011 年、p. 178。

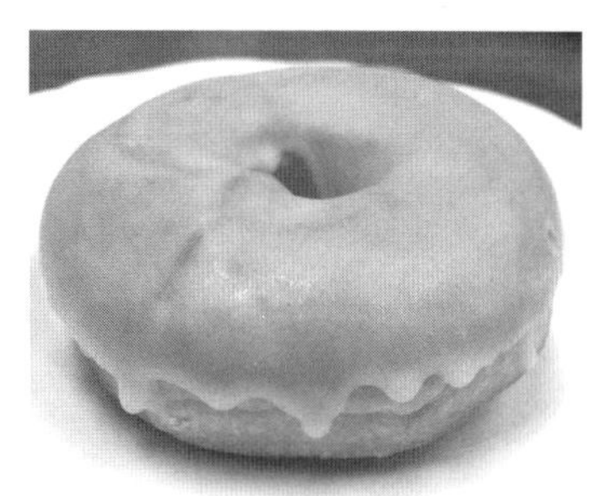

図 1-4-5　ドーナツのフォンダンがけ

などの刺激を与え、再結晶させたものである。微小な砂糖の結晶がシロップに均一に分散した状態であり、クリーム状となる。やわらかいうちにケーキ、ドーナツやビスケットにかける（図 1-4-5）。

(3)　砂　糖　衣

115〜120 ℃に加熱した濃厚砂糖溶液に、ピーナツやあられなどの材料を入れて手早く撹拌し、材料全面に結晶を付着させたものである。撹拌により温度が下がり、過飽和状態となって結晶が生成し材料を覆う。結晶はフォンダンより粗く硬い口あたりとなる。いり豆やかりんとうなどの糖衣に用いられる。

(4)　抜　　糸

砂糖溶液を加熱すると 140 ℃くらいからショ糖が加水分解して転化が進み、糸を引いてあめ状に固まるようになる。中国料理の抜糸（バースー）は、この濃厚砂糖溶液を結晶させず、糸を引くようにしてさつまいもや栗などの材料にからませる調理で、水をくぐらせ固めた糸を切って食する。140 ℃では色づきが弱いため銀糸（インスー）、160 ℃では黄色に色づくので金糸（チンスー）という。砂糖溶液に少量の酸や異性化糖を加えると、加水分解が促進されるため転化糖が多くなり、あめの結晶化を防ぐことができる。

(5)　カラメル

砂糖を 160 ℃以上に加熱し続けるとさらに分解が進み、褐色の香ばしいカラメルができる。カスタードプディング用のカラメルソースは砂糖液を 170〜180 ℃に加熱した後、湯を加えてのばしてつくる。また、着色料として菓子類や醤油、ソース、スープなどに用いられている。

4　油　脂　類

1)　油脂の特徴

食用油脂は、植物の種実から採油するものと、動物から採油するものがある。その主成分は中性脂質のトリグリセリドであり、エネルギーや必須脂肪酸の供給のために重要である。また、脂溶性ビタミンの消化、吸収を向上させる効果もある。油脂の性状や特徴は脂肪酸の種類とその含有量により異なる（表 1-4-7）。油脂は熱媒体としても優れており、100 ℃以上に加熱調理することが可能である。また、食品の風味を高め物性に変化を与える。しかし、食用油脂は不飽和脂肪酸や遊離脂肪酸を含むため劣化、酸敗しやすい。この現象は、温度、光、金属などによって促進されるので、密閉容器に入れて冷暗所に保存する必要がある。

2)　油脂の調理性

(1)　融　　点

一般に、動物性油脂は融点が高く、植物性油脂は融点が低い。油脂の融点は構成する脂肪酸の影響を受け、炭素数の増加に従って高くなり、炭素数が 10 を超える飽和脂肪酸は常温で固体となる。また、同じ炭素鎖数の脂肪酸では不飽和度が高いほど融点が低い。

表 1-4-7 油脂の脂肪酸組成と油脂の性質（g/脂肪酸総量 100 g あたり）

食用油脂		飽和脂肪酸（g）				一価不飽和脂肪酸	多価不飽和脂肪酸		融点（℃）
		ラウリン酸 12：00	ミリスチン酸 14：00	パルミチン酸 16：00	ステアリン酸 18：00	18：1 計* 18：01	リノール酸（n-6） 18：02	α-リノレン酸（n-3） 18：03	
動物脂類	有塩バター	3.6	11.7	31.8	10.8	22.2	2.4	0.4	28〜38
	ラード	0.2	1.7	25.1	14.4	43.2	9.6	0.5	28〜48
	牛脂	0.1	2.5	26.1	15.7	45.5	3.7	0.2	40〜50
植物油脂類	とうもろこし油	0	0	11.3	2.0	29.8	54.9	0.8	−15〜−10
	大豆油	0	0.1	10.6	4.3	23.5	53.5	6.6	−8〜−7
	ごま油	0	0	9.4	5.8	39.8	43.6	0.3	−6〜−3
	サフラワー油（ハイオレイック）	0	0	4.7	2.0	77.1	14.2	0.2	−5
	サフラワー油（ハイリノール）	0	0	6.8	2.4	13.5	75.7	0.2	−5
	なたね油	0.1	0.1	4.3	2.0	62.7	19.9	8.1	−12〜0
	綿実油	0	0.6	19.2	2.4	18.2	57.9	0.4	−4〜6
	オリーブ油	0	0	10.4	3.1	77.3	7.0	0.6	0〜6
	やし油	46.8	17.3	9.3	2.9	7.1	1.7	0	20〜28

＊本表では「18：1（n-9）オレイン酸」と「18：1（n-7）シス-バクセン酸」の合計値を示した。

備考）食品番号 14015 牛脂 試料：いり取りしたもの。食品番号 14008 なたね油 試料：低エルカ酸の精製油およびサラダ油。食品番号 14001 オリーブ油 試料：エキストラバージンオイル

出典）『日本食品標準成分表 2020 年版（八訂）脂肪酸成分表編』文部科学省 科学技術・学術審議会 資源調査分科会報告（2015 年公表）を参照し作表。

(2) 発煙点・引火点・発火点

200〜230 ℃付近まで加熱をすると油が分解されて油煙が出る。これを発煙点といい、加熱劣化の進んだ油脂は発煙点が低下する。引火点は、燃焼が始まるのに十分な成分がある状態の最低温度である。さらに加熱を続けると油脂の熱分解が進み自然に発火する（発火点、燃焼点ともいう）。多くの油脂の引火点は 230〜280 ℃付近であり、発火点は 300 ℃を超える。

(3) 粘　　性

一般的に脂肪酸の粘度は、炭素鎖が長い方が高く、また不飽和度が増すに従い低くなる。温度が高くなるほど粘度は小さくなるが、酸化や熱により油脂の重合が進むと高くなる。

(4) 乳 化 性

油と水は混ぜ合わせても時間の経過に伴い分離する。ここに界面活性物質（乳化剤）を加えると、一方を微細な粒子にして他方の液体に分散させることができる。このような状態をつくる操作を乳化といい、できた液を乳濁液（エマルション）という。複合脂質やモノ・ジグリセリドは分子内に親水基と親油基をもつため乳化作用がある。乳化の型には水の中に油が分散している水中油滴型（O/W 型、oil in water）と、油の中に水が分散している油中水滴型（W/O 型、water in oil）の 2 つがある（図 1-4-6）。O/W 型には、マヨネーズ、牛乳、生クリームなどがあり、W/O 型にはマーガリン等がある。近年では、ホイップクリーム、マヨネーズ、バタークリームなど、多相エマルションの W/O/W 型や O/W/O 型の製品も開発市販されている。

(5) ショートニング性

クッキーやビスケットがサクサクと軽い口あたりになるのは、バターやマーガリンなどの固形油脂が、小麦粉グルテンの形成を抑え生地にもろさを付与するためである。これをショートニング性という。油脂の配合量が多くなるほど、もろく砕けやすい仕上がりになる。

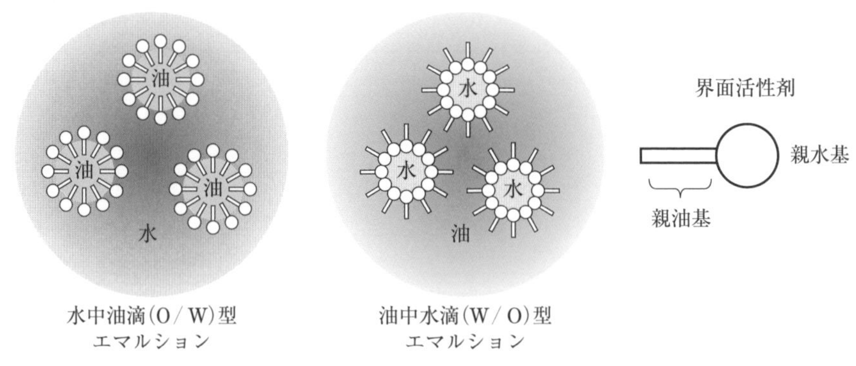

図 1-4-6　エマルションの模式図

(6)　クリーミング性

バター、マーガリン、ラードなどの固形油脂を撹拌することにより細かい気泡を抱き込みクリーム状になる。このような性質をクリーミング性という。バターケーキなどでは、膨化剤から出た二酸化炭素や生地の中で発生した水蒸気のほか、油脂に混ぜ込まれた気泡によって膨化する。

3)　油脂の調理

(1)　マヨネーズソース

マヨネーズソースは、卵黄を乳化剤にして酢と油を撹拌し乳化した水中油滴型（O/W 型）のソースである。卵黄と酢、塩、マスタードを混ぜ合わせた中にサラダ油を少しずつ加えながらよく混ぜると分離せず、なめらかな口あたりとなる。

(2)　ビネグレットソース

ビネグレットソースはサラダ油と酢を主材料にしたソースで、一般にサラダの調味に使用される。加える香辛料や調味料の乳化性を利用して一時的に乳化させるために、使用直前に撹拌または振盪（しんとう）してから用いる。

5　嗜好飲料

1)　茶

茶はツバキ科の常緑樹で、生の茶葉には強力な酸化酵素があり、製茶の工程での酵素作用の働きにより、分類することができる。茶にはタンニン類（渋味）、カフェイン（苦味、刺激作用）、テアニン（うま味）が含まれている。タンニン類のカテキンは抗ウィルス、抗菌作用、抗酸化作用、カフェインは脳神経を興奮させる覚醒作用とともに利尿作用などの機能性が示されている。

(1)　緑　　茶

茶の新芽を短時間蒸熱処理することで酸化酵素による発酵を止め、揉みながら乾燥させた不発酵茶である。緑茶の水溶性成分は、カフェイン、タンニン、遊離アミノ酸のほか、ビタミンC

が含まれている。玉露や上煎茶は湯温を50～60℃の低温にし、タンニンの浸出を少なくし、テアニン、グルタミン酸などのうま味成分を浸出させる。番茶はテアニンが少ないので、100℃でタンニンの渋味を浸出させて賞味する。抹茶は玉露を粉末にしており、茶の成分をすべて飲むことができる。

(2) ウーロン茶

茶葉を萎凋（いちょう）して、50～55％発酵させた半発酵茶であり、中国茶の主流である。沸騰した湯を用い、1分おいてから賞味する。良質の茶葉を使用した場合では6、7煎目まで賞味することができるが、抽出回数が増すごとに蒸らし時間を長くするとよい。

(3) 紅　　茶

紅茶は茶葉をよく揉みながら萎凋させるため、茶に含まれている酸化酵素により発酵させた発酵茶である。発酵過程で特有の香りと色が生成するが、ビタミンCは失われる。浸出液の色は**テアフラビン**（赤色系）、**テアルビジン**（橙褐色系）である。沸騰した湯を用い保温しながら3、4分おいて浸出させる。タンニンが多い茶葉を用いると、温度低下によりカフェインとタンニンの化合物が析出して混濁し、**クリームダウン**を起こす。また、紅茶にレモンを入れると酸性になり、テアルビジンが退色して色が薄くなる。

2) コーヒー

乾燥したコーヒー豆を200～250℃で15～20分焙煎することにより香ばしい香りが生じ、焙煎条件により色・味が異なる。コーヒーの香気成分はカフェオールで、苦味成分はカフェインとクロロゲン酸である。コーヒー浸出液を乾燥して粉末化したものがインスタントコーヒーである。コーヒーの入れ方には、ドリップ式、サイフォン式、パーコレーター式などがある。ドリップ式では、挽いたコーヒー粉末に少量の熱湯を注いで膨潤させた後、ゆっくりと熱湯を注ぎながら抽出するとよい。

3) 清涼飲料水

清涼飲料水は、アルコール分を含まない（アルコール分1％未満）飲料水のことであり、果汁飲料、炭酸飲料、スポーツ飲料、ミネラルウォーターなど他種多様である。スポーツドリンクは、各種ビタミン類、有機酸、糖類、無機質（Na・K・Ca・Mgなど）が含まれており、体液に近い組成で、運動時の水分、塩分の補給に適している。一方で、市販される清涼飲料水の多くは糖質含有量が高く、これらを大量に飲み続けることによって急性の糖尿病（ペットボトル症候群）が発症することがあるため、摂取量に注意する。

4) アルコール類

製造方法によって、醸造酒、蒸留酒、混成酒の3種に大別される。醸造酒とは、果実や穀類などを原料としてこれを発酵させてつくった酒で、そのままか、ろ過して飲む。最も古くから行われてきた酒のつくり方で、代表的なものにワイン、ビール、清酒などがある。蒸溜酒とは、大麦、ぶどう、さとうきびなどを原料とし、これらを発酵させてアルコール分をつくり、さらに蒸溜してアルコールの割合を増したもので、ウイスキー、ブランデー、ラムなどがある。混

コラム3

嗜好飲料とポリフェノール

茶、コーヒー、ココア、赤ワインおよび果汁など、嗜好飲料にはポリフェノール成分を含むものが多い。ポリフェノールは、植物が産生する特有成分で、フェノール性水酸基（OH 基）を複数もつことが特徴である。これらは、コーヒーに含まれるコーヒー酸やクロロゲン酸などのフェノール類、茶類に含まれるカテキンやそば茶のルチンなどのフラボノイド類、赤ワインのレスベラトロールに代表されるスチルベンに分類される。また、これらの化合物が重合したタンニンなども含めると、その種類は300種を超えるといわれている。

ポリフェノールの最も重要な働きは抗酸化作用（還元作用）である。フェノール性水酸基の水素原子を相手に与えて自身が酸化されることで、各種疾病の原因となる活性酸素を無毒化する。そのほか抗動脈硬化、抗アレルギー、血流増強、抗がん作用など、ポリフェノールの機能性についてはさまざまな報告がある。一方でポリフェノールは、苦味や渋味を感じさせる成分でもある。最近では、ポリフェノールを高濃度で含む飲料も市販されている。しかし、機能性成分の摂取に気をとられておいしさが損なわれないよう、食生活を豊かにするものとして嗜好飲料を利用したい。

成酒とは、醸造酒や蒸溜酒に香料、着色料、調味料を加えたもので、みりんやリキュールなどがある。アルコール飲料は、食品の風味やテクスチャーを向上させる、保存性を高めるなどの調理性をもつ。

6 うま味抽出液

だし汁は、肉や野菜、きのこや海藻に含まれるうま味を抽出した液体である（表1-4-8）。うま味成分である呈味性のアミノ酸や核酸を豊富に含み、栄養上の価値も高い。汁もののほか、煮込み、調味液やソースなどに使用する。うま味抽出液は使用する水の硬度により抽出される成分に差が生じる。和風だしでは軟水を用いることで嗜好性の高いだしを調製できる。洋風だしを抽出する際に硬水を使用すると水中のCaがあくを吸着することで清澄なだしを抽出することが可能となる。

1) 和風だし

使用される食品は、かつお節、煮干し、昆布があり、一番だし、二番だしなどがある。必要量の10～20％増しの水を沸騰させ、2～4％のかつお節を弱火で0.5～1分の短時間加熱後、火をとめて2、3分静置した後こして用いる。二番だしは、かつおのみに使用し、一番だしの残り材料に、最初の2分の1量の水を加え加熱し、沸騰後2、3分して上澄液を使用する。そのため、一番だしは二番だしに比較し、うま味が強い（表1-4-9）。煮干しだしは、うま味の少ない頭と内臓を取り除いたあと、30～60分水に浸し膨潤させてから加熱し、沸騰後1分くらいでこす。昆布は高温加熱により粘性のアルギン酸が溶出し、口あたりが悪くなるので水出し法が適する。加熱する場合は水浸後80℃までの加熱にし、加熱しすぎないようにする。

表 1-4-8 だし汁の材料とそのとり方

	材料	使用量%	主なうま味成分	だし汁のとり方
和風	かつお節	一番だし 2～4	5'-イノシン酸 ヒスチジン	1. 水が沸騰したら、かつお節を入れ、約1分加熱後火をとめ、かつお節が沈んだら上澄みを取る。 2. 90℃の湯に入れて加熱沸騰後、直ちに火をとめて上澄みを取る。 これらを一番だしという。
	かつお節 一番だしの だしがら	二番だし 4～8	同上	一番だしを取ったかつお節に半量の水を加えて3分沸騰を続けて火をとめる。かつお節が沈んだら上澄みを取る。 これを二番だしという。
	昆布	2～5	L-グルタミン酸	1. 水に昆布を入れて30～60分浸出する（水出し法）。 2. 水に昆布を入れて30分以上浸漬し、火にかけて沸騰直前に昆布を取り出す（煮出し法）。
	かつお節 昆布の 混合だし	1～2 1～2	5'-イノシン酸 L-グルタミン酸	1. 水に昆布を入れ沸騰直前に昆布を取り出し、かつお節を入れ、沸騰したら火をとめ上澄みを取る。 2. 昆布を30～60分水浸したあと、昆布を取り出して火にかけ、沸騰したら、かつお節を入れ、再び沸騰したら火をとめて上澄みを取る。
	煮干し	3	5'-イノシン酸	1. 30分水浸後98℃で1分加熱。 2. 煮干しを水から入れて火にかけ、沸騰したら2～3分煮て火からおろす。小さく裂くか、粉末にする方がうま味成分の浸出はよい。
	干ししいたけ	1～2	5'-グアニル酸	低温の水に1時間くらい浸す。 時間がない場合は40℃以下のぬるま湯を用いる。 （干ししいたけにはグアニル酸とともに45～50℃で活性化するグアニル酸分解酵素が含まれるため、この範囲で戻すとうま味成分が減少する）
洋風	牛のすね肉 にんじん たまねぎ セロリ 香草 塩	30～40 20 0.5	L-グルタミン酸 5'-イノシン酸 有機塩基	鍋に角切りまたはひき肉にしたすね肉と、でき上がりの2倍の水を加えて30分浸出させ、火にかけて徐々に加熱し、沸騰したら火を弱め、上に浮く「あく」をすくいとる。1時間くらい煮たあとで大きく切った野菜と塩、香草を加えて90～95℃を保つようにして、さらに1時間煮る。木綿またはネルの布で静かにこし、表面に浮いている脂肪を清潔な紙で吸いとる。
	鶏の骨 牛のすね肉 野菜 香草	30 20 20～30	同上	鶏の骨（1羽分約150 g）を適宜に切って加える。その他は上と同じ。
中国風	老鶏肉 豚肉（脂肪の少ない肉） ねぎ しょうが 酒	20 20 3 0.7 2	同上	鶏は、骨付きのまま3～5 cmに切り、脂肪を取る。豚肉もぶつ切りにする。ねぎは10 cmくらいに切り、しょうがはたたきつぶす。鍋に鶏肉と豚肉とでき上がりの2倍の水を入れて火にかけ沸騰前に弱火にしてねぎ、しょうが、酒を入れて1～2時間煮て、浮き上がる「あく」や脂肪を取る。およそ半量に煮つまったら、火をとめ、ふきんでこし、浮いた脂肪は紙で吸いとる。

出典）山崎清子ほか『New 調理と理論』同文書院、2011年、p. 28 一部加筆。

表 1-4-9 かつお節だしの抽出回数とだしの濁り、粗脂肪およびエキス成分との関係

抽出回数	濁り（吸光度）(660 nm)	粗脂肪	アミノ態窒素	全窒素	エキス分
		(mg/100 mL)			
1番だし	1.51（100）	43.5（100.0）	9.7（100.0）	53.7（100.0）	482（100.0）
2番だし	0.65（ 43）	15.0（ 34.5）	1.2（ 12.4）	7.5（ 14.0）	8（ 1.6）
3番だし	0.30（ 20）	9.5（ 21.8）	0.6（ 6.5）	6.5（ 12.1）	4（ 0.8）

注）（ ）内の数字は、1番だしを100としたときの割合（%）を示す。
出典）山澤正勝・大村裕治「だし調製条件によるだし汁の濁りの生成とその抑制」『日本食品科学工学会誌』59(7)、2012年、331-337。

2) 洋風だし

材料は、牛肉（すね）、鶏肉、鶏骨、魚介類を使用し煮出す。スープストック、またはブイヨンという。分量の水に材料とともに香味野菜、香辛料（ブーケガルニ[2]）を加えてあくを除きながら加熱する。弱火で120分程度加熱した後、こして用いる。魚を使用する場合は煮すぎると臭みが増すため、白ワインを加えて短時間の加熱によりうまみを抽出する。

3) 中国風だし

中国料理のだし汁は総称して湯（タン）という。洋風だしと同じ材料のほか、ハム、干し貝柱、干しエビなどの動物性食品を用いた葷湯（ホンタン）、野菜、海藻、きのこからとる素湯（スータン）などがある。葷湯は洋風に準じてだし汁を抽出する。素湯は短時間加熱で抽出をする。その際、香味野菜としてねぎやしょうがを多く使用する。

7 調 味 料

1) 甘 味 料

甘味を付与する代表的な調味料は砂糖であるが、砂糖の過剰摂取を抑える手段の１つとして、難消化性糖質甘味料や高甘味度甘味料などの新甘味料が開発されている。また、これらの多くは、ミュータンス菌の基質とならないため非う蝕性効果をもつ。オリゴ糖類は腸内の有用菌を増殖させるため整腸効果が期待できる。砂糖の調理特性については本章３節に詳説されているので、表1-4-10には砂糖以外の新甘味料の種類と特性をまとめた。

2) 塩 味 料

(1) 食　　塩

食塩は塩化ナトリウムを99％以上含み、塩味を示す調味料の代表である。魚臭の除去や漬物では、浸透圧による脱水作用が利用されている。また、小麦粉調理におけるグルテンの形成、魚肉の粘弾性に関与するアクトミオシンの形成を促進することでテクスチャーを変化させるほか、果物や野菜の色を保持するなど、食塩はさまざまな調理性をもっている。ナトリウムは生体の恒常性を維持する上で重要であり、食塩はナトリウムの主要な供給源である。一方で、高血圧の原因となるため、過剰摂取には注意を要する。

(2) 醤　　油

醤油は大豆、小麦、種麹から醤油麹をつくり、食塩水を加えて発酵・熟成させた液状の調味料である。濃い口醤油と薄口醤油があり、濃い口醤油には14.5％（減塩8.3％）、薄口醤油には16.0％（低塩12.8％）の食塩が含まれている。また、塩分の過剰摂取を防ぐため減塩醤油が利用されている。醤油の呈味は、主にアミノ酸、ペプチド、糖類、有機酸の混合した味である。また、独特の色はアミノカルボニル反応により生成したメラノイジンに由来している。醤油は、塩味とともに醤油特有の色と香りをもち、魚や肉などの生臭さのマスキング、たんぱく質の凝

2) パセリ、タイム、セロリなどの香草類を束ねたもので、西洋料理のスープなどに煮出して用いる。

表 1-4-10　主な新甘味料とその機能

甘味料			原料	甘味度（ショ糖 1）	機能性：非う蝕性	機能性：低エネルギー	機能性：整腸作用
糖質甘味料	糖アルコール	エリスリトール	グルコース	0.8	○	○	
糖質甘味料	糖アルコール	ソルビトール	グルコース	0.6 ～ 0.7	○	○	
糖質甘味料	糖アルコール	マルチトール	マルトース	0.8	○	○	
糖質甘味料	糖アルコール	パラチニット	パラチノース	0.45	○	○	
糖質甘味料	糖アルコール	キシリトール	キシラン[1]	0.4 ～ 0.5	○	○	
糖質甘味料	糖アルコール	還元水飴	水飴	0.1 ～ 0.8		○	
糖質甘味料	オリゴ糖類	ラクチュロース	乳糖	0.48 ～ 0.62		○	○
糖質甘味料	オリゴ糖類	フラクトオリゴ糖	砂糖	0.3 ～ 0.6	○	○	○
糖質甘味料	オリゴ糖類	ガラクトオリゴ糖	乳糖	0.25	○	○	○
糖質甘味料	オリゴ糖類	大豆オリゴ糖	大豆	0.7 ～ 0.75[2]	○	○	○
糖質甘味料	砂糖の誘導体	カップリングシュガー	ショ糖＋ブドウ糖	0.5 ～ 0.55	○		
糖質甘味料	砂糖の誘導体	パラチノース	砂糖	0.42	○		
非糖質甘味料	高甘味度甘味料	アスパルテーム	アスパラギン酸＋フェニルアラニン	100	○	○	
非糖質甘味料	高甘味度甘味料	グリチルリチン類	甘草抽出物	250	○	○	
非糖質甘味料	高甘味度甘味料	ステビオサイド類	ステビア抽出物	100	○	○	

注）1）シラカバや樫などの樹木から得られる多糖類。
　　2）単糖類のラフィノース、スタキオースからなる精製大豆オリゴ糖の甘味度は 0.22。
出典）落合慶一郎（編）『別冊フードケミカル 4　甘味料総覧—高甘味度品からオリゴ糖まで—』食品化学新聞社、1990 年を参照し作表。

固を促進するなどの効果がある。

(3)　味　　噌

主な原料は大豆で、これに麹や塩を混合して、発酵・熟成させた調味料である。米または麦を合わせてつくった麹の酵素により、大豆のたんぱく質が消化しやすく分解され、アミノ酸が多量に遊離することでうま味が増す。種類が豊富であり、原料（米、麦、豆）、味（甘味、辛味）、色（赤色、白色）などで分類される。塩分濃度は甘味噌で約 6 %、辛味噌でおよそ 12 %程度である。醤油と同様に、塩味とともに味噌特有の色と風味をもち、魚や肉などの生臭さのマスキング、保存性を高めるなどの働きがある。また、味噌はコロイド粒子を形成し、口あたりが向上する。味噌の特性を利用した調理法として味噌汁、味噌煮、味噌漬け、味噌炒めなどのほか、和え衣の材料ともなる。風味、香りをいかすため、味噌汁に使用する場合は調理の最後に加え、煮立つ寸前に火をとめるとよい。

3)　酸　味　料

(1)　穀　物　酢

醸造酢は、原料となる穀物をアルコール発酵させてから酢酸菌により酢酸発酵させてつくる。主成分は酢酸で 5 %以上含まれ、その他乳酸、コハク酸、リンゴ酸などの有機酸を含む。微量に含有されるアミノ酸、糖類、エステル類は独特の芳香や風味を与えている。単独での使用は少なく、他の調味料とともに使用する。食品に酸味を与え清涼感を増すほか、たんぱく質の変性凝固を促進させテクスチャーに変化を与える。また、アントシアン系色素の発色をよくし、褐変を抑制することにより嗜好性を向上させる。漬物などでは細菌の繁殖を抑制し防腐性を高める。

(2) 果 実 酢

果汁を主原料につくられた醸造酢で、果汁の量は300 g/L以上とされている。りんご酢、ぶどう酢などがあり、主に西洋料理やピクルス製造に使用される。

4) うま味調味料と風味調味料

(1) うま味調味料

うま味、こくを与えるうま味調味料には、アミノ酸系調味料（L-グルタミン酸ナトリウム）、核酸系調味料（イノシン酸ナトリウム、グアニル酸ナトリウム）、およびアミノ酸系、核酸系の複合うま味調味料がある。塩味や酸味に対して味をまろやかにする効果があるが、多く使いすぎると材料のもち味が消される。

(2) 風味調味料

風味調味料とは、うま味原料としてかつお節、昆布、しいたけ、貝柱などの粉末や抽出液に調味料、糖類、食塩などを加えて製造したもので、調理の際に風味原料の香りおよび味を付与するものである。市販の風味調味料には、粉末、顆粒、液体状のものがある。

5) そ の 他

(1) 本みりん・みりん風味調味料

本みりんは、わが国独特の調味料である。もち米を混ぜ、アルコール存在下で米麹によって糖化させたもので、約40～50 %の糖分と、約14 %のアルコール分を含有している。アルコール分は、加熱により蒸発する際に材料の臭みを同時にとばす効果がある。また、食材に味が浸透する助けをし、素材の煮崩れを防ぐ。糖分は料理に甘みを加え、つややてりを出す。砂糖の代わりにみりんを使用する場合には、使用量は砂糖の約3倍とする。みりん風味調味料は、本みりんと類似した調理効果をもつ糖類、アミノ酸、有機酸などを混合してつくられたアルコール分1 %以下の甘味調味料である。

(2) トマト加工品

トマトを原料とした調味料にトマトピューレー、トマトペースト、トマトケチャップがある。トマトピューレーはトマトを破砕し、搾汁したのち、それを3倍に濃縮したもの（無塩固形分25 %以下）、ペーストはそれを6倍に濃縮したもの（無塩固形分25 %以上）である。トマト特有の赤色と甘味、酸味を生かした調味をすることができ、煮込み料理やソースなどに利用される。トマトケチャップはトマトピューレーに砂糖、食塩、食酢、たまねぎ、香辛料類を加えた加工品である。

(3) ウスターソース類

野菜、果実の搾汁やピューレーを濃縮したものに、糖類、食酢、食塩（6～10 %）、香辛料、カラメル色素、アミノ酸などを加えた茶黒色のソースをウスターソースという。粘度によりウスターソース、中濃ソース、濃厚ソースに区分される。

(4) 香 辛 料

香辛料とは植物体の一部で、飲食物に香り付け、消臭、調味、着色等の目的で使用し、風味や美観をそえるものの総称である。主な香辛料の種類とその作用、調理適性について表 1-4-11 に示した。香辛料は色、味、香り付けに利用されるほかに、食欲増進、消化吸収促進、抗酸化性や殺菌などの機能性を有している。

表 1-4-11 香辛料の作用

基本作用	香辛料	精油成分（色素成分）	呈味			機能性		調理適性					
			辛味	苦味	甘味	抗菌性	抗酸化性	肉	魚	野菜	製菓	お茶	穀物
賦香作用	オールスパイス	オイゲノール、チモール、フェランドレン、カリオフィレン	○	○			○	○	○	○	○		
	アニス	アネトール、メチルチャビコール、アニスアルデヒド			○	○	○			○	○		
	バジル	メチルチャビコール、リナロール、シネオール、アネトール		○		○	○	○		○		○	
	クミン	γ-テルピネン、クミンアルデヒド、フェランドレン、リモネン		○		○	○	○	○	○	○		
	シナモン	シンナミックアルデヒド、オイゲノール、ピネン	○	○	○	○	○				○	○	
	フェンネル	アネトール、リモネン、フェンコン		○	○	○	○		○			○	
	マジュラム	α-テルピネオール、α-ピネン、リナロール		○		○	○	○		○		○	
	ナツメグ	ミリスチシン、α-ピネン、オイゲノール	○	○		○	○	○		○	○		
矯臭作用	カルダモン	シネオール、リナロール		○			○	○	○		○		
	クローブ	オイゲノール、カリオフィレン	○			○	○	○			○		
	ガーリック	アリシン、ジアリルスルフィド	○			○	○	○	○	○			○
	ローズマリー	シネオール、カンフォー、リナロール		○			○	○	○		○		
	セージ	シネオール、リナロール、α-テルピニルアセテート		○		○	○	○		○			○
	タイム	チモール、カルバクロール、α-ピネン		○		○	○	○	○				○
	ローレル	シネオール、α-ピネン、フェランドレン		○		○	○	○	○				
	オレガノ	チモール、カルバクロール、α-ピネン		○		○	○	○		○		○	○
辛味作用	コショウ	カリオフィレン、α-ピネン、シャビシン	○			○	○	○	○	○			
	ジンジャー	シトラール、ショーガオール、ジンゲロン	○			○	○	○	○				
	マスタード	アリルイソチオシアネート、シニグリン、シナルビン	○			○	○	○					
	トウガラシ	カプサイシン	○				○	○	○	○			
	サンショ	ジペンテン、シトロネラール、リモネン	○						○				
	ワサビ	アリルイソチオシアネート	○			○		○	○	○			
着色作用	パプリカ	2-メトキシ-3-イソブチルピラジン、（カロテン）	○				○	○		○			
	サフラン	サフラナール（クロシン）		○					○				○
	ターメリック	ターメロン、フェランドレン、ジンギベレン（クルクミン）	○				○	○		○			○

出典）國﨑直道（編著）『食べ物と健康—食品の栄養成分と加工—』同文書院、2006 年、p. 200 および田村真八郎・川端晶子『21 世紀の調理学 4　食品調理機能学』建帛社、1997 年、pp. 274-275 を参照し作成。

8　その他の成分抽出素材

1)　分離大豆たんぱく質

脱脂大豆より水抽出した豆乳を乾燥した、たんぱく質含量90％以上の粉末であり、粉末状、粒状、繊維状などに加工されている。乳化性、起泡性のほか保水性が高く、ハム、ソーセージ、ハンバーグなどの食肉加工品の脂肪や水分の保持に利用される。

2)　分離小麦たんぱく質

小麦粉より分離したたんぱく質のグルテン製品には、生グルテンとこれを乾燥粉砕した粉末状、粒状小麦たんぱく質がある。これらは製パン、製麺における物性改良、畜肉・魚肉ソーセージ、水産練製品などの結着などに利用されている。焼き麩には生グルテンが利用されている。

3)　分離乳清たんぱく質

チーズやカゼイン製造の副産物である乳清（ホエー）から分離した乳清たんぱく質である。アミノ酸組成が良好であり、β-ラクトアルブミン、α-ラクトアルブミンのほか、免疫グロブリン、ラクトフェリンなどの生理機能性成分を豊富に含むことから栄養的な評価が高い。また、ゲル化性、起泡性、乳化性を有することから、近年では、製菓、製パン、アイスクリーム製造に利用されるほか、育児用粉乳の原料としても用いられている。

◆引用・参考文献

遠藤仁子（編）『健康・栄養・食生活教育シリーズ　調理学』中央法規出版、2000年

大越ひろ「テクスチャー調整食品―最近の傾向と使い方のヒント―」『臨床栄養』105(2)、2004年、178-185

香西みどり・綾部園子（編）『流れと要点がわかる調理学実習』（第2版）光生館、2017年

加田静子・髙木節子（編）『最新調理学―理論と応用―』朝倉書店、2005年

川端昭子・畑明美『Nブックス　調理学』建帛社、2002年

國﨑直道（編）『食べ物と健康―食品の栄養成分と加工―』同文書院、2006年

菅原龍幸ほか『新栄養士課程講座　食品学各論』建帛社、2001年

田村真八郎・川端晶子（編著）『21世紀の調理学4　食品調理機能学』建帛社、1997年

寺尾純二・芦田均「機能性ポリフェノール」『化学と生物』44(10)、2006年、688-698

平尾和子ほか「パール状澱粉の調理に関する研究（第1報）タピオカパールの加熱方法について」『日本家政学会誌』40(5)、1989年、363-371

村山篤子ほか（編）『調理科学』建帛社、2002年

山野善正ほか『おいしさの科学シリーズ　だしと日本人―生きていくための基本食―』エス・ティー・エス、2012年

2　部

おいしさを引き出す調理方法を知る

1章　おいしさとは

1　おいしさの要因

「おいしさ」とは、人が食べ物を食べる際に重要な要素の1つである。必要な栄養素を摂取することは人が生きていく上での基本である。しかし、単に栄養素を摂取するだけでは食することによる喜びや楽しさは得られず、ひいてはそれが心理的なストレスにつながり、健康を損なうことさえありうる。したがって、人が心身ともに健康で明るい生活を送るためになくてはならないのが「おいしさ」である。

おいしさは、食べ物だけでなくそれを食べる人の状態や環境要因にも大きく左右される。図2-1-1にそれぞれに関連する項目を挙げた。本章では、これらの要因について概説する。

1)　食べ物の要因

食べ物の味・外観・香り・テクスチャー・温度を食べる側の人は五感（味覚・視覚・嗅覚・触覚・聴覚）を使って感じ取りおいしさを感知している。

(1)　味

食べ物のおいしさを構成する要素としては味・色・香り・テクスチャー・温度・音などが挙げられる。その中で最も重要なのは「味」である。味には基本五味（甘味・塩味・酸味・苦味・うま味）とその他（辛味・渋味・えぐ味）とに分かれる。基本味は舌の味細胞で感じる味であるが、その他の3つの味は刺激の伝達方法が異なるため基本五味とは区別して考えられている。

(2)　外観（色と形）

人がおいしさを感じる場合、第一印象としての色や形といった外観が重要であり、切り方や調理方法、さらに盛り付けによっても食べ物のおいしさは変化する。

(3)　香　　り

香りを構成する成分はきわめて多く、1つの食材・調理品であってもその香りは多数の成分が組み合わさって成り立っている。香りは調理前後において著しく変化するものであり、食材や調理法の組み合わせにより全く違うものができあがる。

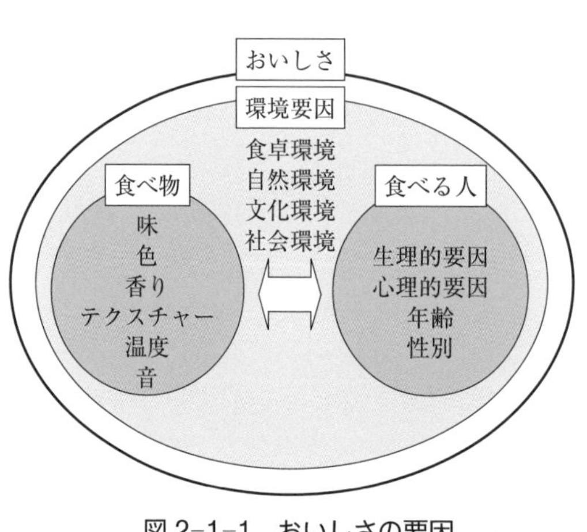

図2-1-1　おいしさの要因

(4)　テクスチャー

食べ物のテクスチャーとは、「食感」のことをいう。テクスチャーの大きな特徴は、味・色・香りが基本的に化学的要因によるものであるのに対し、テクスチャーは物理的要因によるものである。麺のコシや肉のやわらかさなど無意識のうちにおいしさにかかわっているテクスチャー要因は多い。

(5)　温　　度

料理にはそれぞれの適温があり、体温±25～30℃の範囲にある。また、温度が高いことにより揮発性物質の拡散が増え香りが強くなる。逆に、温度を下げることで甘味の閾値が下がり、甘味を強く感じるといった場合もある。

2)　食べる人の要因

(1)　生理的要因

人が食べ物を「おいしい」と感じるための重要な要因の1つに空腹感がある。あらゆるおいしさの要素を備えた食べ物であっても、それを食べる人が満腹なときにおいしさを感じることは難しい。

(2)　心理的要因

体に不調を抱えている場合、食欲が減退することがしばしばある。病気による体調不良だけでなく、悩みなど精神的に大きなストレスを抱えている場合も食欲が落ち、おいしさを感じにくくなる。

(3)　年　　齢

高齢者にとって、幼少期に体験していない新しい食文化に対して抵抗がある場合がある。逆に、現代では少なくなった伝統的な日本料理は味が薄く、現代の若者の好みには合わないことが多い。また、年齢の違いは消化能力の違いにもつながり、脂分の多い食品は高齢者にとって胃もたれなどが起きやすく、おいしさを感じることは難しい。

(4)　性　　別

男性と女性とでは食品の品質を判断するための基準が異なり、一般では、男性は形または温度を重要視するのに対し、女性はテクスチャーを重要視する割合が高い。

3)　環境要因

(1)　食卓環境

おいしさを感じるためには、食事を行う場所の環境が大切である。その要因として、部屋の温度、明るさ、湿度、音、食器のデザイン、盛り付けなどがある。暑いとき・寒いときにはそれぞれ部屋を適温に保つことで気持ちよく食べられる。このほか、好ましい配膳時の音、食べる場に適したBGMや会話があること、逆に不快な気分になる騒音がないことなどが重要である。

(2)　自然環境

四季が明確で季節の移り変わりを感じる日本では、季節ごとに旬を迎える食材やそれに応じた料理がある。それらを食することで自然の豊かさを感じることができる。また、キャンプなど自然の中での食事はおいしく感じられる。この要因は海や川の音、風や鳥の声といった自然に由来する音、空や山といった風景などが食べる人の心理状態に影響した結果である。

(3) 文化環境

文化環境を構成する要素としては歴史・教育・風習・民族・宗教などがあり、それぞれの社会的背景のもとで伝統的に食されてきた食事は好まれ、おいしいと感じられる。

(4) 社会環境

安定して落ち着いた生活ができているか否かは心理的な影響が大きく、引越しなどで移動が多かったり、経済的に不安定な生活を送っているときは心理的にも落ち着かず、食事で感じるおいしさも半減する。

2 おいしさを活かす／コントロールする

食材にかかわるおいしさは調理操作により大きく変化するが、それを意図的に行うことにより、おいしさをより強く感じる方向にコントロールすることが可能である。

1) 味

よい味を強くするにあたり、味の相互作用（表 2-1-1）を利用する場合が多い。

代表的な例としては、かつお節と昆布でとる一番だしはイノシン酸とグルタミン酸による味の相乗効果を利用したものである。

また、調理操作によるおいしさのコントロールの例として、さつまいもをゆっくりと加熱することでβ-アミラーゼ活性が長く続くためにでんぷんが分解されて麦芽糖が増加して甘味が強くなることがある。また、煮物では落しぶたをする、隠し包丁を入れることで味のしみ込み

表 2-1-1 味の相互作用

相互作用		味	例
対比効果	同時対比	甘味＋塩味 うま味＋塩味	しるこやあんに少量の食塩を加えると、甘味を強く感じる だしに少量の食塩を加えると、うま味を強く感じる
	継時対比	甘味→酸味 苦味→甘味	甘いデザートの後に、すっぱいフルーツを味わうと、酸味を強く感じる 苦い薬の後、甘い菓子を味わうと、甘味を強く感じる
抑制効果		苦味＋甘味 酸味＋甘味 塩味＋酸味 塩味＋うま味	コーヒーに砂糖を加えると、苦味が緩和される グレープフルーツに砂糖をかけると、酸味が抑えられる 古漬けには醗酵して酸味が加わるため、塩味を弱く感じる 塩辛には熟成してうま味が加わるため、塩味を弱く感じる
相乗効果		うま味＋うま味 甘味＋甘味	昆布（グルタミン酸ナトリウム）とかつお節（イノシン酸ナトリウム）を併用すると、うま味が強められる ショ糖に少量のサッカリンを加えると、甘味が強められる
変調効果		塩味→無味 苦味→酸味 味変容物質→酸味 味変容物質→甘味	塩からいものを味わった後では、無味の水を甘く感じる するめの後に、レモンを味わうと、レモンを苦く感じる ミラクルフルーツの後、酸味のある食べ物を味わうと、甘く感じる ギムネマシルベスタ茶の後、甘い食べ物を味わうと、甘味を弱く感じる

出典）渕上倫子（編）『テキスト食物と栄養科学シリーズ５ 調理学』朝倉書店、2006 年、p. 35。

をよくし、短時間でおいしくつくることができる。

一方、調理操作によって好ましくない味を取り除く例として、たけのこを糠や唐辛子とともに下ゆですることによりあく抜きをしてえぐ味を取り除くことや、レバーの下処理に牛乳に浸漬することで、不味成分の吸着除去をはかる、などがある。

2) 香　　り

加熱調理により香り成分の揮発量が増え、香りが強くなる。また異なる成分間の反応により、新たな物質が生成して異なる香りが発生する場合がある。アミノ酸と糖が反応してアミノカルボニル反応（p. 26 注 7）、p. 69 注 3）参照）が起きることでメラノイジンが生成し、好ましい香りが発生する。例えばパンをトーストするときの香ばしい香りやタレを付けて焼く焼鳥の香りがこれにあたる。

3) 外　　観

上記のメラノイジンの生成は焼き色の要素にもなる。パンやクッキーを焼く際に表面に卵黄または牛乳を塗るのも同様の反応を利用して焼き色をよくするためである。

形については人参などに飾り切りを施すことで外観を華やかにし、季節感も表現することができる。外観の構成要素には食器のデザインもあり、特に透明なガラスは食材の色のあざやかさや涼しさを演出し、白のような薄い色は食材の濃い色とのコントラストを強調することができる。

4) テクスチャー

テクスチャーを適切なものにするために、加熱調理は最も基本的かつ重要な調理方法である。穀類やいも類のようにそのままでは硬く、基本的に食べることができない食材であっても、加熱調理により適度なやわらかさに変わる。

コラム

閾値と味覚障害

閾値（味覚感度）：閾値とは、その味を感じる最小の刺激量のことであり、検知閾値（水との差を識別できる最小の濃度）、認知閾値（味質がわかるのに必要な最小濃度）、弁別閾値（差がわかるのに必要な最小濃度差）などがある。一般的に閾値とは、認知閾値を示すことが多い。近年、食生活の乱れにより亜鉛の摂取量が不足し、それに伴う味覚障害が広がりつつあるといわれている。亜鉛は特に貝類・肉類などに多く含まれ、バランスのよい食事をとる限り問題はない。味覚障害になると閾値が上昇し、濃い味でないとおいしさを感じにくくなるため、塩分などのとりすぎにつながりやすい。

◆引用・参考文献

木戸詔子・池田ひろ（編）『新食品・栄養科学シリーズ　食べ物と健康 4　調理学』化学同人、2003 年

和田淑子・大越ひろ（編著）『管理栄養士講座　健康・調理の科学 ― おいしさから健康へ ―』（四訂版）建帛社、2020 年

2章　おいしさの評価と調味操作

1　おいしさの評価

食べ物の良し悪しを評価するためには、食べ物のもつおいしさを構成する要素をどのように評価したらよいかを知らなければならない。

評価する方法としては、大きく分けて「人による評価」と「機器による評価」の2つに分かれる。それぞれ一長一短があり、必要に応じて使い分けることが重要である。それぞれの長所短所を表2-2-1に示した。

1)　人による評価：官能評価

食べ物は人が食べるものであるため、人による食べ物の品質評価が基本となる。これを正確に、再現性よく実施することを目指すのが官能評価である。人が行う評価であることが官能評価の最大の長所であり、機器の評価では検出できない微妙な違いを表現できる場合がある。また、1つの項目だけではない総合的な判断が瞬時にできることも大きな特徴である。ただし、正確な官能評価を実施するためには多くの準備が必要となる。

(1)　パネルおよびパネリストの条件

官能評価のために選ばれた集団をパネルといい。パネルの構成員をパネリストという。パネルおよびパネリストの条件としては以下の点が挙げられる。

①心身ともに健康であること　　肉体的・精神的健康面に不安があれば、判断が不安定になる可能性がある。

②評価に参加しやすい人であること　　評価の実施にあたっては職場など身近な人の集団を利用することがあるが、出張が多く不在の日が多い人は繰り返し参加することが難しいため避けた方がよい。

③評価に対して興味・意欲があること　　官能評価に対して興味がなく、義務感でやろうとする人は真面目な判断をしない場合があるためパネリストとして採用しない。

表2-2-1　人および機器による評価の長所と短所

	人による評価	機器による評価
長所	総合的な判断ができる	再現性が容易に得られる 少人数でできる
短所	分析型官能検査であれば少人数であるが訓練が必要 嗜好型官能検査であれば多数の評価員が必要 検査場の環境・評価員の心理状態など整える条件が多い	機器が高価であり維持費もかかる 複数の項目を一度に測定できない 総合的な判断ができない

④好みに極端な偏りがないこと　ある程度の個人差は当然であるが、極端に好みが偏っている人は判断基準も一般的にはならないため避けるべきである。

(2) 評価の目的と手法

a) 分析型官能評価　試料間の差・強弱・質の比較などを目的とする。よって、このような評価を行うパネルには鋭敏な感度が要求される。この場合、訓練されたパネルが評価を行い、どのパネリストによってもほぼ同じ結果が得られなければならない。この評価は品質の安定化や微妙な差を識別することなどのために行われる。よって、この評価は再現性が高いものでなければならない。

高い再現性を得るため、パネルはあらかじめ基準となる味の評価を繰り返し訓練する。これにより、複数のパネリストの間に存在する個人差をできるだけ小さくする。また、評価を行う部屋の温度・湿度・明るさは常に一定に保つ。これらの要素はパネルの心理状態に影響するものであり、安定した評価結果を得るために必要である。なお、個人差が小さいことが前提であるため、実施にあたっては比較的少数のパネル（10名程度）で実施が可能である。

b) 嗜好型官能評価　消費者の好みなどを知るために行う評価がこれにあたる。この評価では異なるパネリストから同じ評価を得る必要はなく、むしろ個々の嗜好に従って評価を実施し、試料の好みや受容性を評価するものである。つまり、好き嫌いの判断ができるパネルであればよく、一般消費者の嗜好が反映できるようなパネルを選ぶことが重要である。なお、この場合のパネルは知ろうとする集団の性質を十分に反映した多人数（30～80名程度）を集める必要がある。

官能評価の目的とそれぞれに対応した方法を表2-2-2に示す。

(3) 主な官能評価手法

a) 2点比較法

① 分析型評価の場合　客観的な違いがある2種の試料について、ある特性について判断させる方法である。例えば、濃度がわずかに異なる2種類の食塩水を用意し、パネルにどちらの塩味が強いかを判断させ、正解者の数を片側検定により判定し、2種の試料の間に差がある（またはパネルに判断能力がある）か否かを決定する。

② 嗜好型評価の場合　客観的な正解のない2種類の試料について、各種質問を行い、該当する方を選ばせる方法である。例えば、味付けの異なる2種類の同じ食べ物を用意し、味・

表2-2-2　主な官能評価の目的と方法

目的	方法
差の識別	2点比較法 3点識別法 評点法
嗜好または特性の順位付け	順位法 一対比較法
嗜好または特定の感覚尺度による数量化	評点法 評価尺度法 一対比較法
嗜好または特性の内容の分析	風味プロフィル法 テクスチャー・プロフィル法 SD法

色・口ざわりなどの項目について好ましい方を選ばせる。それぞれを選んだ人数から両側検定を行い、どちらの試料が好まれるのかを判定する。

b) 3点識別法　パネルの識別能力を判定するという目的においては2点比較法の分析型評価と同じである。2つの試料のある特性の違いを判定するにあたり、試料を2個ではなく3個（AABまたはABB）とし、特性が異なる1個を3個のうちから選ばせる（片側検定）。なお、偶然にあたる確率が2点比較では2分の1であるのに対し、3点識別では3分の1であるため、同じ片側検定でも検定基準が異なる。

c) 順位法　3種類以上の試料について、ある特性について順位を付けさせる方法である。パネルの負担は少ないが、特性の差の大きさについては情報が得られないのが欠点である。

客観的な順位がある試料を用いてパネルの識別能力を判定する場合にはスピアマンの順位相関係数を使う。例えば、異なる濃度の食塩水を3種類以上用意し、その濃さの順位を付けさせる。その上で正解と比較し、その順位が一致した程度を計算する（順位相関係数）。順位が正解と完全に一致すれば順位相関係数は1となり、完全に逆となれば−1となる。

また、3種類以上の試料についてパネルが行った順位付けが一致しているかどうかを判定するためにはケンドールの一致性の係数を使う。この係数はパネルの順位付けが完全に一致すれば1、不一致であれば0となる。

d) 一対比較法　3個以上の試料について、ある特性の順位付けを調べるために行う。この目的においては順位法と同じだが、この方法では試料のうちから2個ずつ取り出し、それぞれについて特性の大きい（小さい）方を選んでいく。試料がN個あるとすればその組み合わせの数はN×(N−1)×1/2となる。最終的にすべての試料の順位付けを行う。同時に多くの試料を比較することが困難な場合や、小さな差を精度よく判定したいときに行う。

なお、この方法では「一巡三角形」と呼ばれる矛盾が生じる危険性があるので注意が必要である。つまり、ABCという3個の試料を判定していく場合、判定結果がA>B、B>Cと出た場合、A>B>Cであるから、AとCの比較ではA>Cとなることが予想される。ところが必ずしもそのような判定とはならず、実際にはA<Cという判定がなされてしまう場合がある。このような危険性に対し、判断に一貫性があるかどうかを判定するため一意性の係数あるいは一致性の係数が用いられる。

コラム1

オミッションテスト

オミッションテスト（omission test）とは味の再構成を行うための官能評価であり、有効な呈味成分をつきとめることを主な目的とする。だし汁を例にとると、構成する成分（遊離アミノ酸、ペプチド、核酸関連物質、有機酸、無機塩類、糖質など）の量を調べる。次にその測定値に基づき、純度の高い試薬を用いてだし汁の組成に近づけた混合液（対照試料）を作製する。また、ある特定の成分だけを欠く混合液を合わせて作製する（試験試料）。その上で対照試料と試験試料について官能評価によって味を比較し、味の近さ、あるいは味の違いを判定する。さまざまな成分、あるいは成分グループを欠いた試験試料との比較を繰り返すことにより、最終的に呈味に有効な成分をつきとめることを目的とする。昆布のうま味成分としてのグルタミン酸や、かつお節のうま味成分としてイノシン酸はこの方法によって発見された。

なお、一対比較法には一対の試料の差も合わせて評価するシェッフェの一対比較法もある。

e）評点法　与えられた試料について、パネルの経験を通じてある特性について点数によって評価する方法である。評点の付け方は複数あり、①強い（+3）やや強い（+2）……弱い（−3）のようにすべての段階が決められている場合、②最も良い（+5）と最も悪い（−5）のように一番上と一番下の段階だけが決められている場合、③全く段階がなく、例えば10点満点として各自が判定、などがある。

評点法では基準に基づいた判断のため順位のみならずその差の大きさも明らかになるが、判定を厳密に行うための訓練が必要となる。評点法の例を図2-2-1に示す。

(1)

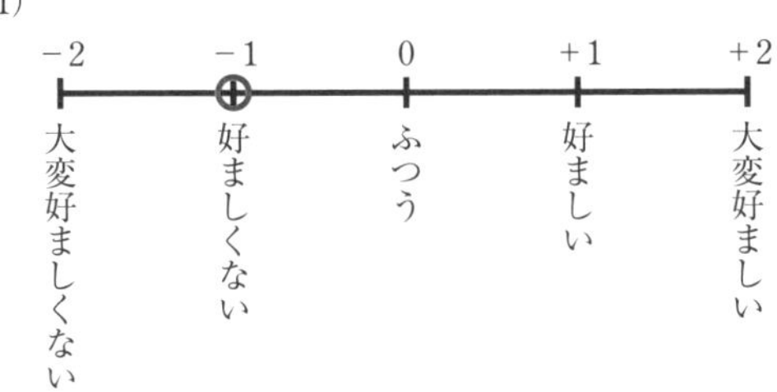

検査時には該当する目盛りに○印をつける

(2)

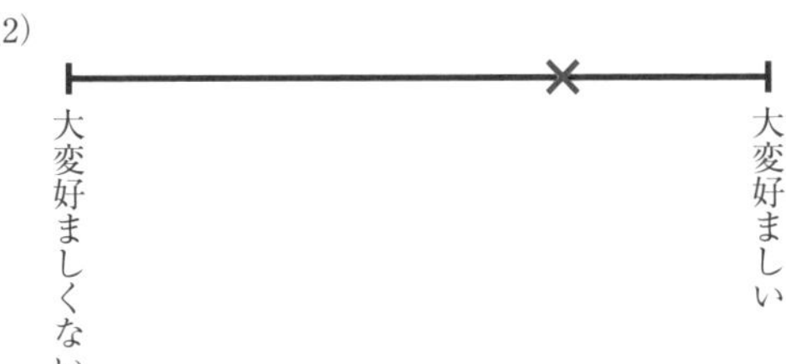

検査時には該当する位置に×印をつけ、その位置を物差しで測定して数値化する

図2-2-1　評点法の例

f）SD法　SD（Semantic Differential）法は、「好き—嫌い」「明るい—暗い」などの相反する意味をもつ形容詞対からなる評価尺度を複数用いて、試料の特性の内容分析を行う方法である。各評価尺度対に対して5段階や7段階の両極性の尺度で複数の被験者に回答させる。

2）機器による評価：機器測定

機器測定による評価は、いくつかの点において官能評価の欠点を補うことができる。特に、操作する人による差がなく、基本的には常に同じ結果を出すことが可能であることと、多人数を必要としないことが最大の長所である。ただし、一面的な評価となり総合判断ができないことが欠点である。そのため、例えば「甘さがすぐれている」といった「おいしさ」を構成する要素に関する評価が得られた場合、それがどのような成分によるものかを調べるなど、必要に応じて利用することが重要である。

機器測定においては、官能評価でも評価項目に挙げられる味・香り・色・物性・温度について、それぞれの要因を測定値によって定量・定性評価していくことになる。

(1) 味の成分

a）甘味　主に糖類によって形成され、中でも最も調理に頻繁に用いられるのはショ糖であり、ブドウ糖や果糖などもある。糖類は光の屈折率を利用した糖度計によって簡便に測定するほか、①糖の還元力、②強酸を反応させて生じたフルフラール・メチルフルフラールとフェノールとの反応、などを利用して比色法で定量する。なお、これらの方法では糖の種類ごとの量はわからない。この点を補う方法としては高速液体クロマトグラフ（HPLC）を用いる方法がある。

甘味成分としては糖類のほか、アミノ酸の1つであるグリシンが重要であり、えび・かに・

ほたて貝の甘味成分となっている。グリシンはアミノ酸分析機によって測定する。

b) 塩味　塩味を形成するのは基本的には食塩 NaCl であり、ナトリウムイオン Na^+ と塩化物イオン Cl^- とが共存して塩味を感じる。なお、塩化カリウム KCl、塩化アンモニウム NH_4Cl、塩化リチウム LiCl、塩化マグネシウム $MgCl_2$ なども塩味を呈するが、苦味を伴うものが多い。食塩の定量にはモール法などの滴定法が一般的である。また、市販の塩分計ならば試料液にセンサー部を浸すだけで測定できる。なお、より高感度な測定が必要な場合は原子吸光光度計を使う。

c) 酸味　酸味は有機酸や炭酸由来の水素イオン（H^+）によるものである。酸の総量を測定するにはアルカリ性試薬を用いて中和滴定を行う。また比色法によっても測定できるが、多種類の有機酸を同時に測定する場合は HPLC（高速液体クロマトグラム）法が有効である。

d) 苦味・うま味　苦味・うま味の構成成分はカフェインやグルタミン酸、イノシン酸であるが、これらは HPLC 法で定量する。

(2) 香りの成分

香りの成分は揮発性物質である。よって、定量にはガスクロマトグラフ（GC）法を用いる。なお、揮発性成分はきわめて種類が多く、GC 法単独では分離・検出が困難な場合がある。そこで最近では、GC に質量分析装置（MS）を連結した GC–MS 法が用いられるケースが増えている。

(3) 色の成分

食品の色素はポルフィリン系色素（クロロフィルやヘム色素）、カロテノイド系色素（リコピン、β-カロテン、アスタキサンチン）、フラボノイド系色素（フラボノール、アントシアニン）などがある。

食品に元来存在する色素によるものではない現象として褐変がある。褐変は次の 2 種類がある。

①酵素的褐変　食品を切った際、ポリフェノールオキシダーゼによりポリフェノールが酸化されるために起こる。これを防止するには、切り口を水につけて酸素を遮断するか、あるいは酢やレモン汁により酸性にすることで酵素活性を抑える。

②非酵素的褐変　砂糖を 160～180 ℃に加熱することで糖の異性化・重合などが起こり茶褐色のカラメルが生じることによる（砂糖の項〔p. 104〕参照）。また、食品に含まれる還元糖とアミノ基が加熱によってアミノカルボニル反応を起こし、最終的に褐色物質であるメラノイジンが生成することによっても褐変は生じる。なお、カラメルやメラノイジンの生成は好ましい焼き色や香りの発生にもつながる。

着色物質の定量には、比色法あるいは HPLC 法を用いる。また全体的な色の評価であれば、測式色差計を用いて、ハンターが開発した表色法である L 値（明度）、a 値（＋赤、－緑）、b 値（＋黄、－青）、色相 $= b/a$、彩度 $=\sqrt{a^2+b^2}$、色差 $= \Delta E = \sqrt{\Delta L^2 + a^2 + \Delta b^2}$ で表される。図 2–2–2 に色差計における色立体（L, a, b）と色の数値的表現を示した。

なお、現在では、CIE（国際照明委員会）が 1976 年に提案した CIELAB 表色系色度図（カラースケール）が主に用いられており、L^*、a^*、b^* と表記される。

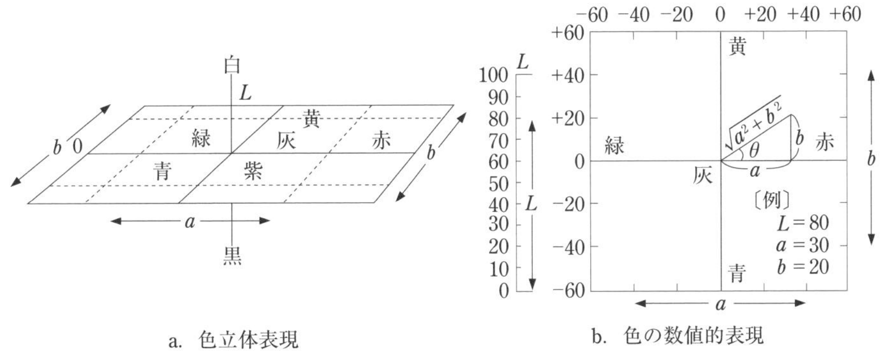

図 2-2-2　色差計における色立体（*L*, *a*, *b* の表現）と色の数値的表現

出典）和田淑子・大越ひろ（編著）『管理栄養士講座　健康・調理の科学―おいしさから健康へ―』（四訂版）建帛社、2020 年、p. 44。

（4）　物性と温度

a）　テクスチャーの測定　　調理操作により食べ物の物性は大きく変化し、おいしさに影響する。そのため、おいしさのコントロールにおいて物性は重要な因子となる。物性にはさまざまな項目があり、それらを総称してテクスチャーと呼ぶ。テクスチャーの項目としては、粘性・弾性・硬さ（破断特性）などがあり、食品によって好まれる数値が異なる。これらを扱う学問分野を総称してレオロジーと呼ぶ。

粘性とは、粘り気のことを表しており、流体を動かすときに抵抗力が働く性質のことである。流体には、食品としては水やはちみつ、植物油のような濃度や温度を一定にすれば常に一定の粘性を示すニュートン流体と、マヨネーズやケチャップのようなエマルションや高分子溶液である非ニュートン流体がある。非ニュートン流体は、チキソトロピー、ダイラタンシー、曳糸性（えいしせい）などの異常粘性（コラム 2 参照）を示す。弾性とは、力（応力）を加えると変形（ひずみ）し、力を除くと元の形に戻る性質のことである。変形が限界を超える（弾性限界）と元に戻らず、降伏点を経て破断点へと至る。例えばかまぼこを指で押すと変形し指を離すと元に戻るが、指で押す力を強くすると破断することなどからもイメージしやすい。

なお粘弾性とは、粘性と弾性を併せ持った性質のことを示すが、例えば、パンやうどんは原材料である小麦粉のグルテンの粘弾性により、モチモチ感が生じる。

また力を加えて変形し元に戻らない性質のことを塑性（可塑性）という。バターやマーガリンは可塑性油脂である（バターケーキの項〔p. 41〕参照）。

力を加えて変形させ続けると破断する現象を破断特性という。破断特性は大きく分類すると延性破断と脆性破断がある。延性破断はかまぼこやチーズなど塑性変形した後に破断点に達するものであり、脆性破断はせんべいやクッキーなど降伏点と破断点が一致しているものである。図 2-2-3 に食品が破断するまでの過程を応力-ひずみ曲線として示す。

テクスチャーは人が感じる感覚のため、1 つの食べ物のテクスチャーの表現は複雑・多様であり曖昧になりやすい。Szczesniak（ツェスニャク）らはテクスチャーを客観的に評価する手段としてテクスチャープロファイルを提案し、機械的（力学的）特性（硬さ・粘性など）、幾何学的特性（粒子径・形など）、その他（水分・脂肪含量など）の 3 つに分類した。これらの特性を各種機器により測定

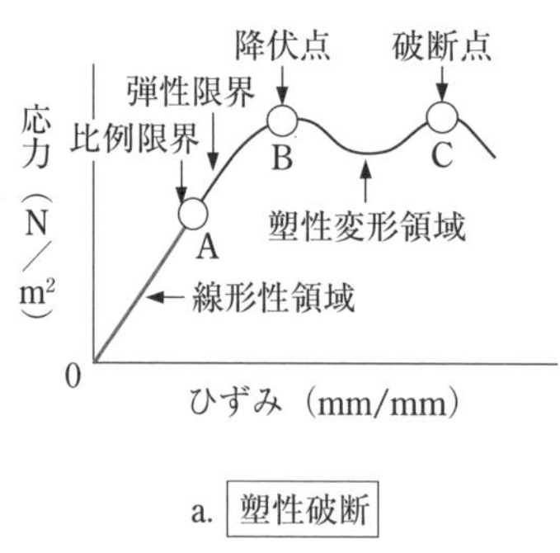

a. 塑性破断

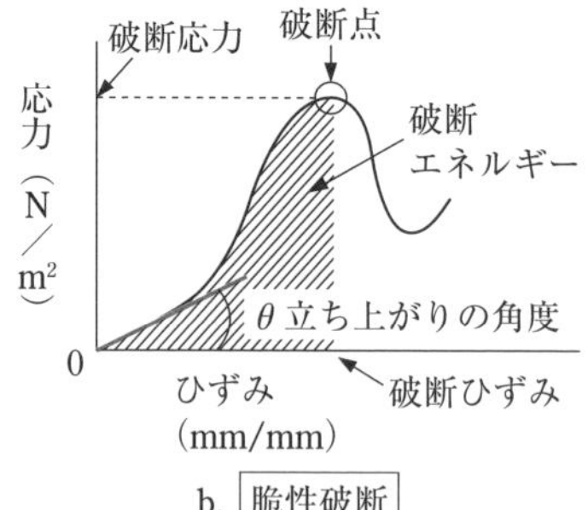

b. 脆性破断
初期弾性率：tan θ
破断エネルギー：斜線部分の面積

図 2-2-3　応力 - ひずみ曲線

注）応力-ひずみ曲線（食品を破断するまでの過程、食品を噛み切るまでの過程）。食品に一定速度で圧縮または伸長などの変形を与えると、座標の原点からA点までは応力とひずみが直線関係にある線形性領域（弾性部）、続いて応力の増加に伴ってひずみが増加する領域（A-B）、降伏点（B点）を過ぎると応力が増えないのにひずみが増加する塑性変形領域（B-C）になり、ついに破断する。C点を破断点という。

出典）渕上倫子（編）『テキスト食物と栄養科学シリーズ5　調理学』朝倉書店、2006年、p. 51、図3-7を一部改変。

することにより数値化し客観的に評価することができる。テクスチャーの測定機器にはさまざまなものがあるが、食品の形状・用途により使い分ける。Szczesniak（ツェスニャク）らが開発したテクスチュロメーターは、実際の人の咀嚼を模しており、硬さ、付着性、凝集性などが数値として得られる。その値は官能評価による主観的測定値と相関性が高いため、人が咀嚼した際の物性を客観的評価として表すことができる。なお、付着性とは食べたときのネバネバ、ベタベタ感のことであり、口腔内や咽頭へのくっつきやすさを表している。付着性が大きい食品として餅や団子、生麩などが挙げられる。また、凝集性はまとまりやすさを表しており、値が大きいほどまとまりやすく、小さいほどまとまりにくくパラパラしやすい。豆、ひじき、肉そぼろなどは凝集性が小さい食品である。

テクスチャーが深く関係する人の行為に咀嚼と嚥下がある。咀嚼は口の中で食品を噛み、つぶす行為であり、その際の好ましさをテクスチャーの各項目により評価する。嚥下は飲み込む能力が低下した高齢者などにとって重要な要素である。とろみをつけて飲み込みやすくしたり、口の中でばらばらになりやすい食品を寒天やゼラチンでまとめることは誤嚥（ごえん）を防ぎ、嚥下障害を持つ人たちにとっておいしさが増す。嚥下食をつくる際、粘性・弾性をはじめとした各テクスチャーの項目を測定することにより、安定した品質の嚥下食をつくるための一定の目安を得ることができる。

b）　温度の測定　　温度の測定には熱電対温度計などが用いられる。電極を対象物にさし、中心温度の変化をリアルタイムに記録することができる。数百度まで対応可能であり、調理にかかわる温度は基本的にすべて測定することができる。特に揚げ調理は油の温度ができ上がりに大きく影響するが、熱電対のような機器を用いれば誰にでも温度調節が可能である。

コラム2

異常粘性

チキソトロピー（thixotropy）：　振とう、撹拌といった機械的刺激によって、可逆的に硬さが変化する現象を指す。例えば、トマトケチャップやマヨネーズは、静置しておくと硬くなり傾けても流動性を示さないが、強く振ると柔らかくなり流動性を示すようになる。

ダイラタンシー（dilatancy）：　小さい力が加わっている時は液体のようになり、大きな力が加わると固体のようになる性質を示す。例えば片栗粉のような生でんぷんは、ひたひたの水を加えてゆっくりかき混ぜるとサラサラの状態で流れやすいが、急速に撹拌すると硬くなる。

曳糸性（えいしせい）：　粘り気のある液状のものを引き延ばした時に、どれくらい糸の形になりやすいかを示す。例えば、納豆やとろろなどに生じやすい。粘性と弾性が重なって生じる現象である。

2　調味操作によるおいしさの増幅

多くの食材は適切な調味操作を経なければおいしいとはいえず、食欲もわかない。さらに、食欲が落ちている高齢者や病人においしさに欠ける食事を提供しても食は進まない。このように、調味操作は食べる喜びを得るためだけではなく、食べる人の食欲を高めさせ、必要な栄養を摂取することにおいても重要な操作である。

1）調味パーセント

材料の重量に対して、味付けに必要な塩分量や糖分量の割合を表したものを調味パーセント（調味の割合）という。この場合の材料の重量は、廃棄率を除いた正味重量（調理直前の状態）である。それぞれの料理において一般的に好まれる「標準の味」、つまり最適な調味パーセントが決まっている（図2-2-4）が、あくまで標準であり、各自の好みや材料の鮮度などにより加減することが大切である。調味パーセントは下記の式で算出できる。

$$\text{調味パーセント（\%）} = \frac{\text{調味料の重量（g）}}{\text{材料の重量（g）}} \times 100$$

つまり、

$$\text{調味料の重量（g）} = \frac{\text{材料の重量（g）} \times \text{調味パーセント（\%）}}{100}$$

基本五味の中では食塩の加減が最も重要な調味料であるが、その濃度は人の体液と同じ0.9％を基礎に考えられている。この濃度が口に含んだときに最も好まれるという事実に基づいている。

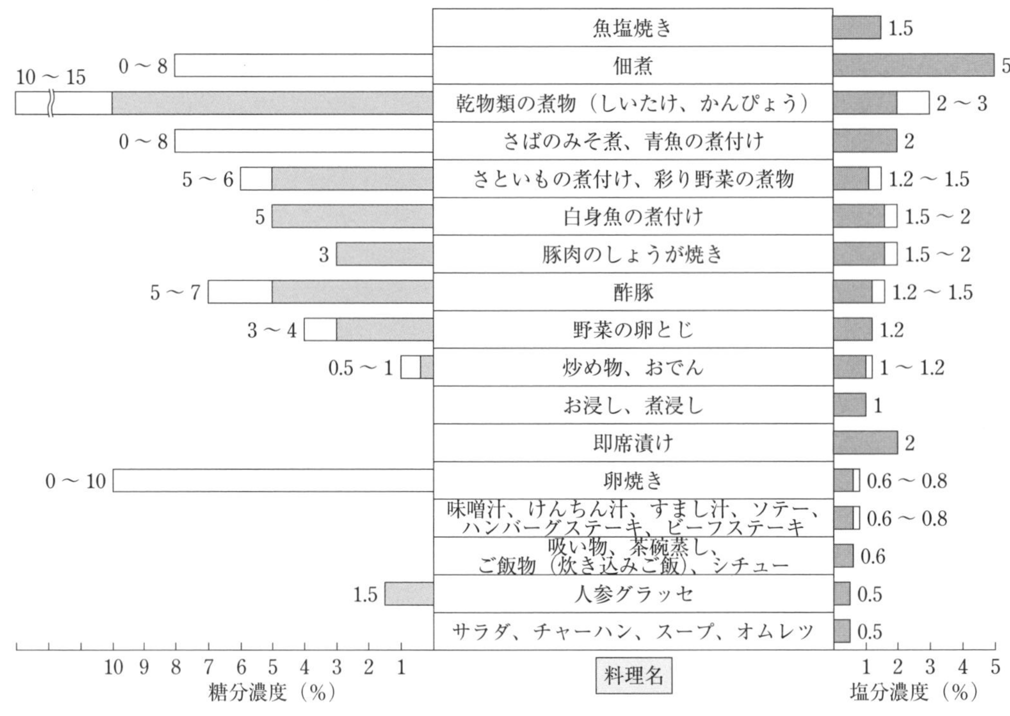

図 2-2-4　料理別調味パーセント

出典）金谷昭子（編）『調理学—食べ物と健康—』医歯薬出版、2004 年、p. 58 を改変。

2)　調味のタイミング

調味のタイミングは調理方法や調味の目的によって異なる。加熱中に調味ができない蒸し物・揚げ物などは、加熱前に下味をつける。煮物は加熱時に調味料を加えて味をしみ込ませるが、これは加熱して組織をやわらかくしてからでないと調味料が内部へしみ込まないためである。焼き物・炒め物は味が内部にまでしみ込む必要がないため、加熱中でも調味が可能である。焼き物（焼き魚）や揚げ物（てんぷら）も場合により喫食時に調味する。

3)　調味料の浸透

食材の内部へ調味料を浸透させる際、食材が生の場合は細胞膜の影響で塩や砂糖といった調味料が浸透しにくい。そのため、まず濃い調味液を使って浸透させるか調味料をそのまま食材にかける。この操作により細胞内部の水分が外部へと流出する。これに伴って細胞構造が破壊されていくため、調味料はさらに内部へと入り込むようになる。一般に調味料は水に溶けて食品の内部へ移動するため、水分量の多い食品では調味料の浸透量が大きい（図 2-2-5）。

また、食材を加熱することによっても組織構造は破壊され、調味料は拡散により容易に組織内部へと浸透する。なお、食材内部に均一に調味料が拡散するよりも煮上がりの方が早いため、加熱後、しばらく放置することで拡散を進め味の均一化をはかる。また浸透には距離も重要であり、食材を小さくすれば浸透が早く、均一化も容易である。ただし、食材を小さくできない場合は内部への浸透を進めるために切れ目（隠し包丁）を入れる。

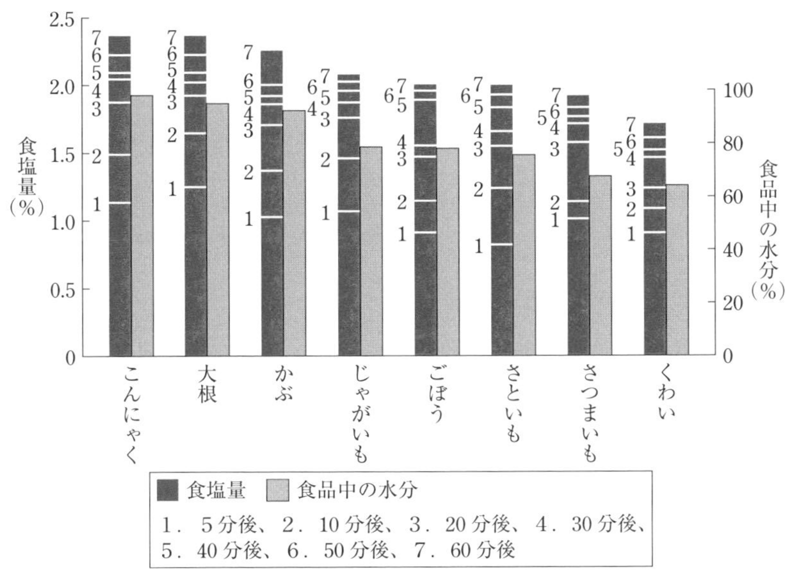

図 2-2-5　各種食品の吸塩量

出典）金谷昭子（編）『調理学─食べ物と健康─』医歯薬出版、2004 年、p. 61。

コラム 3

調味の順序は「さしすせそ」

調味料はただ必要な量を入れればよいとは限らない。その順序もでき上がりに影響する。このことを単純化して表現したのが「さしすせそ」である。さ：砂糖、し：塩、す：酢、せ：醤油、そ：味噌、のことであり、この順序を守って調味料を入れることがおいしい料理をつくるために大切である。まず、なぜ砂糖→塩なのかというと、塩の分子量が砂糖の約 6 分の 1 と小さいため、同時に入れたとしても塩の方が砂糖よりも先に食材にしみ込む。塩は脱水作用により食材を硬くするため、あとから砂糖を入れてもしみ込みにくくなってしまう。逆に先に砂糖を入れれば砂糖は内部まで入り込み、そこで食材をやわらかくする性質があるため、あとから加えた調味料はよりしみ込みやすくなる。よって、先に塩を入れてしまうと後から甘くしようとして砂糖を加えてもなかなか甘くはならない。酢・醤油・味噌を後から加えるのは、これらの発酵調味料は加熱によって風味が失われやすいため、火からおろす直前に加えるという意味である。

この 3 つを加える順序は特に問題とはならない。

4)　だしによるうま味の強化

味を付ける場合、調味料による味付けのほか、だしによるうま味の強化が重要である。代表的なうま味物質としてかつお節や煮干しのイノシン酸、昆布のグルタミン酸、しいたけのグアニル酸がある。これらの物質が加わることにより調理品の味が濃くなる。もし味噌汁をつくる際にだしを入れなければ、かなり多い量の味噌を入れてもなかなか塩味が濃くならない。逆にだしを入れることで味噌の使用量を抑えることができ、減塩効果につながる。

5)　構成物質の変化による味の変化

外部から味を付ける以外に、元々食材内部にあった物質を調理操作によって変化させて味を

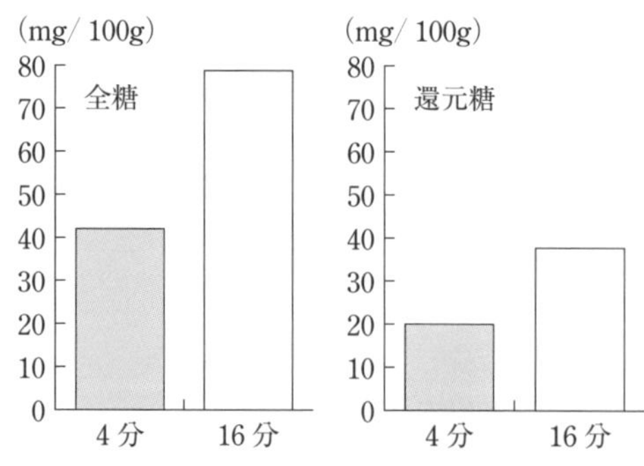

図 2-2-6　炊飯時に生じる糖の差―沸騰までの時間の違いによる甘味の量―

出典）東京ガス　都市研究所 HP　ブログ（http://blog.tokyo-gas.co.jp/toshiken/2003/12/post-36.html）

向上させる場合がある。焼きいもの場合、加熱される間にβ-アミラーゼがでんぷんに作用してマルトースを生成して甘くなる。この変化は酵素反応によるため加熱時間の長さが重要であり、仮に電子レンジでさつまいもを加熱しても短時間で加熱が終了するためにでんぷんの分解反応がほとんど進まず、甘味は通常の焼きいもよりもかなり劣る。米を炊く際にもでんぷんの分解が生じるが、甘味を増やそうとしてゆっくりと炊飯温度を上げると炊き上がった米がやわらかくなる（図 2-2-6）。

コラム 4

調理の工夫で減塩

塩は料理のおいしさに欠かせない。しかし、過剰な塩分は高血圧の原因になるため注意しなければならない。

日本人の食事摂取基準（2020 年版）では、1 日の食塩摂取目標は成人男性 7.5 g 未満、成人女性 6.5 g 未満とされている。しかし、令和元年の国民健康・栄養調査結果によると、食塩摂取量は男性 10.9 g、女性 9.3 g であり、男女ともに目標値を大きく上回ってしまっている。

そこで、調理の工夫でおいしさを維持しながら減塩を目指すことが大切になる。減塩対策としては、だしを効かせる、レモンなどの柑橘類や酢で酸味を効かせる、ごまや油などで香ばしさや風味をだす、カレー粉などの香辛料やしそなどの香味野菜を使って味に変化をつける、などがある。また、献立全体での工夫としては、一品だけしっかり味付けをすることで、その他の料理が薄味であっても満足感が得られるようにしたり、汁物を具沢山にして汁量を減らすだけでも減塩につながる。

また、果実類や野菜類に含まれているカリウムは塩分の体外への排出を促す作用があるため、カリウムの摂取は結果的に食塩摂取量の低減につながる。なお、カリウムは加熱しても変化しないが水の中へ溶出しやすいので、カットした状態で水に長時間さらすことは避ける。

参考）厚生労働省「日本人の食事摂取基準（2020 年版）」（https://www.mhlw.go.jp/stf/newpage_08517.html）
厚生労働省「令和元年国民健康・栄養調査報告」（https://www.mhlw.go.jp/stf/seisakunitsuite/ bunya/kenkou_iryou/kenkou/eiyou/r1-houkoku_00002.html）

6)　好ましくない味の除去

食材には食すれば不快感を感じさせる味成分が含まれていることがあり、これらを取り除くことも重要な目的である。たけのこは掘り出したままの状態では傷みが早いため、煮てから保存する。この際、煮ることでたけのこの酵素が失活して長期保存が可能になるが、同時にえぐ味の原因物質であるシュウ酸やホモゲンチジン酸を取り除くことができる。また、こんにゃくには独特の臭みがあるが、下ゆでることでトリメチルアミンなどの原因物質を取り除くことができる。

◆引用・参考文献

青木美恵子（編）『エキスパート管理栄養士シリーズ 11　調理学』化学同人、2004 年
川端晶子・大羽和子『健康調理学』学建書院、2004 年
川端晶子・畑明美（編）『N ブックス　健康食事学』建帛社、2004 年
木戸詔子・池田ひろ（編）『新食品・栄養科学シリーズ　食べ物と健康 4　調理学』化学同人、2003 年
萩恭子・石川美紀・川本 賀子「ナスの漬け物におけるアントシアニン色素の添加物と pH による影響」『実践女子大学家政学部紀要』25、1988 年、1-8
古川秀子『おいしさを測る　食品官能検査の実際』幸書房、1994 年
和食普及研究会（http://www.wasyokuken.com/konna/001114.html）

3章　調理操作と調理器具

本章では、調理過程で行われる非加熱操作と加熱操作、調理用エネルギー源と調理機器について学ぶ。またこれらの操作目的や特徴、調理過程における栄養成分の変化や新調理システムについても学ぶ。

1　調理操作のシステム化

調理操作は図 2-3-1 に示したように、食べる人の特性を考慮した食事設計から始まり、食品購入などの準備、下ごしらえである計量や洗浄、切砕などの非加熱操作、ゆでる、煮る、焼くなどの加熱操作、盛り付けや配膳による供卓、皆で気持ちよく共に食べる食事、洗浄や収納、ゴミ処理などの後片付けという一連の食事づくりの流れの中で行われる。

これらの作業を行うためには次のような設備が必要である。

① 収納設備　　食品庫、冷凍・冷蔵庫、食器棚

② 給排水設備　　給水や給湯および清潔な排水

③ 加熱設備　　コンロ、レンジ、オーブンなど

④ 調理台

⑤ 照明、換気設備

これらの設備は家庭で行う少量調理や給食で行う大量調理にかかわらず調理操作に必要な厨房設備であり、最近では快適性や省エネ性の高い設備への改良が進んでいる。これらの設備の配置は調理操作を効率よく行うために操作の流れ（動線）にそって厨房のシステム化が行われている。家庭内厨房では、流し（シンク）、調理台、加熱設備（ガスコンロやIHコンロなど）と冷蔵庫を操作の流れに従って1列型、2列型、L字型、U字型などに配置し、つり戸棚や台下収

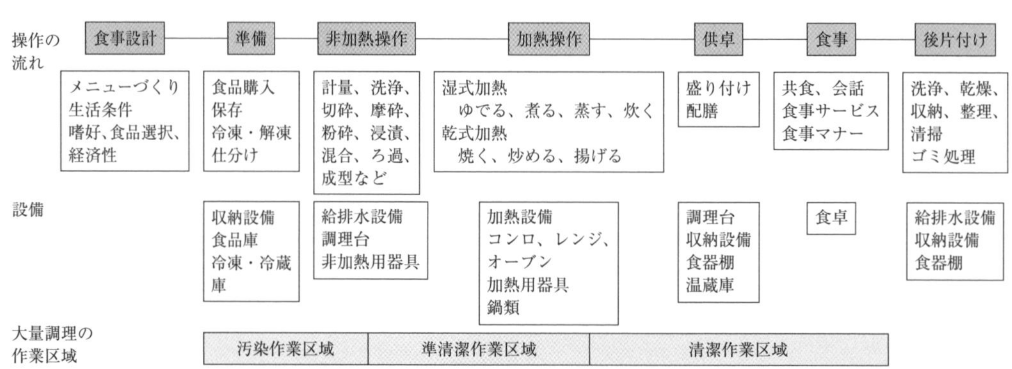

図 2-3-1　調理操作の流れと関連設備

納などの収納部もまとめられている。

大量調理を行う業務用厨房も必要な設備は基本的には同じであるが、喫食者数が多く調理規模が大きいので、集団給食、レストラン、ホテルなどの用途に応じてより一層の合理化、能率化が求められる。また、図 2-3-1 には給食施設の作業区域を示したが、泥などがついた食材を扱う汚染作業区域と盛り付け作業などを行う清潔作業区域は別の区域で扱われ、安全衛生面への考慮も重要である。

2　非加熱操作

調理操作では、加熱前の下ごしらえから仕上げの盛り付けまで、いろいろな非加熱操作を行う。単独または複数の操作を組み合わせて行い、下ごしらえとしての位置付けが多いが、刺身やサラダなどは非加熱操作だけで仕上がる料理である。表 2-3-1 に非加熱操作の種類と主な目的、用いる調理器具を示した。

1）　計量・計測

調理を勘やコツに頼らず、効率よく、合理的に再現性良く行うためには、計量と計測は最も基本的な操作である。特に大量調理では操作を標準化するために重要になる。食品材料や調味料の重量は秤量用のはかり、容量は計量カップ、計量スプーン、温度は温度計、時間はタイマーなどで計測する。

表 2-3-1　非加熱操作の主な目的と調理器具

操作		主な目的	調理器具
計量・計測	重量、容量、温度、時間	操作の標準化	はかり、計量カップ、計量スプーン、温度計、タイマー
洗浄	ふり洗い、流し洗い、こすり洗い	汚れや有害物質、不味成分の除去	洗いおけ、水切りかご、たわし、食洗機、洗米機
浸漬	もどす、浸す	不要成分の除去、水分付与、褐変防止、うま味成分の抽出、調味液の浸透、テクスチャー向上	ボール、バット
切断	切る、削る、むく	不可食部分の除去、形や大きさを整える	包丁、まな板、フードプロセッサー、皮むき器
磨砕・粉砕	する、おろす、砕く、割る	ペースト状や細かい粒子にして、風味や香りの向上、消化吸収を高める	すり鉢、すりこぎ、おろし金、ミキサー、ポテトマッシャー
混合・攪拌	混ぜる、泡立てる、ふる	数種類の食材の分布、温度分布、味付けの均一化	へら、フライ返し、菜ばし、トング、泡立て器、シェーカー
ろ過・分離	こす、ふるう	液体と固体の分離、食材の均質化、不要部分の除去	裏ごし、シノア、ストレーナー、粉ふるい
成形	絞る、伸ばす、抜く、巻く、形をつくる	形づくったり、形を整えたり、食べやすくする	めん棒、型抜き、巻き簾、しぼり出し、ケーキ型
盛り付け	よそう	食べやすく、外観を整える	しゃもじ、レードル、トング、菜ばし
保存		冷蔵により、酵素活性や微生物の繁殖が抑制され、品質低下を防ぐ	温蔵庫、冷蔵庫、冷凍庫

2) 洗　浄

洗浄は食品に付いた汚れ、有害物（細菌や農薬など）、不味成分や臭いなどを除去し、衛生的で安全な状態にする調理の前段階に行われる操作である。野菜や果物など生もの調理では洗浄後に盛り付けることもある。水洗いが基本だが、目的によっては洗剤、食塩水、酢水、氷水を使う。主な食品の洗い方を表2-3-2に示した。魚介類は肉類と比べると鮮度の落ちが速いので、表面に付着した細菌や汚れを除いたり、内臓を取り除いた後の洗浄は大切である。野菜類もできるだけ葉をほぐして水中でふり洗いするが、洗浄後の水切りは味付けにも影響するので注意する。魚の切り身や野菜を切った後に不必要に洗うことで水溶性の栄養成分やうま味成分が溶出しやすくなる。洗浄による栄養成分の溶出は短時間であれば少ないが、大量調理では水中で比較的長い時間ふり洗いするので、葉菜類のビタミンCは約20％、ナトリウム、マグネシウム、カリウム、鉄、カルシウムなどの無機質は5～15％程度の損失がある。

3) 浸　漬

食品を水、食塩水、酢水、調味液などの液体に浸す操作で、あく抜き、塩出し、砂出し、血抜き、褐変防止、水もどし、うま味成分の抽出、味付け、野菜類のテクスチャー向上などさまざまな目的で行われる。

野菜類のあく成分はアルカロイド、ポリフェノールなど水溶性成分が多いので、水や食塩水、酢水に浸すと溶出して除くことができる。塩蔵品の塩出しでは水または薄い食塩水（1～1.5％、よび塩）に浸す。よび塩にすると、過剰な膨潤やうま味の流出を防ぐことができる。果物や野

表2-3-2　主な食品の洗い方

食品名	洗い方
魚　類	・魚に付着する好塩菌、魚臭、血液、その他の汚れを除く ・丸のまま、流水でよく洗い、うろこ、えら、内臓を除いてから血液を丁寧に洗う ・水温は低い方がよい ・手早く洗い、また、切り身にしたあとは洗わない ・あらいは身を引き締めるために、氷水を用いる
貝　類	・あさり、はまぐりは海水（約3％）とほぼ等しい食塩水に漬け、しばらく放置し、砂を吐かせたあとで洗う ・しじみはボールまたは目の粗いざるに入れ、流水で貝と貝をこすり合わせて洗う ・むき身は塩をまぶして、こすり洗いする
肉　類	・ほとんど洗うことはないが、特別に、内臓類は血抜き、臭み抜きのために流水で洗うか、水に漬けてさらす
穀　類	・水中で撹拌しながら、または、比重を利用して不要なものを浮上、あるいは沈殿させて除去し、洗う
野菜類	・まず、土砂を落としたあとに洗う ・根菜類や茎菜類、果菜類は手やブラシなどで組織を破壊しない程度に摩擦を加えて洗う ・葉菜類は葉折れしたり、組織細胞を壊さないように注意しながら、できるだけ葉をほぐし、摩擦を避けて水中でふり洗いする ・水を数回換えて、すすぎを丁寧に繰り返す
乾物類	・水で洗うことによって、不純物を取り除くだけでなく、水に浸しながらやわらかくする目的をもつ
藻　類	・昆布は水洗いせず、ふきんで表面の砂などを落としてから用いる ・わかめは手早く冷水で洗い、食塩、汚れ、あくを除く ・ひじきは水に漬けて吸水させる

出典）川端晶子・大羽和子『健康調理学』学建書院、2004年、p. 66を一部改変。

表 2-3-3　乾物吸水後の重量変化（倍）

食品名	倍
乾燥わかめ	8〜10
乾燥ひじき	6〜8
干ししいたけ	3〜5
切干しだいこん	5
はるさめ	3
かんぴょう	5〜7

表 2-3-4　主なビタミンの安定性

		熱	光	空気	酸	アルカリ	浸水に伴う溶出量（%）
脂溶性ビタミン	レチノール	○	×	×	○	○	少ない
	β-カロテン	○	×	×	○	○	少ない
	ビタミンD	×	×	×	×	○	少ない
	ビタミンE	○	×	×	○	○	少ない
	ビタミンK	○	×	○	×	×	少ない
水溶性ビタミン	ビタミン B_1	△	○	×	○	×	20-40
	ビタミン B_2	△	×	○	○	×	30-50
	ナイアシン	○	○	○	○	○	20-60
	ビタミンC	×	×	×	○	×	50-70

注）○：安定　△：比較的安定　×：不安定
出典）河内公恵（編）『ステップアップ栄養・健康科学シリーズ　調理学』化学同人、2019 年、p. 60。

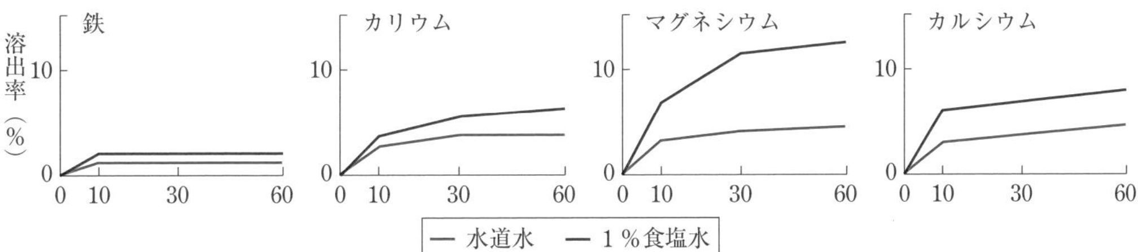

図 2-3-2　浸漬水へのキャベツの無機成分溶出率の変化

注）細断したキャベツを食塩水に浸漬すると、カリウム、マグネシウムおよびカルシウムは水道水に浸漬するよりも溶出率が高くなり、キャベツでは、食塩濃度が高くなるほど溶出が一層促進される。
出典）畑明美・南光美子『調理科学』16(1)、1983 年、52。

菜の褐変防止にも水または薄い食塩水、酢水を用いる。穀類、豆類、乾物などは加熱前に吸水させてから用いる。吸水後の乾物重量変化の目安を表 2-3-3 に示した。調理に用いるときは乾物を水に浸漬して十分に戻した重量に対して、味付け（調味パーセント）をする。

目的に応じた浸漬により嗜好性や調理性の向上につながるが、水溶性の栄養成分や嗜好性成分が溶出しやすくなるので過剰な浸漬は避ける（表 2-3-4）。図 2-3-2 には細断したキャベツを水道水と 1 %食塩水に 1 時間浸漬した場合の無機質の溶出率変化を示したが、マグネシウム、カルシウム、カリウムは無機質の中でも溶出しやすく、特に食塩水の方が水道水よりも溶出率が高くなる。

4)　切　　断

食品の不可食部分を取り除き、形や大きさを整え、食べやすく料理の外観をよくするために行う。切ることで食品の表面積が増え、調味料の浸透や熱伝導（火の通り）も向上する。小さく切ると早く軟らかくなるが、その分表面積が大きくなり、栄養成分やうま味成分が溶出しやすくなる。また、繊維が一定方向に走る根菜や肉類は、繊維方向に直角に切ると煮崩れしにくく、歯触りが残り、平行に切ると早く軟らかい食感となり、テクスチャーや仕上がりが変わる。ふろふきだいこんやこんにゃくの表面に切り込みを入れるかくし包丁や、煮物に使ういも類や根菜類の角を削りとる面取り、野菜や果物の外観をよくする飾り切りなど、目的に応じたさま

表 2-3-5 包丁の種類と特徴

	包丁の種類と形状	刃型	特徴		包丁の種類と形状	刃型	特徴
和包丁	菜切り包丁	両刃	野菜、うどん・そば切り。押し切りに向く	折衷	文化包丁	片刃	肉、野菜、魚をおろすなど、幅広く使える
	薄刃包丁	片刃	野菜のかつらむき、皮むき、細工切り	洋包丁	牛刀（肉きり包丁）	両刃	肉、野菜、魚をおろすなど、幅広く使える
	出刃包丁	片刃	魚をおろす。魚や鶏ガラの骨きりなど		ペティナイフ	両刃	野菜、果物の皮むき、細工切りなど
	刺身包丁（たこ引き）	片刃	魚介類の刺身や皮引き。引き切りに向く	その他	中国包丁	両刃	食材を切る、つぶすなど
	刺身包丁（柳刃）	片刃	魚介類の刺身、二枚おろし、三枚おろし。引き切りに向く		冷凍用ナイフ		冷凍された硬い食材を切る

ざまな切り方がある。一般には包丁を用いることが多いが、料理ばさみを用いたり、小麦粉調理ではスケッパーやピザカッターなども使う。大量に切る場合はフードプロセッサーなどが便利である。

包丁の種類と特徴を表 2-3-5 にまとめた。現在使われている包丁は、和包丁、洋包丁、その他の中国包丁などに分類される。両側に刃が付いている両刃包丁は押し切りに向き、片側に刃が付いている片刃包丁は引き切るのがよい。また出刃包丁は硬い骨をたたき切る、中国包丁はしょうがなどをつぶすなどの使い方もする。

5) 磨砕・粉砕

食品を、する、おろす、砕く、割るなどして粒状や粉末状、ペースト状などの細かい粒子にする操作である。すり鉢、おろし金、ミキサー、ミルサーなどが使われるが、食材の硬さや、組織を細分化する、風味や香りの向上、消化吸収を高めるなどの目的によって使い分ける。ごまはすることにより、風味と香りがよくなり、消化吸収も高まる。わさびはさめ皮おろしを使うと、辛味成分が増強される（コラム 1 参照）。

コラム 1

さめ皮おろしの使い方

さめ皮おろしとは、板をおろし金の形に切り、さめ皮を接着剤で貼り付けたもの。さめ皮の細かく硬いザラザラが、わさびを細かく摩りおろすのに適している。サメの中でも、コロザメの背側の黒い部分が最上とされる。わさびをおろすときは、葉と茎を落として、茎の方からおろし金に直角に当て、円を描くようにゆっくり押しつぶすようにおろすと、粒子が細かくなり、香り、うま味、独特の辛味を引き出すことができる。わさびの細胞組織が破壊されると、シニグリンという成分が引き出され、酵素ミロシナーゼによって辛味成分のアリルからし油（アリルイソチオシアネート）などが発生するためである。ただしアリルからし油は揮発性が強いので、3、4 分で揮発してしまう。

切断や磨砕によって組織が破壊されると、空気に触れて酸化され、食品内部の酸化酵素の作用でビタミンＣは酸化が進み減少する。だいこんとにんじんをすりおろして混合すると、にんじん中のアスコルビン酸酸化酵素の作用でL-アスコルビン酸は酸化されてデヒドロアスコルビン酸となる。しかし、生体内ではL-アスコルビン酸（還元型）を摂取しても、デヒドロアスコルビン酸（酸化型）を摂取しても、ビタミンＣの効力は同等である（2章6野菜、果実の項参照）。日本食品標準成分表では２つの化合物の合計量をビタミンＣの成分値としている。

6) 混合・撹拌

混合は２種類以上の材料を混ぜ合わせる操作である。数種類の食材の分布、温度分布、味付けの均一化や溶解、乳化の目的で行われる。少量調理ではへら、トング、菜ばしなどで容易に行えるが、大量調理では短時間に均一にするためには火の通りにくいものは下ゆでするなどの工夫が必要である。

撹拌はドレッシングやマヨネーズの乳化を目的としたり、卵白や生クリームに空気を抱き込ませ起泡させる目的で行われる。泡立て器やブレンダー、ハンドミキサーなどで行う。

7) ろ過・分離

ろ過、分離は、液体と固体を分けたり、食材の状態を均質にしたり、不要部分を除く目的で行われ、スープと食材を分けたり、小麦粉をふるったり、油を切ったりする操作である。ストレーナーやシノア、裏ごし器などが用いられる。

8) 成　　形

成形は、調理の目的に合わせて形づくったり、形を整える操作をいう。めん棒や型抜きや押し型、巻き簾（す）などを用いる。クッキーの型抜きやハンバーグを丸く整えたりする操作である。介護食の中で、咀嚼や嚥下が困難な人の食事として、魚などをほぐしてからゲル化剤などを用いてムース状に魚の型で成形して、食べやすくする工夫なども行われている。

9) 冷却・冷蔵・冷凍・解凍

(1) 冷却・冷蔵

冷却方法としては、送風、冷水、氷水、冷蔵庫などがあり、ゼリーをゲル化させる、飲み物や料理を冷やして嗜好性を増す、食材の品質低下を抑える目的がある。ゼリーなどを急いで冷やし固める場合は、冷蔵庫に入れて冷気で冷やすよりも、氷水につけるのが最も速い。省エネルギーの点からも、温かいものを冷蔵庫に入れることは無駄が多い。

冷蔵庫は保存のための設備である。冷蔵すると、酵素活性や微生物の繁殖が抑えられて品質低下を防ぎ、一般的には保存性が向上する。多くの野菜は低温で湿度の高い状態が適しているが、熱帯性の果物や夏野菜、さつまいもなどは低温で生理障害を起こすものもあるので、適切な温度で保存する必要がある。表2-3-6に冷蔵庫の温度帯と特徴を示した。

(2) 冷凍・解凍

食品を長期保存したり冷菓（シャーベットやアイスクリーム）をつくるために食品中の水分を凍

表 2-3-6　冷蔵庫の温度帯と特徴

名称		温度	特徴と用途
冷蔵室		3～6℃	一般の食品。ドアポケットはドアの開閉により温度が変化しやすい。
野菜室		6～9℃	野菜や果物の収穫後の呼吸を抑えて鮮度低下を防ぐ。高湿度（85～95%）の機能付きの機種もある。
新温度帯	氷温・チルド室	－1～0℃	低温により保存期間を延長できる。魚肉類、水産練り製品、発酵しやすい食品などの保存
	パーシャル室	－2～－3℃	微凍結状態の保存。刺身、魚肉類、生もの解凍
ソフト冷凍室		－6～－8℃	すぐ調理したい冷凍食品や2週間程度で使い切る冷凍品
冷凍室		－18～－20℃	低温により細菌、カビ、酵母などの活動を抑制して長期保存が可能

結させる操作である。－12℃以下で細菌やカビの繁殖は停止するので、長期保存が可能になる。また－5℃で食品中の大部分の水分は凍結するので、製氷、氷菓づくり、ホームフリージングなどにも利用できる。食品を凍結させると－1～－5℃で食品中の水分が氷結晶になるので、この温度帯を最大氷結晶生成帯という。この最大氷結晶生成帯を30分以内で通過する場合を急速凍結、数時間かかる場合を緩慢凍結という。急速凍結では短時間で通過するので、氷結晶は小さく存在し、食品組織への損傷が少なくなり、解凍してもドリップが少なく、元の状態に戻りやすい。緩慢凍結では時間をかけて通過するので、氷結晶が大きく成長して食品組織を傷付け、解凍時のドリップ量が増え品質低下（うま味成分、栄養成分、食感の損失など）を招くので、できるだけ速く凍結させる工夫が必要である。家庭用冷凍庫は－20℃程度で緩慢凍結になるので、ホームフリージングはブイヨンのように無定形で組織のないものや、パンや餅のようにドリップのないもの、塩に漬けたものや半調理品などが向いている。

解凍は、冷凍した食品を元の状態に戻したり、食べられる状態にする操作であり、調理済み食品と生鮮食品では異なってくる。調理済み食品は解凍と調理を同時に行う急速解凍が行われるので、凍ったままの状態で熱湯や熱した油に入れる、電子レンジにかける、フライパンで炒める、などができる。一方、生鮮食品を解凍する場合は、冷凍と同じように最大氷結晶生成帯を速く通過させるとドリップ量が減少して品質が保持される。ドリップ量が5％以下、解凍終温度5℃以下、最大氷結晶生成帯通過時間2時間以内が解凍の目安とされる。図2-3-3に冷凍・解凍時に最大氷結晶生成帯を通過する温度変化の様子を模式的に示した。解凍時にはドリップとともに流出する栄養成分があり、冷凍ほうれんそうを解凍した場合、ビタミンB_1は10～30％、ビタミンCは20～50％以上の損失があるので、解凍方法には注意が必要である。

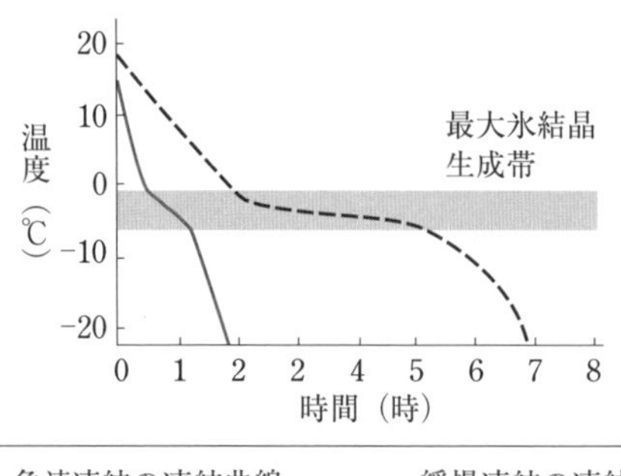

図 2-3-3　急速凍結ならびに緩慢凍結の凍結曲線の比較

出典）日本冷凍食品協会 HP（http://www.reishokukyo.or.jp/frozen-foods/ff-life-us_kyusokutouketu）

3　加熱操作

加熱は調理操作の中で最も重要な操作である。食品は加熱中にでんぷんの糊化、たんぱく質の熱変性、脂肪の分解などのさまざまな成分変化や物性変化、および外観変化を生じる。同時に微生物の死滅、酵素の失活なども起きる。また、加熱中には栄養成分溶出や分解による損失もある。このようにさまざまな変化が同時に起こるので、それぞれの調理に適した加熱条件を把握することが大切である。ここでは、伝熱の特徴と加熱操作について学ぶ。

1)　加熱操作と伝熱の特徴

熱は高温から低温へ伝わる性質があり、熱が伝わることを伝熱という。伝熱には伝導、対流、放射（輻射）の３種類の方式がある（図 2-3-4）。食品にはこれらの伝熱方式が単独または組み合わされて熱が伝わる。

①　伝導　　固体から固体への熱の伝わり方で、一部が高温になると、その部分から順次熱が伝わる。例えば、フライパン（固体）から肉（固体）への熱移動やじゃがいもをゆでているときのじゃがいも内部の熱移動は伝導伝熱になる。

②　対流　　液体と気体（流体）から固体への熱の伝わり方。水や空気を温めると軽くなって上方へ移動する。冷たく重い流体が下方へ移動して温められる。高温の流体が食品や鍋に衝突することによって熱が伝わる。例えば、お湯を沸かすときの炎の周辺の空気（流体）から鍋底（固体）への熱移動や、食品を揚げるときの油（流体）から、食品表面（固体）への熱移動は対流伝熱になる。また撹拌によってさらに速く温めることができる。

③　放射　　太陽のエネルギーのように熱源から放射されたエネルギー（電磁波）を吸収することによって温められる熱の伝わり方で、熱源（炭火やヒーター等）の温度が高いほど高いエネルギーが放射される。例えば、炭火で魚を焼くときには、炭火から放射されるエネルギーが魚に吸収されて熱が伝わる放射伝熱になる（このとき、炭火と魚の間にある空気の対流伝熱も起きている）。

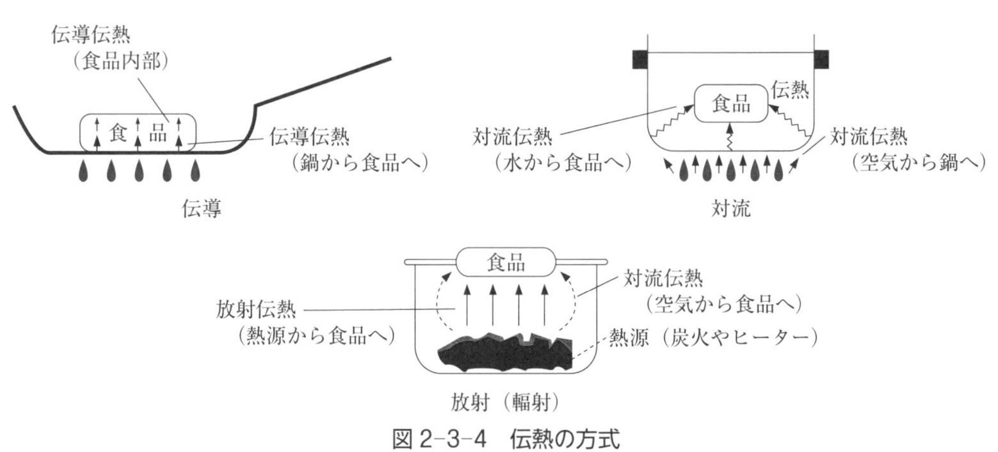

図 2-3-4　伝熱の方式

表 2-3-7　加熱操作の特徴

加熱法			主な熱の媒体	主な伝熱法	主な利用温度帯
湿式加熱	ゆでる		水	対流	95～100℃
	煮る		水（調味液）	対流	95～100℃
	蒸す		水蒸気	対流、水蒸気の凝縮熱	85～100℃
	炊く		水、調味液	対流	95～100℃
	加圧加熱		水、水蒸気	対流	115～125℃
乾式加熱	焼く	直火焼き	（空気）	放射、対流	200～300℃
		間接焼き	鉄板、鍋など	伝導、放射	130～250℃
		オーブン	空気、金属板	放射、対流、伝導	150～250℃
	炒める		油と鍋	伝導、放射	150～200℃
	揚げる		油	対流	120～200℃
電子レンジ加熱			マイクロ波の照射	食品の発熱	水分の多いもの100℃、水分の少ないもの120℃以上

2）湿式加熱

熱の媒体が水（または水蒸気）の対流で加熱する方法を湿式加熱という。表2-3-7に示したように、ゆでる、煮る、蒸す、炊く、加圧加熱がある。湿式加熱の特徴は水を媒体とするので最高温度が100℃（加圧加熱以外）と温度コントロールが容易であるが、蒸す以外は水中にさらされるので、水溶性の栄養成分やうま味成分の出入りを生じる。

(1) ゆでる

大量の湯の中で食品を加熱する操作で、水の対流により食品表面に熱が伝わり、食品内部は伝導により熱が伝わる。調理の前処理として行われるが、通常は加熱後のゆで水は利用しない。さまざまな目的で行われ、例を挙げると組織の軟化、でんぷんの糊化、たんぱく質の熱凝固、色止め、あくなどの不味成分除去、吸水、脱水、酵素の失活、殺菌などがある。

【ゆでる調理のポイント】

①　ゆで水の量　　水からゆでる場合には食品がかぶるくらいの水を加え、ふたをすると熱効率がよくなる。沸騰したところに入れてゆでる葉物類や麺類の場合には、多めの湯を用意する。

コラム2
じゃがいものゆで方

大きく切ったじゃがいもやかぼちゃなどは、水からゆでると煮崩れないで中までやわらかくゆでられる。熱湯に入れると中がやわらかくなる前に周りがやわらかくなりすぎて、煮崩れてしまう。また食塩をゆで水に加えると、水でゆでるよりも速くやわらかくなる。逆に牛乳や味噌汁中で煮ると煮崩れしにくくなる。これらはじゃがいもに含まれるでんぷんとペクチンの性質が関係している。加熱によってじゃがいも細胞内のでんぷん粒は、周囲の水を吸収して糊化するので膨らむ。細胞内は膨らんだでんぷん粒で内部から押されて球形になり、細胞同士は分離しやすくなる。つまり崩れやすくやわらかくなる。一方、ペクチンは細胞壁にあり細胞同士を接着する役割をもつ。加熱するとペクチンは分解してゆで水中に溶け出すので、細胞同士は分離しやすくなる。熱湯と接している外側からペクチンは溶け出すので、外側は煮崩れしやすい。また牛乳や味噌汁に含まれるカルシウムは、ペクチンの橋掛け結合を増やして分解を抑制するので硬さが持続し、食塩中のナトリウムは、橋掛け結合を切るので速くやわらかくなる。

② 温度管理　じゃがいもやにんじんなどの根菜類は熱湯からゆでると煮崩れにつながりやすいので、周辺部と中心部の温度差が小さくなるように水からゆでる。豆類、卵も水からゆでる。葉物類や麺類、肉、魚などのうま味を閉じ込めたい食品は沸騰したところへ入れてゆでる。

③ ゆで水の種類　組織の軟化や色をよくする効果を増すために、れんこんやごぼうは食酢、たけのこやふろふきだいこんは、ぬかや米のとぎ汁、山菜などは重曹や木灰汁をゆで水に加える。

(2) 煮　る

調味料の入った煮汁中で加熱する操作で調味と煮熟（しゃじゅく）（煮てやわらかくする）が目的である。煮汁が対流することで食品に熱が伝わり、食品が温められると共に煮汁に加えられる調味料によって味が浸透する。

【煮る調理のポイント】

① 煮汁の量　魚の煮付けやれんこん、ごぼうの煮しめなどは材料の3分の1から4分の1量のやや濃い味の煮汁中で、煮汁がなくなるまで煮る（炊くともいう）。煮汁が少ないので、落しぶた、紙ぶた、撹拌などで、味や煮熟を均一にする。材料の外側は濃い味、中心部は薄味に仕上がるが、時間とともに味が浸透し均一化される。野菜の含め煮やおでんのような煮込みは、多めの煮汁中で薄めの味に煮る。適度な硬さで消火して煮汁中で浸しておくと時間とともに味が浸透する。

② 温度管理　たんぱく質食品（魚肉、獣鳥肉類）は煮汁が沸騰してから入れると、表面を熱凝固させてうま味が溶出するのを防ぐ。いも類や根菜類は煮崩れを防ぐために水から入れ、材料がやわらかくなってから調味料を加える。

③ 調味料の添加順序　加熱調理では、食塩は材料をやわらかくする効果があり、醤油中に含まれる有機酸やアミノ酸は硬くする効果があるといわれている。天然食品の組織構造は複雑なので、添加順序はさまざまな要因に左右されるが、呈味成分の浸透速度、加熱による風味やテクスチャーの変化、揮発性などを考慮して、さ（砂糖）、し（塩）、す（酢）、せ（醤油）、そ（味噌）の順に加えるのが効果的である（2部2章コラム3〔p. 131〕参照）。

(3) 蒸　す

食品を水蒸気の中で加熱する操作である。水が100℃になるための温度変化に費やされる熱を顕熱といい、100℃になると水は水蒸気に状態変化を起こす。この状態変化に費やされる熱を潜熱という。蒸し加熱において、食品は水蒸気の対流と水蒸気が食品表面で水に状態変化を起こすときに高い潜熱（凝縮熱、539 cal/g、2.3 kJ/g）を与えることによって加熱される。蒸気量が多いほど食品への衝突回数が多くなり、エネルギーを多く与えることができる。

【蒸す調理のポイント】

① 静置加熱　食品が加熱中に動くことがないので、崩れにくい。茶わん蒸しや蒸しパンのような流動的な材料を型に入れて加熱ができる。加熱中にふたを開けて調味することはできないので、調味は加熱前または加熱後に行う。

② 加熱中の成分の増減　水蒸気の凝縮によって表面に付着する水分は少量なので、加熱中の成分溶出は少ない。したがって栄養成分の損失は少ないが、あくなどは残りやすい。

③　温度管理　　食品の温度が低いと水蒸気が結露して水っぽくなるので、蒸し始めは強火にして速く温度を上げるが、その後は蒸し物の種類によって温度を変える。温度管理は火加減とふたのずらし方で行う。茶碗蒸し、卵豆腐、カスタードプディングなどの卵料理は、すだちを防ぐため、中火～弱火にしてふたを少しずらして85～90℃にする。いも類、まんじゅう類、蒸しパン、魚介類、肉類などは強火で100℃を保つ。赤飯などのこわ飯は100℃の加熱中に2、3回ふり水をして硬さを調節する。

④　加熱器具　　蒸し器、せいろうを用いる。代用として深鍋に中敷きをしく場合もあるが、ラップフィルムやふたなどで密閉して電子レンジ加熱を行うと、蒸し加熱に近い加熱ができる。最近の家庭用のオーブンでスチーム機能が付いたスチームオーブンレンジには蒸す機能があり、簡単に蒸し加熱ができる。

コラム3

消費熱エネルギーと火力の関係

加熱調理に要する熱エネルギーは、水、鍋、食品の温度上昇に使われる熱（顕熱）、鍋からの放熱、水の蒸発に使われる気化熱（潜熱）に分けられる。鍋に水を入れて加熱した場合、水や鍋、食品が100℃に達するまではこれらの温度上昇に投入された熱エネルギー（顕熱）が使われる。しかし、水温は100℃までしか上がらないので、鍋も食品も100℃になったあとの熱エネルギーは温度上昇には使われず、水の蒸発（潜熱）や鍋からの放熱に使われる。強火で沸騰を継続した場合は蒸発潜熱量が大きくなり、熱エネルギーの無駄になるので、沸騰したら沸騰が継続する程度の火力に弱めるとよい。

(4)　炊　く

炊くは、日本型のうるち米の炊飯のことをいう。初めは一定量の水の中で煮るが、水分がなくなると蒸す状態になり、最後に鍋底表面が焼かれ、余分な水が残らないようにする加熱方法で「炊き干し法」という。米以外にも野菜の炊き合わせ、豆を炊くなど、煮上がったときに煮汁がないような煮方を炊くともいう。

3)　乾式加熱

熱の媒体が鉄板や油、または直接熱源からの放射で加熱する方法を乾式加熱という。表2-3-7に示したように、焼く、炒める、揚げるがある。乾式加熱の特徴は油や空気の温度が数百℃に上昇し、焦げやすくなるので、適切な温度範囲にコントロールするのが湿式加熱よりも難しい。また熱媒体や伝熱法によって温まり方が異なるため、風味やテクスチャーも異なってくるので、目的に応じた加熱法を選ぶ。

(1)　焼く（直火焼き、間接焼き）

焼く操作は、熱源から直接食品を加熱する直火焼きと、フライパンやオーブンを使う間接焼きがある。図2-3-5に焼く操作の主な熱の移動を示したが、伝熱の違いにより温まり方や利用温度が異なる（表2-3-7を参照）。

a)　直火焼き　　直火焼きは、金串や網で支えた食品を熱源に直（じか）にかざして焼く方法である。食品は熱源からの放射と熱風の対流によって加熱されるが、食品と熱源が近すぎると内部まで

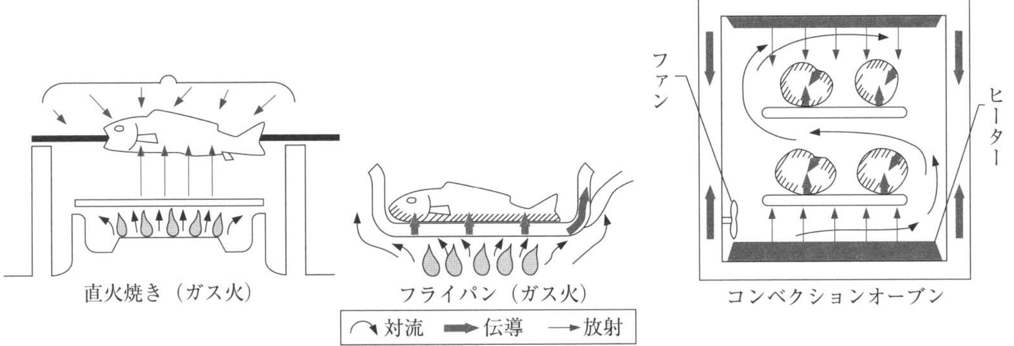

図 2-3-5 「焼く」の主な熱の移動

加熱される前に表面が焦げてしまうので、なるべく放射熱を利用してふっくらと焼きたい。魚を焼くときは強火の遠火がよいといわれるが、強火にして高温による放射熱をつくり、遠火にして食品に広範囲に放射熱があたるようにして、対流を弱くする工夫である。

図 2-3-5 はガス火で魚を焼くときの工夫で、焼き網を強火の上にのせて対流を抑え、高温の焼き網からの放射熱に変えている。ふたをかぶせると、ふたからも放射熱が発生するので早くふっくらと焼ける。

b) 間接焼き（鍋板焼き）　熱したフライパン、鉄板、鍋などの上で、食品を焼く方法である。食品は高温に熱した鍋板からの伝導によって加熱される。

c) 間接焼き（オーブン加熱）　150～250 ℃に熱せられたオーブン内で食品を加熱する方法である。オーブン内では高温の熱風の対流、天板からの伝導、庫壁からの放射によって食品に熱が伝えられる。表面に適度な焼き色が付き放射熱でふっくらと焼け、食品から蒸発した水分で蒸し焼きのような状態になる。側面や背面にファンが付いており、熱風を強制的に対流させる**コンベクションオーブン**（対流式オーブン）は焼きムラが少なく、温度上昇も速くなり、大きな食品や流動性のある生地なども型に入れて加熱ができる。また、最近の家庭用のオーブンはグリル、電子レンジ、発酵機能、スチーム機能の合体など多機能化している。大量調理では**スチームコンベクションオーブン**が利用されている。これはオーブン加熱（対流式）と蒸気加熱の機能を組み合わせたもので、1 台で焼く、煮る、蒸すなど多種類の加熱ができる。蒸気加熱では 100 ℃以上の過熱水蒸気による加熱が可能で、空気に比べ熱容量が大きく熱伝導性に優れている。

(2) 炒める

高温に熱した鍋と少量の油によって食品を加熱する方法。食品は主に鍋からの伝導によって加熱されるので、均一になるように絶えず撹拌する。食品の表面は油の薄い膜で覆われるので、油の味が加わりなめらかな口ざわりになる。一般には高温短時間で加熱するので、食品の色は保たれ、熱に弱いビタミンや水溶性成分の損失も少ない。

【炒め調理のポイント】

① 鍋材質　熱容量の大きい厚手のもの、鉄などがよい。材料を撹拌しやすい形を選ぶ。

② 温度管理　高温短時間で仕上げるために、まず空の鍋を充分熱してから油を入れ、

油が熱くなってから材料を投入し、強火で加熱する。

③　油の種類と量　　日本料理では植物油、中国料理ではラードと植物油、西洋料理ではバターと植物油が用いられる。油の量は材料の5～10％が適量であるが、フッ素樹脂加工などのフライパンを使用すると、油の使用を減らすことができる。

④　材料の量と切り方　　材料を入れすぎると撹拌されず、加熱時間が延びて、放水量や遊離油量が増えて全体的にべっとりしてまずくなる。一度に投入する量は鍋の大きさの3分の1から2分の1ぐらいが望ましい。短時間で火の通りを均一にするために、材料の切り方や大きさを揃えるとよい。

⑤　油通し　　中国料理でよく行われる方法で、炒める前に材料を120℃付近の低温の油で揚げる（油に通す）操作をいう。油通しから炒めるまでの1、2分間に余熱で内部温度が上昇するので、炒める時間が大幅に短縮され、野菜類は色あざやかで歯ざわりもよく、肉類は収縮が小さくやわらかい仕上がりになる。

(3) 揚げる

130～200℃の高温の油に食材を入れて、油からの対流により食品に熱を伝える方法である。油は比熱が、水（20℃、4.186 kJ/(kg・K)）の半分程度と小さい（約2.0 kJ/(kg・K)）ので温度が上昇しやすいが、食品を入れると温度が下がりやすいので、揚げ油の温度管理は難しい。しかし、高温短時間の加熱になるので、熱に弱いビタミンの損失などは少なく、食品には油脂味が加わって風味が向上し、テクスチャーは著しく変化する。油に投入すると食品表面から激しく脱水し、代わりに油が吸収されて水と油の交代が起こる。

【揚げる調理のポイント】

①　揚げ温度と時間　　表2-3-8に揚げ物の適温と時間を示した。たんぱく質食品（魚介類、肉類）は、変性しすぎると収縮して硬くなるので高温短時間で揚げる。でんぷん性食品はでんぷん糊化に時間がかかるので、低温で数分かける。さつまいもやかぼちゃはゆっくり揚げるとβ-アミラーゼが働いて甘くなる。食材の形によっても温度と時間は変わり、厚みのあるものは、低温で揚げた後に、一旦取り出し、高温でもう一度揚げる方法をとる（二度揚げ）。また、適温を保つためには、食材を多く入れすぎないようにして、油の温度低下を小さくするとよい。

表2-3-8　揚げ物の適温と揚げ時間

調理の種類		温度	時間
天ぷら（魚介類）		180～190℃	1～2分
さつまいも かぼちゃ れんこん	厚さ0.7cm	160～180℃	3分
かき揚げ	魚介類 野菜	180～190℃	1～2分
フライ		180℃	2～3分
カツレツ		180℃	3～4分
コロッケ		190～200℃	1～1.5分
ドーナツ		160℃	3分
クルトン		180～190℃	30秒
フリッター		160～170℃	1～2分
ポテトチップス		130～140℃	8～10分
こいのから揚げ		140～150℃ 180℃二度揚げ	5～10分 30秒
パセリ		150～160℃	30秒

出典）山崎清子ほか『NEW調理と理論』同文書院、2011年、p. 365。

②　揚げ物の衣　　衣は食材への吸油や焦げることを防ぎ、衣の種類によって特徴のある食感を付与する。表2-3-9に衣の種類による特徴や衣の吸油率を示した。素揚げなどは食材が直接高温の油に接するので食材によって吸油率が大きく異なってくる。衣の水分が少ないから揚げなどは、焦げやすいので短時間加熱となり、吸油率は

表 2-3-9　衣による揚げ物の種類

種類		衣	特徴・調理例	吸油率
素揚げ		なし	食品が直接高温に接触するので脱水され、色、テクスチャーが変化する ポテトチップス、魚、なす、ピーマン、しそなどに利用	8～10%
衣揚げ	から揚げ	片栗粉などのでんぷん、小麦粉	衣の水分が少ないので、長時間は揚げられない 加熱時間が短くてよい魚、鶏肉などに利用	6%
	てんぷら	小麦粉 ＋水 ＋卵	衣に覆われるので食品の水分蒸発が少なく、風味も保持される 魚、えび、肉、野菜など、あらゆる材料に利用	9～10%
	フライ	パン粉	表面のパン粉は水分が少ないが、パン粉をつける下地により変わり、焦げやすい 短時間で加熱済みの食品を揚げる 魚、えび、肉、野菜などに利用	12～17%
	変わり揚げ	はるさめ 道明寺粉 そうめん ごま	フライに準じる 魚、えび、肉、野菜などに利用	はるさめ 100～200% 道明寺粉、そうめん 12～15%

出典）川端晶子・大羽和子『健康調理学』学建書院、2004 年、p. 87。

少ない。てんぷら衣のように水分が多い衣は比較的長時間でも焦げないので、中の食材の水分が保たれ、衣の吸油率は多くなる。

③　揚げ油の劣化　　揚げ油は加熱時間が長くなると次第に泡立ち、着色、粘度、風味の低下などの変化が起こる。これらは調理中に食品から水分やたんぱく質などの成分が揚げ油中へ溶出し、高温、空気、光などにさらされることで、酸化反応や油の分解が進み劣化するためである。使用後の油は揚げかすを除き、ふたをして冷暗所に保存する。

4)　調理操作における栄養成分の変化

調理操作を施すことにより、食品中の栄養成分のうちビタミンや無機質に増減がみられる。表 2-3-4（p. 137）に示したようにビタミン類は熱や酸、アルカリに対して不安定で、調理中に分解するものもあり、種類によってその安定性は異なる。加熱操作においては、脂溶性ビタミンは水溶性ビタミンに比べると損失は少ない傾向にある。表 2-3-10 には日本食品標準成分表

コラム 4

トランス脂肪酸

脂肪酸には二重結合をもたない飽和脂肪酸と二重結合をもつ不飽和脂肪酸があり、トランス脂肪酸は不飽和脂肪酸の 1 つである。トランス脂肪酸は自然界では、牛のような反芻動物の肉や乳に含まれるが、その多くは食品加工における水素添加の工程で生成される。これはベーカリー製品にショートネスを与えるために油脂の物性を変える目的で行われる。また油脂を精製する過程の脱臭時にもトランス脂肪酸が生成する。

トランス脂肪酸は悪玉といわれる LDL コレステロールを増加させ、善玉といわれる HDL コレステロールを減少させるので、WHO／FAO（世界保健機関／国際連合食糧農業機関）合同専門家会合では、トランス脂肪酸摂取量を総摂取エネルギー量の 1 %未満にするように勧告している。これまでの調査では、日本人のトランス脂肪酸摂取量は 1 人 1 日あたり総摂取エネルギーの 0.3 %で問題はないと考えられるが、脂肪摂取の多い偏った食事の人は、バランスのよい食生活を目指す必要がある。

表 2-3-10　加熱によるビタミン、無機質の変化

食品名 （可食部 100 g あたり）			脂溶性ビタミン	水溶性ビタミン			無機質			重量変化率
			A(レチノール活性当量) µg	B_1 mg	B_2 mg	C mg	カリウム mg	カルシウム mg	鉄 mg	%
葉菜類	キャベツ　結球葉	生	4	0.04	0.03	41	200	43	0.3	−
		ゆで	5	0.02	0.01	17	92	40	0.2	89
		油いため	7	0.05	0.04	47	250	53	0.4	80
	ほうれんそう　葉　通年平均	生	350	0.11	0.20	35	690	49	2.0	−
		ゆで	450	0.05	0.11	19	490	69	0.9	70
		油いため	630	0.08	0.16	21	530	88	1.2	58
	ブロッコリー　花序	生	75	0.17	0.23	140	460	50	1.3	−
		ゆで	69	0.06	0.09	55	210	41	0.9	111
		油いため	97	0.20	0.28	130	590	64	1.7	76
		電子レンジ調理	83	0.18	0.25	140	500	54	1.4	91
果菜類	きゅうり	生	28	0.03	0.03	14	200	26	0.3	−
		漬物/塩漬	18	0.02	0.03	11	220	26	0.2	85
		漬物/ぬかみそ漬	18	0.26	0.05	22	610	22	0.3	83
根菜類	だいこん　根　皮むき	生	(0)	0.02	0.01	11	230	23	0.2	−
		ゆで	(0)	0.02	0.01	9	210	25	0.2	86
		漬物/ぬかみそ漬	(0)	0.33	0.04	15	480	44	0.3	73
	にんじん　根　皮むき	生	690	0.07	0.06	6	270	26	0.2	−
		ゆで	730	0.06	0.05	4	240	29	0.2	87
		油いため	1000	0.11	0.08	5	400	35	0.3	69
		素揚げ	330	0.10	0.07	6	380	36	0.3	72
茎菜類	たまねぎ　りん茎	生	0	0.04	0.01	7	150	17	0.3	−
		水さらし	Tr	0.03	0.01	5	88	18	0.2	100
		ゆで	Tr	0.03	0.01	5	110	18	0.2	89
		油いため	0	0.04	0.02	9	210	24	0.2	70
いも類	じゃがいも　塊茎	生	0	0.09	0.03	28	410	4	0.4	−
		水煮	0	0.07	0.03	18	340	4	0.6	97
		蒸し	Tr	0.08	0.03	11	420	5	0.6	93
		フライドポテト	1	0.10	0.02	16	570	5	0.5	71
		電子レンジ	0	0.09	0.03	23	430	4	0.4	93

注）Tr（微量、トレース）：最小記載量の 1/10 以上かつ 5/10 未満。
出典）『日本食品標準成分表 2020 年版（八訂）』より作成。

2020（八訂）の葉菜類、果菜類、根菜類、茎菜類、いも類から主な食品の生と調理後の成分変化を抜粋した。葉菜類は加熱によって水分が減少する。ほうれんそうとにんじんの脂溶性ビタミン A は重量変化率を考慮するとゆで加熱によって約 10 %程度減少する。水溶性のビタミン B_1、ビタミン C はゆで加熱後にいずれの食品も減少している。また無機質は加熱や酸、アルカリに対しては安定であるが、ゆで汁や煮汁中に溶出するので特に葉菜類でのカリウムや鉄の損失が大きい。葉菜類はゆでたのち水さらしや絞る操作を行うので、減少が大きくなると考えられる。一方、栄養素が増える場合としてきゅうりやだいこんのぬかみそ漬がある。ぬか床に含まれるビタミン B_1 が野菜に移行するため、増加する。乾式加熱（油いため）による変化では、熱に対して不安定なビタミン B_1 と C に損失がみられるが、湿式加熱（ゆで）と比較すると、栄養成分の損失は少なくなる。油脂が加わるので、脂溶性ビタミンの吸収効率は上昇する。ブロッコリーの電子レンジ調理によるビタミン C の損失も 10%程度で、加熱後に水さらしを行わない食品では特に残存率は高くなる。食材によってあく成分の除去が重要でなければ、食事の目的や栄養成分の損失を考えて操作の簡便化を考えてもよいであろう。

4　調理用エネルギー源と加熱機器

加熱調理には熱源が必要である。ここでは、安全で効率のよい熱源を確保するためのエネルギー源の種類と加熱機器の機構と特徴、加熱調理に用いられる鍋の種類と特徴について学ぶ。

1)　調理用エネルギー源

加熱調理用エネルギー源としては、国内ではガスと電気が主流である。そのほかに木炭、まき、灯油なども用いられている。

(1)　ガ　ス

調理用エネルギー源として最も消費量が多い。ガスの配管により供給される**都市ガス**（LNG、液化天然ガス）と、ガスボンベで配送される**プロパンガス**（LPG、液化石油ガス）がある。

ガスの特徴を表 2-3-11 にまとめた。最高温度が高く使いやすいなどの長所があるが、ガス中毒や爆発の危険もある。ガスが漏れた場合、プロパンガスは空気より重く（比重約 1.6）下に沈むので、はたいて上部へ拡散させて外に出す。都市ガスは空気より軽く（比重 0.5～0.8）天井に広がるので、窓や戸を開けて換気する。ガス漏れ警報機の設置は、プロパンガスでは床上 30 cm 以内、都市ガスでは天井下 30 cm 以内とされている。表 2-3-12 に示すように、ガスは種類によって発熱量が異なるので、ガスの種類に適合したガス器具を用いないと危険である。

(2)　電　気

電気エネルギーは熱源以外にも光源や、冷蔵庫、換気扇などのモーター動力源などさまざまな形で利用されている。日本国内で配電されている電圧は 100 V の交流で、周波数は静岡県富士川を境に西は 60 Hz、東は 50 Hz である。ヒーター以外の器具の利用では周波数の確認が必要である。電気の熱源としての特徴を表 2-3-11 にまとめた。ガスと比較すると安全でクリーンだが、火力が弱い。最近は家庭用の大型電気機器が増え、200 V 配電の需要が高まっている。

(3)　そ の 他

木炭は焼き魚、焼き鳥など直火焼きの熱源として根強い需要がある。木炭は最高温度も約 800 ℃と比較的低いので、対流による熱伝達の割合は少なく、放射による加熱の割合が高い。したがって表面が焦げすぎずふっくらとした焼き上がりになる。

表 2-3-11　ガスと電気の特徴

	長所	短所
ガス	点火、消火、火力の調節が簡単である。 点火後の温度上昇が速い。 燃えかすが残らない。 最高温度が高い。	燃焼により CO_2（二酸化炭素）、不完全燃焼により CO（一酸化炭素）が発生するので換気が必要。 ガス漏れにより爆発の危険がある。 ガスの種類によっては有毒である。
電気	点火、消火、温度調節がスイッチで行え、各種の自動調節も可能である。 200 V の利用により火力が強くなる。 燃焼ガスが出ないので、空気が汚れない。 引火の心配がなく安全性が高い。	点火後の温度上昇が遅く、ガスに比較して火力は弱いので最高温度は低い。 温度調節が緩慢である。

出典）田島眞（編著）『食べ物と健康』医歯薬出版、2005 年、p. 145。

表 2-3-12　各種熱エネルギー源の特徴

熱エネルギー源	種類	燃焼熱*〔MJ〕	着火温度〔℃〕	火炎最高温度〔℃〕
気体燃料	都市ガス（液化天然ガス） プロパンガス（液化石油ガス）	40 50	680 520	2110 2120
液体燃料	灯油	46	350〜400	1600
固体燃料	石炭 まき 木炭	20〜30 15 30	300〜400 250〜300 300〜400	800 800 800
電気		3.6(1 kWh)		

注）＊固体、液体燃料に対しては kg あたり、気体燃料に対しては m^3 あたりの値である。
出典）畑江敬子・香西みどり（編）『調理学』東京化学同人、2019 年、p. 66 を参照・改変。

2)　ガスコンロ

ガスコンロは台枠、五徳、バーナー部からなり、ガスはバーナー内部で一次空気と混合され、さらに炎の周りから二次空気を取り込んで完全燃焼する。このように空気とガスの混合で燃焼するシステムをブンゼン式という。供給されるガスの種類により発熱量が異なるので、ガスの種類に適合したガス器具を用いる。家庭用ガスコンロは 1 口から 4 口タイプまであるが、3 口が一般的である。火力は機種によって最大 5.2〜4.2 kW で、炎と鍋底の距離を近づけたり、炎の向きを内側に向け省エネ性を高くするなど改良が進んでいる。また、安全性から自動着火、立ち消え安全装置、てんぷら油過熱防止装置などが付けられている。熱効率は 45〜56％である。

ガス加熱の特徴は、炎を見ながら火力が調節でき、同時に加熱しても火力が衰えない、炎が鍋を包み込むように加熱するので温度上昇が速く、丸底鍋で一気に炒めることもできる、鍋をもち上げてのあおり加熱ができるなどである。

3)　電気コンロ

電気コンロは、金属パイプに絶縁体の酸化マグネシウムを詰め、発熱体のニクロム線を組み込んだシーズヒーター、タングステン線を石英管で覆いハロゲンガスを充填したハロゲンヒーター、ニクロム線をセラミック管で覆った遠赤外線ヒーターがある。これらのコンロは電気抵抗のジュール熱による発熱を利用したもので、ガスコンロよりも熱効率は高く 65〜75％である。

4)　電磁調理器（IH 調理器）

（1）　加熱の機構

磁場と電流の関係を利用した**電磁誘導加熱**（electromagnetic induction heating）の原理により、トッププレートに置いた鍋底が発熱する方式である。図 2-3-6 に電磁調理器のしくみを示した。

①　トッププレート下の磁力線発生コイルにインバーターで発生させた高周波電流（20〜30 kHz）を流して磁力線を発生させる。

②　トッププレートに鍋を密着させると、磁力線が鍋底を通過して渦電流が発生する。

③　電流が流れるときの電気抵抗（ジュール熱）で鍋底が発熱する。

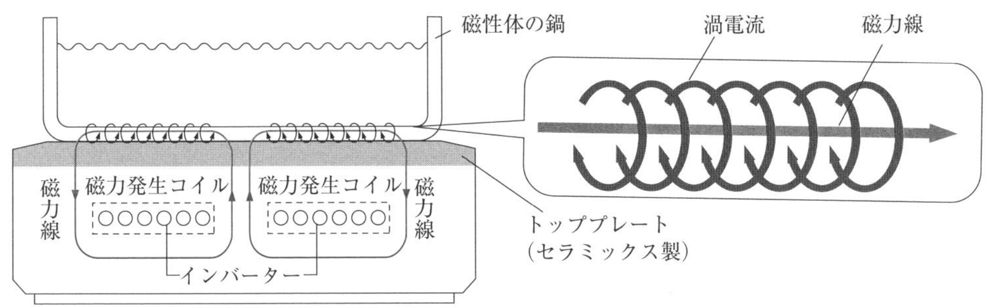

図 2-3-6　電磁調理器のしくみ

(2)　電磁調理器の特徴

①　使用できる鍋は磁性体（磁石がつく）である鉄、ほうろう鍋、ステンレスの一部に限られていたが、最近は周波数を大きくしてアルミや銅鍋でも使用できるオールメタル対応の機種もある。また金属ではない土鍋でも電磁調理器に対応できるように鍋底に特別な加工をしたものは使用できる。

②　鍋底がトッププレートと接することで発熱するので、鍋を持ち上げてあおる加熱はできず、鍋底が平らなものが使用できる。

③　熱効率が 80 ～ 90%と非常に高い。

④　100 V 対応ではガスの中火程度の火力だが、200 V 対応では強火程度の火力が得られる。

⑤　IH 方式は炊飯器や電気ポットにも利用されている。

その他に、トッププレートが平らで掃除しやすい、炎が出ないので火傷の心配がない、鍋が汚れにくい、など便利な機能もある。

5)　電子レンジ

(1)　加熱の機構

電子レンジ加熱は、マイクロ波という一定の周波数の電磁波を吸収した食品が加熱される、誘電加熱法による加熱である。マイクロ波（極超短波）は衛星通信などに用いられる波長の短い電波（電磁波）で、電子レンジに許可されているのは周波数 2450 MHz（メガヘルツ）、波長 12.2 cm の電磁波である。マイクロ波は直進するが、空気、ガラス、陶器、プラスチックなどは透過し、金属などには反射され、水、アルコール、油などには吸収される。電子レンジはこれらの性質を利用して、庫内のマグネトロンから照射されたマイクロ波が、金属壁には反射され、ターンテーブルは通過して、食品に効率よく吸収されるように設計されている（図 2-3-7）。食品のような誘電体（電荷をほとんどもたない絶縁体）がマイクロ波を吸収して電場に置かれると、食品中の水分子や高分子の側鎖などが誘電分極して、電

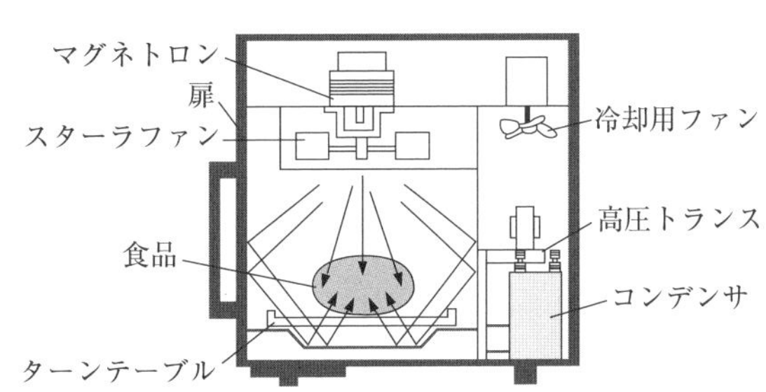

図 2-3-7　電子レンジの構造

表 2-3-13　電子レンジの特徴

特徴	・マイクロ波を吸収した食品が加熱される、誘電加熱法による加熱。 ・使用できる素材：陶器、耐熱ガラス、プラスチック製（耐熱温度 120 ℃以上）、木製、紙製。 ・使用できない素材：金属（アルミ、ステンレスなど）、耐熱性のないガラスやプラスチック、金銀の装飾が付いた食器。
長所	・短時間で加熱できる（スピード加熱）。 ・食品内部から発熱するので庫内は熱くならない（クール加熱）。 ・ビタミンや無機質の残存率が高い。
短所	・食品に焦げ目が付かない。 ・食塩水のマイクロ波の浸透距離が短いので、表面にとどまりやすく、加熱むらが生じる。 ・水と氷の誘電率が異なるため解凍むらが生じやすい。

界の変化に対応して激しく振動回転する。周波数 2450 MHz のマイクロ波は 1 秒間に 24 億 5000 万回プラスとマイナスが変化するので、食品中の分子もそれに合わせて振動回転し、高い摩擦熱が発生して食品自体が発熱する。

(2)　電子レンジ加熱の特徴

①　電子レンジに使用できる食器や容器はマイクロ波を通過する耐熱ガラス、陶器、プラスチック製（耐熱温度 120 ℃以上）、木製、紙製のもので、アルミやステンレス、耐熱性のないガラスやプラスチック、金銀の装飾が付いた食器などは使用できない。

②　水分を含んでいる普通の食品はマイクロ波の浸透距離（半減深度）が 0.5〜10 cm であらゆる方向からマイクロ波を受けるので、短時間に加熱される。食品内部から発熱するので庫内は熱くならず、食品に焦げ目が付かない。

③　食品の昇温時間が短いので、ビタミンや無機質の残存率が高くなる。そのため、酵素失活が早く起きるので、さつまいもなどの甘味は弱くなる。

④　食品の水分含量や成分によってマイクロ波の浸透距離が異なるので、温度分布が異なる。例えば低水分の方が浸透距離は長く内部まで加熱され、水分が増加すると浸透距離が短くなる傾向があるので、端部の温度が高くなる。食塩水は浸透距離が 1 cm 以下なので、表面しか加熱されない。カレーなどを加熱したときに、ルーは熱いがじゃがいもの中は冷たいのはそのためである。それを防ぐためには、ラップやふたをして加熱したり、途中で撹拌するとよい。

⑤　解凍過程では水と氷の誘電率が異なり、水に比べて氷にはほとんどマイクロ波は吸収されないために解凍むらが生じる。電子レンジの解凍機能では解凍むらを防ぐためにマイクロ波出力を下げながら食品内部が −5 ℃で加熱を終了し、煮えなどによる品質低下を防いでいる。

⑥　食品の形によって角や球の中心などにマイクロ波が集中する。レンジ庫内の位置により照射むらがある。ターンテーブルの中央より端部の方が加熱むらは少なく温度上昇もやや速い。

電子レンジ加熱は火を使わないので安全で、短時間で加熱ができる便利な側面もあるが、量が多くなると時間もかかり、加熱しすぎると硬くなるので適切な量と時間の設定が必要になる。電子レンジの特徴を表 2-3-13 にまとめた。

6)　鍋の種類

加熱調理においては水や油、調味液の中で食品を加熱するので、鍋類が必要である。表 2-3-14 に鍋の種類と用途をまとめた。鍋を選択するポイントは、つくる料理に合わせた鍋の形と材質である。

(1) 鍋 の 形

① 丸底鍋　鍋底が湾曲して熱を受ける面積が大きいので、中国料理のように高温で炒める料理に適する。

② 平底鍋　鍋底が平らで、一般的な加熱料理に適応する。浅鍋は材料を並べて煮る、炒める、焼く、に適する。中深の鍋は一般的なゆでる、煮る、炊くなどに適する。深鍋は長時間の煮込みに適する。

(2) 鍋 の 材 質

表 2-3-15 に鍋の材質と熱伝導率と熱容量を示した。熱伝導率は伝導の速さ（熱の伝わるスピード）の指標である。鍋材質に使われる種類では、熱伝導率が高い順に、銅＞アルミニウム＞鉄＞ステンレス＞耐熱ガラス、耐熱陶器（セラミック）となる。熱伝導率がよいと鍋の温度が均一になり、焦げむらができにくい。熱容量は比熱と質量の積で求められ、大きいほど冷めにくい性質をもつ。鍋板が厚手で密度が高いと熱容量が大きくなり、温度変化が少ない。

表 2-3-14　鍋の種類と用途

鍋の種類	湿式加熱操作				乾式加熱操作		
	ゆでる	煮る	炊く	蒸す	焼く	炒める	揚げる
煮物鍋	○	○					
スープ鍋、寸胴鍋	○	○					
土鍋、耐熱ガラス鍋		○	○				
文化鍋			○				
圧力鍋	△	○	○	○			
蒸し器、せいろう				○			
フライパン					○	○	△
中華鍋、北京鍋	△	△	△	△	△	○	○
てんぷら鍋						△	○
卵焼き					○		

出典）肥後温子・平野美那世（編著）『調理機器総覧』食品資材研究会、1997 年、p. 4 より一部を改変。

a) アルミ／アルマイト　熱伝導がよく軽いので、ゆで加熱や煮魚などの短時間の煮物に向いている。長時間煮込むシチューやおでんなどの料理の場合には、厚手のものが熱容量が大きくなるので適している。酸やアルカリに弱いので、酢を入れる煮物やジャムは腐食する。

b) 鉄　熱伝導がよく、直火、高温調理、電磁調理器での使用が可能で、乾式加熱の炒める、焼く、揚げる加熱に向いている。安定した温度でじっくり焼くステーキでは厚みのある（熱容量が大きい）鉄板を用いるとよい。重く、さびやすいので、使用後はしっかりと乾燥させる。鉄の表面にガラス加工したものがほうろう鍋で、酸やアルカリに腐食せず、さびないのでジャムや煮込み料理に向いている。しかし、急激な温度変化や衝撃で表面が割れたりはがれたりすると、そこから腐食する。

c) ステンレス　鉄にクロムやニッケルを加えた合金で、熱伝導率は小さいが、丈夫でさびないので扱いやすい。鉄を含むので電磁調理器での使用が可能である。

d) 銅　鍋の材質の中では熱伝導率が最もよく焼きむらが少なくなるので、均一な焦げ目を付けたい卵焼きやクレープに向いている。

e) 土鍋　陶器なので金属に比べると熱伝導率は小さいが、熱容量が大きいので外界の温度変化を受けにくく、保温性が高く冷めにくい。

f) 耐熱ガラス　熱伝導率は小さいが保温性に優れ、直火加熱や電子レンジでの使用ができる。焦げ付きやすい。

g) フッ素樹脂加工　フライパンや鍋の内側にフッ素樹脂を塗布したもので、油を使わなくても調理が可能である。

h) 圧力鍋　圧力鍋は水を熱媒体とした加熱において用いられる。ふたと鍋を密閉し、発生した水蒸気により内部圧が高まり、水の沸点を上昇させ、高温度（110～125℃）になる。余

表 2-3-15　鍋の材質と特徴

	熱伝導率（300 K）[W/m·K]	熱容量（単位体積あたり）[kJ/m^3・K]	特　徴	適する調理
アルミ/アルマイト	237	2432.6	熱伝導率がよく、軽い。酸やアルカリに弱い	ゆでる（薄手）、煮る（厚手）
鉄	80.3	3478.5	熱伝導率がよく、高温調理に向く。さびやすい。電磁調理器の使用可。	焼く、炒める
ほうろう鍋	—	—	鉄の表面にガラス加工したもの。酸やアルカリに腐食せず、さびない。	煮る（煮込み、ジャム）
ステンレス（18–8）	16.0	3952.1	熱伝導率は小さいが、丈夫でさびない。電磁調理器の使用可。	煮る（煮込み、ジャム）
銅	398	3427.7	熱伝導率が最もよく、焼きむらが少ない。	焼く
土鍋（陶器）	1.0–1.6	2200–2500	熱伝導率は小さいが、熱容量が大きい。保温性が高く冷めにくい。	煮る（鍋物）
パイレックス（耐熱ガラス）	1.10	1920–2320	熱伝導率は小さいが、電子レンジや直火で使用できる。保温性に優れている。	煮る

注）K：絶対温度（ケルビン温度ともいう）、300 K＝27℃。
出典）日本機械学会『伝熱工学資料』（改訂第 5 版）丸善出版、2017 年、pp. 281–287。

熱効果も高いので調理時間が短縮され、省エネルギーになる。加圧中はふたを取ることができないので、調味や加熱時間を経験的に決定する必要がある。

5　新調理システム

新調理システムとは、クックサーブ、クックフリーズ、クックチル、真空調理法および外部加工調理品の活用などを組み合わせてシステム化した集中生産方式である（図 2–3–8）。加熱調理の加減を温度（Temperature）と時間（Time）に分けてデータ化して管理すること（T–T 管理）でマニュアル化し、熟練度の低い作業者であっても、一定の範囲内で同じ品質の料理を提供することが可能となる。いずれの調理法においても HACCP 方式の概念に基づく衛生管理を行うことが必要である。

1）　クックチル・クックフリーズシステム

従来行われてきた加熱調理したものをそのまま提供するクックサーブシステムに加えて、1960 年代に、病院などの給食計画生産システムとして開発されたのがクックチルシステムである。基本は、通常の方法で加熱調理（芯温 75 ℃・1 分以上加熱）したものを 3 ℃以下に急速冷却し、細菌の繁殖を抑制する 0～3 ℃で保存し、必要に応じて再加熱して提供するシステムである。クックフリーズシステムは加熱後－18℃以下に急速冷却後冷凍保存し、再加熱して提供するシステムである。最近ではクックチルシステムをより安全に機能性を持たせた方式としてニュークックチルシステムというチルドのまま盛り付けて、再加熱カートに入れて提供するシステムがある。

病院や事業所の給食施設などでは従来のクックサーブ方式とクックチル方式を併用している

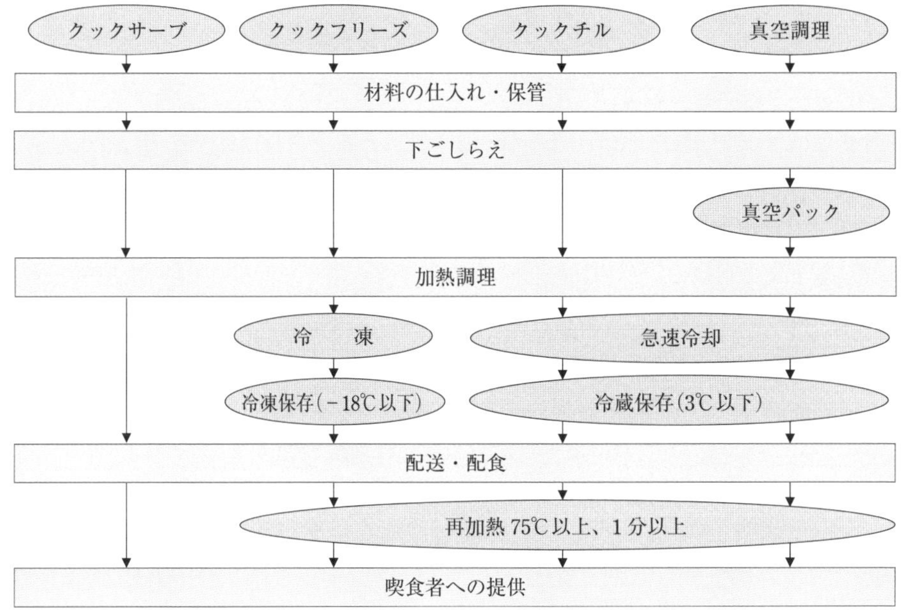

図 2-3-8　新調理システムの調理工程の比較

ところもある。冷却法の違いからブラストチラー方式と、タンブルチラー方式がある。

(1)　ブラストチラー方式

加熱調理したものを食器などにポーショニング（小分け）してブラストチラー（急速冷却機）に入れ、強制冷風（－4℃以下の空気）により 0～3℃に急冷する方法で、保存期間は 0～3℃で最大 5 日間である。

(2)　タンブルチラー方式

スープやシチューなどの液状食品は専用のスチームケトルで加熱調理してパック充塡する。肉、魚、野菜などの固体調理品は下調理したものをパックして専用のクックタンクで低温加熱調理（芯温 70～75℃で長時間）する。これらをタンブルチラー（急速冷却機）で－1～0℃の冷却水で急速冷却する。保存期間は－1～0℃の氷温冷蔵室で 20～45 日間である。

2)　真空調理法

真空調理法は、素材の特性を生かして歩留まりを高めることを目的として、1970 年代半ばにフランスで開発された調理法である。下処理した食材を調味料と一緒に専用のプラスチックフィルムの袋に入れて真空包装して低温加熱するので、従来とは異なった独特の風味、形態、テクスチャーが得られる。

歩留まりを高めるために肉、魚などのたんぱく質食品は 60～70℃の低温、野菜類は 90～95℃の比較的高温で加熱を行う。肉類や魚介類は、熱凝固により保水性が低下する温度より低温で長時間加熱するので、収縮が少なくジューシーで、コラーゲンも分解して独特のやわらかいテクスチャーが得られる。また、真空包装により煮崩れなく風味やうま味を閉じ込め、ビタミンの損失が少ない。少量の調味料や香草で味がしみやすく、香り付けができる。酸素がほとんどない状態での加熱になるので酸化が抑えられる。焼き色が付かないため、包装前に焦げ目を付けるか、盛り付け直前に焦げ目を付ける必要がある。あくの強い野菜は下処理であくを除いてから包装する必要がある。

低温加熱なので、真空包装前の食材自身の衛生管理、調理環境の衛生管理は重要である。真空包装状態での加熱時、細菌が増殖しやすい温度帯（10～60℃）を速やかに通過させ、芯温を75℃以上で1分間またはこれと同等以上まで加熱する。保存する場合は、食材の芯温を90分以内に3℃以下まで下げる。再加熱する際には食材の芯温を60分以内に一次加熱と同じ温度にする必要がある。

コラム5

HACCPの概念に基づいた衛生管理

HACCPとはHazard Analysis and Critical Control Point（危害分析・重要管理点監視方式）の略称で、危害の発生を未然に防止することを目的とした衛生管理手法である。まず、調理の各工程で食中毒が発生する可能性のある要因を工程ごとに分析して、想定される危害分析を行う（HA）。その上で危害を防止するための重要管理点を設定して重点的に管理する（CCP）。

調理工程は、原材料の仕入れでは食材、業者、容器など、また調理の作業場、作業員、調理加工工程、保管、供食、消費段階に対する衛生管理がすべて含まれ、加工食品の製造現場や特定給食の場では不可欠な衛生管理システムとなっている。

◆引用・参考文献

木戸詔子・池田ひろ（編）『新食品・栄養科学シリーズ 調理学』（第3版）化学同人、2019年
殿塚婦美子（編著）『大量調理―品質管理と調理の実際―』（改訂新版）学建書院、2007年
日本調理科学会（編）『ブルーバックス　料理のなんでも小事典』講談社、2008年
肥後温子・平野美那世（編著）『調理機器総覧』食品資材研究会、1997年
吉田恵子・綾部園子（編著）『栄養管理と生命科学シリーズ　新版調理学』理工図書、2020年
渋川祥子（編著）『食品加熱の科学』朝倉書店、1996年

3　部

食生活と調理

1章 食事計画

1 食事計画の基本

人は食事として食べ物を食べ、これに含まれる成分を体内で利用している。これによって生命を保ち成長し活動をしており、健康の維持・増進および生活習慣病などの疾病予防治療とも深くかかわる。そのため栄養士・管理栄養士が食事を提案および提供する際には、対象者のライフステージや身体状況に考慮した最適な食事の設計が求められる。その中で対象者の嗜好性、生活環境や経済的な背景のほか、環境への配慮も踏まえ、よりよい食事の提供を目指す必要がある。すなわち、食事計画を行う栄養士・管理栄養士には、わが国におけるさまざまな施策や指針を念頭におきながら、日本食品標準成分表や日本人の食事摂取基準を正しく理解し、活用する能力が不可欠である。

1) 日本食品標準成分表の利用

日本食品標準成分表（食品成分表）は、文部科学省資源調査会により編纂、刊行され、国民の健康保持・増進・食料の安定確保の計画の策定などのために利用できる、食品の成分に関する基礎データである。作成した献立の栄養価を計算する場合、食品成分表が使用される。2020年に改訂された八訂には2294品目の食品が収載され、その成分値は可食部100gあたりの数値で示されている（表1-1-1〔p. 10〕参照）。

2) 食事摂取基準におけるエネルギーおよび栄養素

エネルギーおよび栄養素をどれだけ摂取すればよいかを考えるときに基準となるのが、厚生労働省の示す「日本人の食事摂取基準」である。国民の健康の保持・増進、生活習慣病予防および重症化予防のために利用できるよう基準が示されているが、2020年版ではこれらに加え高齢者の低栄養およびフレイル[1]予防も視野に入れて策定されている。

食事摂取基準の対象は、健康な個人および健康な者を中心として構成されている集団である。また、生活習慣病やフレイルに関する危険因子を有していても、おおむね自立した日常生活を営んでいる者およびこのような者を中心として構成されている集団も含まれる。摂取量の基準については、健康増進法に基づき厚生労働大臣が定めるものとされている、エネルギーおよび栄養素について、性、年齢、身体活動レベル、ライフステージにより区分して策定されている。

1）フレイルとは、老化に伴う種々の機能低下（予備能力の低下）を基盤とし、さまざまな健康障害に対する脆弱性が増加している状態、すなわち健康障害に陥りやすい状態を指す。

〈目　的〉
〈指　標〉
摂取不足の回避
推定平均必要量、推奨量
＊これらを推定できない場合の代替指標：目安量
過剰摂取による健康障害の回避
耐容上限量
生活習慣病の発症予防
目標量
※十分な科学的根拠がある栄養素については、上記の指標とは別に、生活習慣病の重症化予防およびフレイル予防を目的とした量を設定

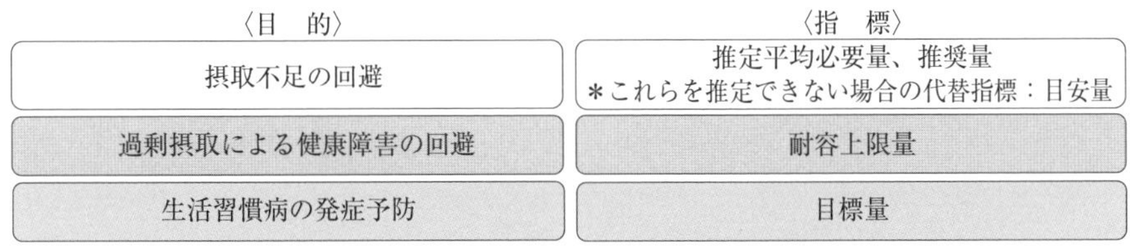

図 3-1-1　栄養素の指標の目的と種類

出典）日本人の食事摂取基準（2020 年版）、「日本人の食事摂取基準」策定検討会報告書、p. 3（https://www.mhlw.go.jp/content/10904750/000586553.pdf）。

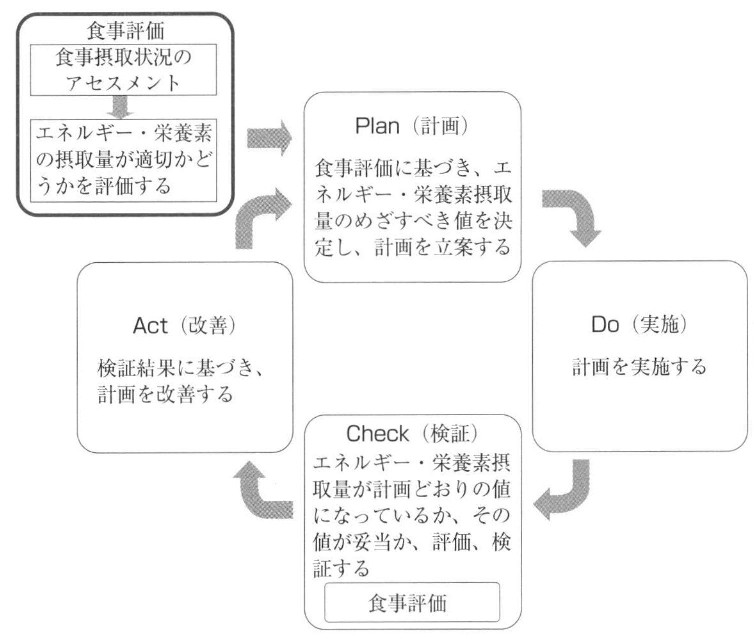

図 3-1-2　食事摂取基準の活用と PDCA サイクル

出典）日本人の食事摂取基準（2020 年版）、「日本人の食事摂取基準」策定検討会報告書、p. 3（https://www.mhlw.go.jp/content/10904750/000586553.pdf）。

栄養素の指標は、図 3-1-1 に示すように 3 つの目的からなる 5 つの指標で構成されており、生活習慣病の重症化予防およびフレイル予防を目的として摂取量の基準を設定する必要のある栄養素については、発症予防を目的とした量（目標量）とは区別して示されている。また、活用するにあたっては PDCA サイクルを基本とする（図 3-1-2）。まず、食事摂取状況のアセスメントにより、エネルギー・栄養素の摂取量が適切かどうかを評価したうえで食事改善計画の立案、食事改善を実施し、それらの検証（食事評価）を行う。この結果を踏まえ、計画や実施の内容を改善する。

(1)　エネルギー量

エネルギーは生命を維持し、仕事や運動などの身体活動に利用され、熱として身体から放出される。そのため、エネルギーは熱量として表され、カロリー（calorie）またはジュール（Joule）

という単位が用いられている。1カロリー（cal）は1gの水を1℃温めるのに要する熱量である。また1ジュール（J）はおよそ100gの物質を1mもち上げるのに必要な運動エネルギーである。国際単位系におけるエネルギーの単位はジュール（J）であるが、わが国では栄養学分野において従来の単位のカロリー（cal）が用いられている。さらにこれらは非常に小さい単位であるために、kJおよびkcalを併記している（4.186 kJ = 1 kcal）。人の1日に必要なエネルギーは、①呼吸、循環、排泄などに必要な最低の熱量、②仕事に要する熱量、③食物消化、吸収による熱量に利用されている。

エネルギー必要量は、成人では基礎代謝量×身体活動レベルで推定される。基礎代謝量はさまざまな算出方法があり、身体活動レベルは低い（Ⅰ）、ふつう（Ⅱ）、高い（Ⅲ）の3区分となっている。体格や身体活動レベルは個人差があるため、食事摂取基準2015年から推定エネルギー必要量は参考表として掲載されている。エネルギー収支のバランスは、「エネルギー摂取量－エネルギー消費量」として定義され、成人においては、その結果が体重や体格の変化として現れるため、BMI（Body mass index）[2]を用いて評価する。

さらに、エネルギーは各食品に含まれる炭水化物、たんぱく質、脂質の三大栄養素から供給されているため、総エネルギー摂取量に占めるべき割合としてエネルギー生産バランスが目標量として設定されている。生活習慣病の発症予防を目的とした複合的な指標として評価に用い、これをふまえて三大栄養素（主に糖質、脂質）の摂取量や活動量を調整する。

(2) 炭水化物について

炭水化物は、容易にエネルギーに変換される糖質と、エネルギーに変換されにくい食物繊維に分けられる。すなわち糖は、主にエネルギー源としてのブドウ糖を供給し、食物繊維は便通を整える働きなどがある。表3-1-1のように炭水化物は穀類、いも類、砂糖および菓子類などの食品に多く含まれる。

食事摂取基準では目標量として炭水化物の%エネルギーと食物繊維量が示されている。

(3) たんぱく質について

たんぱく質は、エネルギー源として利用されるほか、身体の重要な構成成分となっている。また、ホルモン、酵素、病気に対する免疫体としても重要な働きをする。たんぱく質を多く含む食品は表3-1-2に示すように、動物性と植物性のたんぱく質がある。たんぱく質は20数種類のアミノ酸が組み合わされてできているが、その栄養価は9種類の必須アミノ酸（不可欠アミノ酸）の量によって決まる。各種の食品を組み合わせて食べることにより、不足のアミノ酸を補足し合い、栄養効果を上げることができる。

食事摂取基準では、目標量（%エネルギー）とともに推定平均必要量、推奨量および目標量が示されている。

(4) 脂質について

脂質は炭水化物やたんぱく質よりも1gあたり約2倍のエネルギー価を有する。また、細胞膜の主要な構成成分であるほか、脂溶性ビタミン（A、D、E、K）やカロテノイドの吸収を助ける。

2) BMI = 体重(kg) ÷ 身長(m)^{2}で求める。BMI 22が標準体重とされ、BMI 18.5未満が「やせ」、BMI 25以上を「肥満」としている。

表 3-1-1　炭水化物を多く含む食品

食品群	主な食品
穀類	米、小麦、麦、うどん、パン、そば、マカロニ、スパゲティ、せんべい、ビスケット、オートミール
いも類	じゃがいも、さつまいも、さといも、八つ頭、片栗粉
砂糖および菓子類	砂糖、はちみつ、水あめ、ジャム、せんべい、キャラメル、ビスケット

表 3-1-2　たんぱく質を多く含む食品

	食品群	主な食品
動物性たんぱく質	卵類	鶏卵、うずら卵、その他卵製品
	獣鳥肉類	牛肉、豚肉、鶏肉、ハム、ソーセージ、その他肉製品
	魚介類	魚、貝、乾燥魚、魚缶詰め、魚ソーセージ、その他魚製品
	牛乳および乳製品	牛乳、チーズ、粉乳、ヨーグルト、その他乳製品
植物性たんぱく質	豆類および豆製品	豆腐、納豆、きな粉、凍り豆腐、揚げ、その他豆製品

表 3-1-3　油脂を多く含む食品

油脂の種類	主な食品
動物性油脂	バター、ラード、ヘッド、卵黄、うなぎ、にしん、いわし
植物性油脂	ごま、だいず、落花生、くるみ、なたね、やしの実

表 3-1-4　無機質を含む主な食品

	無機質を多く含む食品
カルシウム	小魚類、牛乳、スキムミルク、チーズ、海藻など
鉄	肝臓、卵黄、昆布、のり、ごま、肉類、緑黄色野菜
ナトリウム	塩、味噌、醤油、漬物、干物、塩ざけ
ヨウ素	海藻、海産物

表 3-1-5　ビタミン類を多く含む食品

	種類	ビタミンを多く含む食品
脂溶性ビタミン	A	動物性食品（レバー、バター、卵黄、うなぎ、あなご、かき、肝油）
		植物性食品（にんじん、ほうれんそう、こまつな、しゅんぎく、にら、かぼちゃ、だいこん葉、からしななど）
	D	肝油、バター、干魚、卵黄、干ししいたけ
水溶性ビタミン	B_1	植物性（玄米、強化米、麦、酵母、そば粉、だいず、あずき）
		動物性（豚肉、レバー、卵黄、かき）
	B_2	植物性（酵母、納豆、だいず、にら、にんにく、緑黄色野菜、海藻）
		動物性（レバー、卵、脱脂粉乳、チーズ、牛乳、かき）
	C	新鮮な野菜、柑橘類、柿、いちご

脂質を多く含む食品は表 3-1-3 に示す通り、動物性と植物性の油脂がある。

油脂を構成している脂肪酸のうちリノール酸、リノレン酸、アラキドン酸は必須脂肪酸という特に大切な脂肪酸であり、植物性油脂に多く含まれている。また動物性油脂はコレステロールを多く含んでいる。

脂質の目標量は％エネルギーで示されており、あわせて生活習慣病を予防する観点から飽和脂肪酸についても目標量（％エネルギー）が策定されている。

(5) 無機質やビタミン類について

無機質やビタミンは微量栄養素と呼ばれ、微量ながらも人の発達や代謝機能を適切に維持するために必要である。そのため、欠乏するとそれぞれ特有の障害を起こす。無機質・ビタミン類を多く含む食品は表3-1-4、表3-1-5のようである。

食事摂取基準では26種類の基準値が示されている。

3) ライフステージ

ライフステージごとの献立を作成する際には、以下に述べるような身体的変化に合わせて食事の量や質についても考慮する必要がある。『日本人の長寿を支える「健康な食事」のあり方に関する検討会報告書』において整理された、ライフステージごとの「健康な食事」のあり方の例（図3-1-2）にも示されるように、それぞれの特徴を把握し食事設計に反映させる。

(1) 乳・幼児期

食事のリズムの形成や食事を通したしつけをする大切な時期である。咀嚼を促す食品の種類、量、組み合わせ、調理法の工夫や補食としての望ましい間食に注意が必要である。

(2) 学 童 期

学童期とは小学校に通学する6〜11歳までの6年間をいい、体重あたりの基礎代謝量は成人に比べ多く、身体の発達のためにも多くのエネルギーを必要とする。学童期は胃の容量が成人に比べて小さく、3回の食事だけで1日に必要な栄養を充足できないため、間食で補給する。近年、朝食を欠食する割合は増加する傾向にあるが、食事を1回抜くと、1日に必要な栄養素量を充足することが難しくなる。

(3) 青 年 期

青年期とは18歳〜25歳までをさす。著しく身体発育が進む一方で、心身の発育のバランスが崩れやすい時期である。朝食を欠食する人が増え、間食を頻繁に摂取するなど不規則な食生活が多くなる。特に女子ではやせ願望が強く、自分の体型が肥満ではないにもかかわらずダイエットへの関心が高くなる。

(4) 成 人 期

成人期とは20〜60歳代前半をさす。身体的、社会的にも充実し安定した時期でもあるが、加齢とともに基礎代謝量や身体活動量が低下する。また、家庭や社会において中心的役割を担うため種々のストレスから、過食、欠食などにより食生活の乱れ、喫煙、過度の飲酒、外食や中食の利用の増加による栄養素バランスの崩れなどの問題が生じやすい。生活習慣病を予防するためには、家庭ばかりでなく職場における食事に気をつけなければならない。

(5) 高 齢 期

加齢に伴って精神的・身体的生理機能は多くの場合低下している。高齢者は欠食や偏食などによる低栄養に陥りやすいと同時にエネルギーやナトリウムの摂取過多で高血圧や循環器系疾患、糖尿病などの生活習慣病のリスクは著しく高まる。肥満を防ぎ、動物性脂肪の過剰摂取に注意し、薄味で食事が楽しめるようにする。

		子ども	成人	高齢者
背景		・肥満などの健康課題がみられる ・食事作りや共食などの生活体験が乏しい ・子どもの貧困など、社会経済的課題も生じている	・男性の肥満者の割合は約3割、20歳代女性のやせの者の割合は約2割いる ・特に男性は、食事を他者や外食に依存している ・20歳代では単独世帯が6割を超える	・低栄養傾向の高齢者が約2割いる ・加齢に伴い、買い物や料理が不便になる ・単独世帯の高齢者が増加している
健康な食事のあり方	食べる	・バランスのとれた食事をとる体験を積み重ねることで、健康な心身や豊かな嗜好を育み、食べる力を養う	・健康な心身の維持・増進に必要な栄養バランスを基本とする食生活を続けることで、生活習慣病の発症予防や重症化予防を図る	・心身の状態に応じた必要な栄養バランスを確保するための食生活を無理なく続けることで、加齢による虚弱を予防し、質の高い生活をより長く続ける
	↕ つくる	・食事作りや食卓を囲む心地良さなどの体験を積み重ねることで、自ら食事をつくったり、食卓を整えたりする力を養う	・健康な心身の維持・増進に必要な食生活を無理なく続けるために、多様なライフスタイルに合わせた食材や調理法や食べ方・食の場面を工夫できる	・心身の状態にあった食生活を無理なく続けるために、簡便な食事作りや食べ方を工夫できる
	↕ 伝えあう	・健康・栄養から食料生産・食文化に至る様々な食の機会に触れたり、学習することを重ねることで、食に主体的にかかわる力を養う	・健康・栄養から食料生産・食文化に至る様々な情報について、家庭や職場、地域など、様々なつながりのなかで発信し、共有する	・健康・栄養から食料生産・食文化に至るこれまでに積み重ねてきた経験や知恵を、身近な人々に伝え、共有する
	↓	・様々な食に関する体験を積み重ねることができる	・健康な心身を維持・増進する生活を続けることができる	・満足のいく生活をより長く続けることができる

無理なく続けるためには
社会環境の整備が必要

図 3-1-2　ライフステージごとの「健康な食事」のあり方の例

出典）厚生労働省『日本人の長寿を支える「健康な食事」のあり方に関する検討会　報告書』2014 年、p. 24（http://www.mhlw.go.jp/file/05-Shingikai-10901000-Kenkoukyoku-Soumuka/0000070498.pdf）。

2　献立計画

献立の計画においては、まず対象者をアセスメント[3)]した上で給与栄養目標量を設定し、立案した食品構成の食品群とその量を目安に献立を作成することとなる。また、献立は作成後に給与栄養目標量との照合を行い、予定献立を完成させる。この献立の計画の流れについて一例を以下に示す。

1）　給与栄養目標量の設定

対象者の年齢構成、性別、健康状態、生活状態、およびライフステージの特徴を把握し、「日本人の食事摂取基準（2020 年版）」に示されている指標を活用して、対象者にとって望ましい範囲のエネルギーおよび栄養素量を決定する。これが給与栄養目標量である。家庭においては、後述する食事バランスガイドを参照するとよい（pp. 169−171）。

3）アセスメント：食事摂取状況を調べた上で、エネルギー・栄養素の摂取量が適切かどうかを評価する。

2) 食品構成の作成

食品構成表とは、食事摂取基準に基づく適切なエネルギーや栄養素を充実させるために一定期間に使用する食品群の1日あたりの量を数値で示したものであり、栄養士・管理栄養士は、これを利用して献立を立案する。そのため、食品構成の作成においては対象集団の給与栄養目標量が満たされなければならない。

(1) 食品群別荷重平均栄養成分表の作成

食品構成を作成する際には、まず各食品群としての栄養成分表を作成する必要がある。これが食品群別荷重平均栄養成分表である。施設ごとに適切な栄養管理をするために、献立を作成する対象に合わせて食品の使用頻度および使用量、季節や地域性などを考慮し作成することとなる。

食品群の分け方には、3色食品群、4群（「糖尿病のための食品交換表」日本糖尿病協会、「香川式4つの食品群」香川綾）、6群（「6つの基礎食品群」厚生労働省）、日本食品標準成分表における18食品群など数種ある（p. 12参照）が、まずは献立作成に活用しやすい食品群を設定する。図3-1-3と以下に食品群別荷重平均栄養成分表の作成手順の概要を示す。

① 過去のある期間（季節別半年1年）の食品の使用頻度と使用量を集計する。
② 集計した食品を食品群別にまとめる。
③ 食品群別に各食品の使用比率を求める。
④ 各食品の食品群100gあたりに占める重量を使用比率より求める。

食品名	特定期間の可食部重量の合計（g）
豚肉	4,250
牛肉	2,200
鶏肉	3,900
合計	10,350

特定期間に使用した食品の可食部重量を食品ごとに合算する。

食品名	可食部重量（g）	使用比率（%）
豚肉	4,250	41.0
牛肉	2,200	21.3
鶏肉	3,900	37.7
合計	10,350	100.0

それぞれの食品の使用比率を算出する。

食品名	可食部重量（g）	エネルギー（kcal）	たんぱく質（g）	脂質（g）	炭水化物（g）
豚肉	41.0 ※	68	8.0	3.5	0.2
牛肉	21.3 ※	56	4.1	4.1	0
鶏肉	37.7 ※	52	8.3	1.8	0
合計	100.0	176	20.4	9.4	0.2

※ 使用比率をそのまま重量と読み替えて、日本食品標準成分表を用いてそれぞれの食品のエネルギーおよび栄養素量を算出する。

それぞれの成分値を合計したものが肉類の荷重平均栄養成分値となる。これを各食品群で同じことを繰り返し行う。

図3-1-3 食品群別荷重平均栄養成分値の算出（例）

⑤　得られた「食品群 100 g あたりに占める重量」と食品成分表に示されている成分値を乗じて各食品の栄養素量を計算する。

⑥　算出された栄養素量を食品群ごとに合計する。

(2)　食品構成表の作成

食品構成表を作成する際には、前述の通り給与栄養目標量を満たすことが基本である。より望ましい献立を立案するためには、各栄養素比率についても考慮する必要がある。以下に食品構成表の作成手順を示す。

①　目安とする栄養素比率を設定する（PFC バランス、穀類エネルギー比、動物性たんぱく質比）[4]。

②　穀類エネルギー比率を参考に使用量を決定する*。

③　動物性たんぱく質比を参考に動物性食品の使用量を決定する*。

④　植物性食品の使用量を決定する（各種指標を考慮）。

⑤　油脂量（②～④におけるエネルギーの不足分から求める）を決定する。

⑥　調味料、加工食品の使用量を決定する。

⑦　最終的に給与栄養目標量との照合を行う。　　　　　　＊１回分の提供量も考慮する

3)　献立作成

(1)　献立作成の留意点

栄養士・管理栄養士は給食施設において、食品構成表を目安に献立を作成するが、エネルギーおよび栄養素を目標量に近づけるだけでは、望ましい献立とは言えない。安全性や喫食者の嗜好性に配慮し、経営的、社会的側面から合理的な献立を作成することが求められる。以下に、献立作成の留意点を示す。

a)　エネルギーおよび栄養素量と食品構成のバランス　　給食施設では、1 日分の献立作成のみならず、1 食分の献立作成を行う施設も多い。目標とするエネルギーおよび栄養素量に近づけるだけではなく、食品構成のバランスを考えて作成する。

b)　食事配分比率の考慮　　1 日の食事の配分比率を意識し、3 回の食事をそれぞれ無理なくとれる工夫をする。**食事の配分比率**は、一般的に主食では朝食：昼食：夕食を 1：1：1 の比率で、副食は 1.0：1.5：1.5 程度の配分比率が適当とされている。しかし高齢虚弱者では、1 日の食事回数を 4 回として、朝食：昼食：間食：夕食の比率を 1.0：1.3：0.4：1.3 の配分にし、1 回ごとの食事を無理なくとれる工夫をすることも必要である。

c)　食費を考慮する　　献立作成においては、経済的な視点も欠かすことができない。市場価格などの情報収集を行いながら、食品ごとに廃棄する量を含めて過不足のないように購入する。

d)　嗜好を満足させる　　対象者の嗜好を満たすような味付け、色彩、香りとすることで食欲を向上させるようにする。また、献立は和風・洋風・中国風などの組み合わせ、加工食品

4) PFC バランス：たんぱく質（P）、脂質（F）、糖質（C）の各栄養素からの供給エネルギーの比率をエネルギー産生栄養素バランスといい、成人においては P から 13～20 %前後、F から 20～30 %、C から 50～65 %が適正比率である。
穀類エネルギー比：主に主食量を考慮して設定する。
動物性たんぱく質比：総たんぱく質量の 40～50%

の利用、異なる調理法の組み合わせ（煮る・焼く・蒸す・揚げるなどを組み合わせる）、季節ごとの食品の利用など飽きのこない工夫が必要である。

e）　衛生面への配慮　　食中毒の主な原因は「細菌」と「ウィルス」である。食品を購入して、調理を経て食卓に供するまで、これらが付着、増殖しないよう、手洗い、洗浄、加熱、保存の方法に注意する。

f）　環境保全への配慮　　献立に使用する食材は、CO_2 排出量の削減に大きな影響を与えるため、旬のもの（旬産旬消）、近県の食材を使用する（地産地消・フードマイレージ）など地球温暖化などの環境問題にも配慮する。また食品の安全性を考え、保存期間、賞味期限、トレーサビリティーも考慮する。

(2)　献立作成手順

日本における平均的な食事は、主食＋一汁三菜（主菜１品、副菜２品）の組み合わせで料理のバランスを考えているが、丼もの、麺類およびサンドイッチなどでは主食と主菜（または副菜）が組み合わせられていることも考慮する。表 3-1-6 に１食分の献立作成の手順例を示す。

a）　主菜を決める　　主菜はたんぱく質を中心とした料理である。主菜には、卵、魚、肉類、大豆製品などから 1、2 品選び調理法を考える。最近は、夕食に主菜を２皿以上組み合わせる人も多くなり、このようなときは過剰たんぱく質、過剰脂肪になりがちで、バランスを崩すこともあるので注意する。献立をたてるときは肉、魚などのように交互に用いるようにし、大豆製品も適宜取り入れる。献立プランには、主材料はもちろんのこと、調理方法も考慮する。

b）　主食を決める　　主食は主菜、副菜の内容に合わせて米、パン、麺類などからいずれかを選ぶ。主食は穀類であり、エネルギー源として重要であることはもちろんであるが、たんぱく質やビタミン B_1、食物繊維などの供給源にもなっている。

c）　副菜、副々菜を決める　　副菜、副々菜は主菜に不足する栄養素を補うための料理であり、野菜（海藻、きのこ、こんにゃくも含める）、いも類などを使うことが多い。同様の食品を用いて汁物についても考える。

d）　果物、牛乳・乳製品を選ぶ　　果物、牛乳・乳製品は献立に応じて朝食、昼食、夕食、または間食に加える。

表 3-1-6　１食の献立作成の手順例

手順例		メニュー例
1　主菜を決める	・魚、肉、卵、大豆製品などの食品を使うことが多い。 ・主菜には、魚、肉、卵、大豆製品などの食品の中から 1、2 品選び調理法を考える。 ・付け合わせとして、他の食品群の食品を入れる	ハンバーグ（肉、にんじん、いんげん）
2　主食を決める	・穀類（米飯、パン、麺類）からいずれかを選ぶ	フランスパン
3　副菜を選び加える	・1 と 2 で足りないものを補ったり、味や量のバランスを考えて決める。 ・いも類、豆類、糖質の多い野菜や魚肉、卵、大豆製品も適宜組み合わせる。	ポテトサラダ（じゃがいも、きゅうり、トマト、レタス）
4　汁物を決める		コーンスープ
5　食品の種類と分量を点検する		果物、牛乳

(3) 行事食の効果的な活用

毎年決められた日に行われる伝統行事のことを年中行事といい、その際にいただく料理や食事のことを行事食という。それぞれの旬の食材を取り入れたものが多く、季節を感じさせる食事でもある。わが国では、特別なことを「ハレ」、日常のことを「ケ」といい、食事においても、日常と非日常を区別してきた。日常生活の節目ともなる行事食は、精神的な観点から食生活を

表 3-1-7 わが国における食べ物にかかわる年中行事

月 日	行 事	かかわる食物	備 考
1月1日〜3日	正月	若水 鏡もち 屠蘇酒（とそ） 雑煮（ぞうに） おせち料理	新しい井戸の水から新年最初の水を 歯がための故事から
1月7日	七草（ななくさ）	七草がゆ	7種の若菜の羹（あつもの）が室町時代からかゆに
1月11日	鏡開き	鏡もち入りあずき汁粉	鏡もちを下げて手でかき割る、または木槌で叩き割って用いる
1月15日 （1月第2月曜日）	小正月（こしょうがつ）、現在は成人式	あずきがゆ 赤飯	本来は米、あずき、あわ、きび、ひえ、みの、ごまの7種を用いたかゆから、あずきのみへ
2月2、3日	節分	煎り豆または搗栗	
3月3日	雛まつり	白酒、草もち、菱もち	桃花酒が江戸時代から白酒へ
3月18日または 9月20日ころより 1週間	彼岸（ひがん）	おはぎ、彼岸だんご、 精進料理	
4月8日	灌仏会（かんぶつえ）	甘茶	
5月5日	端午の節句、 現在はこどもの日	しょうぶ酒、ちまき、かしわもち	しょうぶの根を酒に入れる ちまきは平安時代から、かしわもちはあとから
7月7日	七夕（たなばた）	そうめん	織女にちなんで
7月13日〜15日	盂蘭盆（うらぼん）	野菜・果物 精進料理	霊棚飾りにする
8月15日と 9月13日	月見	くり・いも、きぬかつぎ、ぶどう、かき、えだまめ、月見だんご	茶道では月見の茶事を行う
9月9日	重陽（ちょうよう）の節句	茶酒、くり飯	菊酒から茶の花を入れた酒へ、くり飯は江戸時代より
10月亥の日	玄緒（げんちょ）	亥の子もち	だいず、あずき、大ささげ、くり、ごま、かきなど7種の粉を混ぜてつくるもち
11月15日	七・五・三（3歳、5歳、7歳）	千歳あめ	（長寿を願う）
11月23日	新嘗祭（にいなめさい）、 現在は勤労感謝の日	新しい穀物で、もち、赤飯	
12月22日 または23日	冬至（とうじ）	冬至がゆ、冬至かぼちゃ	
12月25日	クリスマス*	七面鳥や鶏のロースト クリスマスケーキ	キリストの降誕を祝う
12月31日	大晦日（おおみそか）	年越しそば	

注）＊近年、わが国においても年中行事として浸透してきた。
出典）川端晶子・大羽和子『健康調理学』学建書院、2007年、p. 34。

豊かにする。特に臨床における給食においては、入院生活が長くなると日にちの感覚や季節の移り変わりに疎くなりがちになる。行事食は、食事を通して季節の移り変わりを実感し、食べることへの意欲を高める良い機会となる。また、食育の場においては、わが国の食文化の伝承するためにも重要な献立となる（表3-1-7）。

3　家庭における食事計画

栄養士・管理栄養士のような専門家が身近にいない家庭においては、どのように食事を設計

表3-1-8　食生活指針

食生活指針	食生活指針の実践
1. 食事を楽しみましょう。	・毎日の食事で、健康寿命をのばしましょう。 ・おいしい食事を、味わいながらゆっくりよく噛んで食べましょう。 ・家族の団らんや人との交流を大切に、また、食事づくりに参加しましょう。
2. 1日の食事のリズムから、健やかな生活リズムを。	・朝食で、いきいきした1日を始めましょう。 ・夜食や間食はとりすぎないようにしましょう。 ・飲酒はほどほどにしましょう。
3. 適度な運動とバランスのよい食事で、適正体重の維持を。	・普段から体重を量り、食事量に気をつけましょう。 ・普段から意識して身体を動かすようにしましょう。 ・無理な減量はやめましょう。 ・特に若年女性のやせ、高齢者の低栄養にも気をつけましょう。
4. 主食、主菜、副菜を基本に、食事のバランスを。	・多様な食品を組み合わせましょう。 ・調理方法が偏らないようにしましょう。 ・手作りと外食や加工食品・調理食品を上手に組み合わせましょう。
5. ごはんなどの穀類をしっかりと。	・穀類を毎食とって、糖質からのエネルギー摂取を適正に保ちましょう。 ・日本の気候・風土に適している米などの穀類を利用しましょう。
6. 野菜・果物、牛乳・乳製品、豆類、魚なども組み合わせて。	・たっぷり野菜と毎日の果物で、ビタミン、ミネラル、食物繊維をとりましょう。 ・牛乳・乳製品、緑黄色野菜、豆類、小魚などで、カルシウムを十分にとりましょう。
7. 食塩は控えめに、脂肪は質と量を考えて。	・食塩の多い食品や料理を控えめにしましょう。食塩摂取量の目標値は、男性で1日8g未満、女性で7g未満とされています。 ・動物、植物、魚由来の脂肪をバランスよくとりましょう。 ・栄養成分表示を見て、食品や外食を選ぶ習慣を身につけましょう。
8. 日本の食文化や地域の産物を活かし、郷土の味の継承を。	・「和食」をはじめとした日本の食文化を大切にして、日々の食生活に活かしましょう。 ・地域の産物や旬の素材を使うとともに、行事食を取り入れながら、自然の恵みや四季の変化を楽しみましょう。 ・食材に関する知識や調理技術を身につけましょう。 ・地域や家庭で受け継がれてきた料理や作法を伝えていきましょう。
9. 食料資源を大切に、無駄や廃棄の少ない食生活を。	・まだ食べられるのに廃棄されている食品ロスを減らしましょう。 ・調理や保存を上手にして、食べ残しのない適量を心がけましょう。 ・賞味期限や消費期限を考えて利用しましょう。
10.「食」に関する理解を深め、食生活を見直してみましょう。	・子供のころから、食生活を大切にしましょう。 ・家庭や学校、地域で、食品の安全性を含めた「食」に関する知識や理解を深め、望ましい習慣を身につけましょう。 ・家族や仲間と、食生活を考えたり、話し合ったりしてみましょう。 ・自分たちの健康目標をつくり、よりよい食生活を目指しましょう。

出典）厚生労働省「食生活指針について」2016年（https://www.mhlw.go.jp/file/06-Seisakujouhou-10900000-Kenkoukyoku/0000129379.pdf）、一部加筆。

すればよいであろうか。国民が健全な食生活を実現できるように、わが国においてはさまざまな提案がされているため、積極的に活用したい。

1) 食生活指針

わが国における食生活は、健康・栄養についての適正な情報の不足、食習慣の乱れ、食料の海外依存、食べ残しや食品の廃棄の増加等により、栄養バランスの偏り、生活習慣病の増加、食料自給率の低下、食料資源の浪費等の問題が生じている。このような現状をふまえ、2000年に当時の文部省、厚生省および農林水産省の連携により食生活指針が策定され、2016年に改定された。食生活指針は、食料生産・流通から食卓、健康へと幅広く食生活全体を視野に入れ、作成されていることが大きな特徴である。その内容は、生活の質（QOL）の向上を重視し、バランスのとれた食事内容を中心に、食料の安定供給や食文化、環境にまで配慮した10項目で構成されている。国民がわかりやすい表現となるよう配慮されており、まず健全な食生活をどう楽しむかを考え、2～9の項目を実践する中で食生活を振り返り、改善するというPDCAサイクルの活用により、実践を積み重ねていくことをねらいとしている。

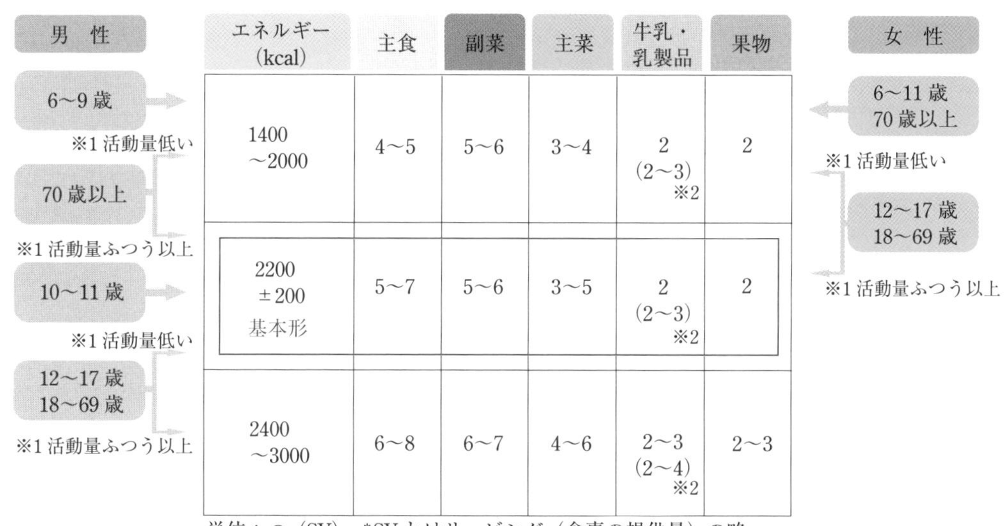

エネルギー（kcal）	主食	副菜	主菜	牛乳・乳製品	果物
1400～2000	4～5	5～6	3～4	2（2～3）※2	2
2200±200 基本形	5～7	5～6	3～5	2（2～3）※2	2
2400～3000	6～8	6～7	4～6	2～3（2～4）※2	2～3

単位：つ（SV）　*SVとはサービング（食事の提供量）の略

※1：活動量の見方
「低い」：生活の大部分が座位の場合
「ふつう以上」：座位中心だが、仕事、家事、通勤、余暇での歩行や立位作業を含む場合、または歩行や立位作業が多い場合や活発な運動習慣を持っている場合（「低い」にあてはまらない場合）
*強いスポーツ等を行っている場合には、さらに多くのエネルギーを必要とするので、身体活動のレベルに応じて適宜必要量を摂取する。

※2：学校給食を含めた子ども向け摂取目安について
成長期に特に必要なカルシウムを十分にとるためにも、少し幅を持たせて1日に2～3つ(SV)、あるいは「基本形」よりもエネルギー量が多い場合では、4つ程度までを目安にするのが適当である。

※3：成長期で身体活動レベルが特に高いまたは低い場合は、主食、副菜、主菜について、必要に応じてSV数を増減させることで適宜対応する。

※4：肥満（成人でBMI≧25）の場合には、体重や腹囲の変化を見ながら適宜「摂取の目安」のランクを1つ下げることを考慮する。

図3-1-4　年齢・性別・活動量の違いによる摂取量の目安

出典）農林水産省『専門家のための「食事バランスガイド」活用表』p. 4（http://www.maff.go.jp/j/balance_guide/b_use/pdf/semon_all.pdf）。

栄養士・管理栄養士は、国民がより良い食生活を営むために、食生活指針を正しく理解しながら効果的に活用し、教育機関および食品産業分野とも連携して食生活改善を推進する必要がある。

2) 食事バランスガイド

国民が自分自身の適量を把握して、自ら食事を管理できるように、2005 年に厚生労働省と農林水産省で作成した「食事バランスガイド」が公表された。「食事バランスガイド」とは、健康づくりの観点から、1 日に「何を」「どれだけ」食べたらよいかという適量を料理区分別（主食、副菜、主菜、牛乳・乳製品、果物）に、おおよその量をイラストで示したものである（図 3-1-4 および図 1-1-1 参照）。

食事バランスガイドの基本的な使い方は以下の通りである。

コラム

食事バランスガイドを用いた評価例（2000 kcal）

朝食を食事バランスガイドにあてはめ評価してみると、ごはん 1 杯半で主食 2 つ、副菜はこまつなのおひたし 1 皿で 1 つ、主菜は厚焼き玉子（1 つ）、納豆（0.7 つ）、しじみの味噌汁（0.3 つ）の計 2 つとなる。昼食では、ごはん 1 杯半で主食 2 つ、煮物・含め煮・菜の花のからし和えで副菜 3 つ、主菜は魚の照り焼き、つくだ煮で 1.2 つとなる。夕食では、ごはん 1 杯半で主食 2 つ、副菜は白和え（1 つ）、けんちん汁（1 つ）で 2 つ、主菜はゆで豚 2 つ、白和えの豆腐で 0.3 つが加わり合計 2.3 つになる。間食に牛乳（乳製品 2 つ）といちご（果物 2 つ）となり、それぞれを評価すると、1 日の合計が主食 6 つ、副菜 6 つ、主菜 5.5 つ、牛乳・乳製品 2 つ、果物 2 つとなりよい献立であったと評価できる。

献立例の評価（2000 kcal）

	料理	主食	副菜	主菜	牛乳・乳製品	果物
朝食	ごはん	2				
	厚焼き玉子			1		
	納豆			0.7		
	しじみ味噌汁			0.3		
	こまつな		1			
昼食	ごはん	2				
	魚照り焼き			1		
	つくだ煮			0.2		
	煮物		1			
	からし和え		1			
	含め煮		1			
夕食	ごはん	2				
	ゆで豚			2		
	白和え		1	0.3		
	けんちん汁		1			
間食	牛乳				2	
	いちご					2
合計		6	6	5.5	2	2

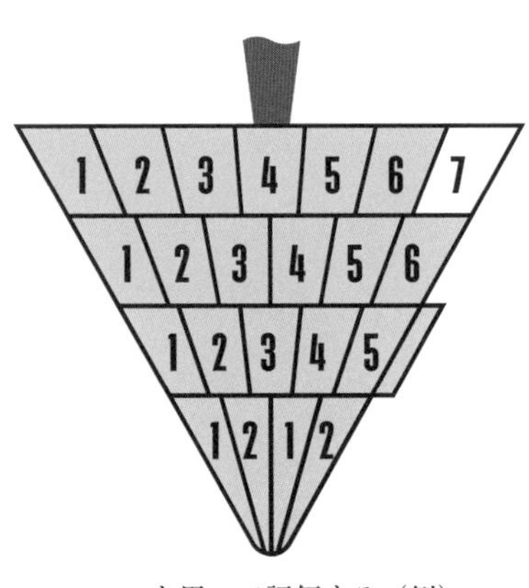

コマを用いて評価する（例）

①　年齢、性別、活動量から自分に合ったエネルギー量の目安と各料理区分の適量範囲「つ(SV)」を把握する（図 3-1-4）。

②　料理グループごとの料理例を参考にして、好みの料理を選んで組み合わせる。菓子・嗜好飲料は 1 日 200 kcal 以内を目安に、とりすぎないようにする。

③　1 日の食事内容を「つ（SV)」で数え、①の適量範囲と比べる（食事バランスガイドを用いた評価例はコラムを参照）。

④　適量範囲に入らなかった料理区分は、3 日および 1 週間単位でバランスを取るようにする。実際に、食事量または料理の選択が適切であるかについては、日常の活動量と関連するため、定期的に体重の変化を確認し、食事量と活動量のバランスがとれているか見直す必要がある。

◆引用・参考文献

葛谷雅文「老年医学における Sarcopenia & Frailty の重要性」『日老医誌』46、2009 年、279-285

2章　食文化と食生活

1　調理の歴史・文化

東アジアの最東端に位置し、四方を海に囲まれた日本は、四季の区別が明瞭で、温暖多湿な気候である。そのため、四季折々の植物や魚介類に恵まれ、日本料理には、季節感を重視し、素材のもち味を生かし、料理の盛り付けや味わいを重んじる特徴がある。また、海外との交流により、多種多様な外来の食品や調理法の影響を受けながら、独自の食文化を発展させてきた。本節では、日本の調理文化の形成発展の過程（図3-2-1）について歴史的にたどってみよう。

1）　先土器・縄文・弥生時代

わが国の調理文化は、約2万年前、旧石器時代後期に、狩猟や採集によって得た食料を、生食のほか、たき火で焼く、焙（あぶ）るという調理法から始まった。縄文時代には、煮炊き専用の縄文土器が発明され、火と水を利用した長時間のゆでる・煮る調理が可能となり、食料の範囲の拡

年　代	時　代	日本の食と料理様式の変遷
B.C.12000	縄文時代	狩猟・採集中心の食生活、木の実の水さらし技術 縄文土器の発明
A.D.200 ～	弥生時代 古墳時代	稲作農耕社会の広がり 主食・副食の分離が始まる
600 ～	飛鳥・奈良時代	唐風食の模倣、米を蒸す甑の使用、肉食禁止令（675年） 箸の使用定着
800 ～	平安時代	貴族の大饗料理の定着
1200 ～	鎌倉時代	精進料理の形成
1400 ～	室町時代 安土桃山時代	本膳料理の成立、包丁流派の誕生 茶懐石料理の定着、南蛮料理・南蛮菓子伝来
1600 ～	江戸時代	卓袱料理流行・普茶料理流行・会席料理形成
1800 ～	明治・大正時代	肉食の解禁と和洋折衷料理
1900 ～	昭和時代	戦時中の食料統制と第二次世界大戦後の食料事情悪化 高度経済成長期　調理用家電の普及、食品産業の発展 食の簡便化、外食、中食の普及 日本型食生活の提唱（1980年）
1990 ～	平成時代	食育基本法制定（2005年） メディアによる食と健康に関する情報の氾濫 食の外部化、多様化、個別化、グローバル化の進展 「和食」ユネスコ無形文化遺産に登録（2013年） 日本食レストラン海外に急増

図3-2-1　日本の食と料理様式の変遷

大や安定確保に貢献した。

縄文時代晩期に大陸から北九州に水稲が伝来し、西日本に広がり、弥生時代には稲作農業を中心とする農耕が始まった。狩猟・採集中心の食生活から、米を中心とする穀物を主食とし、その他の動植物性食品を副食とする食事形態への変化が、この頃から徐々に始まった。

2) 古墳・奈良・平安時代

古墳時代には土製の竈・釜・甑が大陸から伝来し、蒸す調理法が始まった。飛鳥時代には、中国との国際交流が盛んになり、唐風食を模倣した貴族の食文化が形成された。酒や唐菓子などの飲食物や、膾（魚介の酢の物）、羹（吸い物）、漬物などの調理法が導入された。干物や塩漬けの保存食も多様になり、調味料では、塩、酢、醤、未醤などが用いられた。一方、仏教の影響で肉食禁止令が出され、貴族階級では獣肉食が次第に行われなくなった。平安時代になると、貴族の食生活は形式化し、形式を重んじる大饗料理による宴席が催されるようになった。料理の形式化と飲食の儀式化が始まり、味や栄養よりも形だけの美しさを尊重する、目で楽しむ料理を発達させることになった。

3) 鎌倉・室町時代

鎌倉時代には武士による武家社会が形成され、食生活が簡素化した。禅宗を通じて動物性食品を一切使わない精進料理が伝えられ、豆腐料理、饅頭・そうめんなどの点心、揚げ物など油を使った料理が庶民に普及し始めた。室町時代にはさらに和食の調理法が発達し、四条流、大草流などの包丁流派が成立し、武士の饗宴として格式を重んじる本膳料理が始まった。また、労働の激しい武士の必要から食事回数に変化が生じ、朝夕１日２食から、昼食を加えた１日３度食が日常となり、その武士の食習慣が室町から江戸時代にわたって一般化した。

4) 安土桃山・江戸時代

安土桃山時代になると、明との貿易やポルトガルとの南蛮貿易によりかぼちゃ、とうもろこし、唐辛子などの新しい作物や、てんぷら、カステラなどの南蛮料理や南蛮菓子が伝えられた。また、和菓子がつくられるようになり、茶の湯の発展に伴い茶懐石（懐石料理）が完成された。

江戸時代には、貴族の宮廷料理や寺院風の懐石料理、南蛮料理や中国料理などが取捨選択され、日本料理がより集大成され、和食の調理文化が完成した。料理本の出版も盛んに行われ、供応の膳として本膳料理を簡略化した酒宴向きの会席料理が登場した。また、卓袱料理（民間の中国料理）や、普茶料理（黄檗山万福寺に伝わる中国風の精進料理）が伝えられた。

5) 明治・大正・昭和時代（第二次世界大戦前期まで）

明治時代には、食生活の洋風化が促され、洋風の食品や調理法、食事作法などが積極的に輸入され、次第に一般家庭に普及した。和風食品による洋風調理や洋風食品による洋風調理が行われるようになり、米飯と箸食に調和した日本独特の混合型・和洋折衷型の家庭料理として、カレーライス、ゆでたじゃがいもをつぶして作るポテトコロッケなどが創作され、都市部で普及した。また、医学や栄養学など科学的根拠と合理性に基づいて調理し摂取する傾向が生まれ、食生活を合理的に営むことが考えられるようになった。

2　第二次世界大戦中からの食生活の変化

第二次世界大戦中および終戦直後には、食料難のため、少ない食べ物を食い延ばす、さまざまな料理の工夫が試みられた。1950年代後半頃には食料不足が解消され、「満腹」という食志向から、「栄養素の充足」へ変化し、さらに高度経済成長に伴い、洋風化が急速に進み、食生活が大きく変容した。1965（昭和40）年を過ぎた頃から、米の摂取量が急激に減少し、肉・魚介・卵類や乳・乳製品、油脂類の摂取量が増加した。経済的豊かさを背景に、食生活の国際化、高級化の影響で、日本は世界最大の食料輸入国となり、世界中の食べ物が市場に出回っている一方で、1960（昭和35）年には79％だった総合食料自給率（供給熱量ベース）が、1998（平成10）年以降40％前後に下落している。料理については、和風・洋風・中国料理に加え、イタリア料理などの世界中の本格的なご当地グルメも含めた折衷料理や融合料理（フュージョン料理とも呼ばれ、自由な発想とスタイルで、さまざまな国の多様な料理の要素を融合してつくる料理）が台頭し、多様な食生活が営まれている。

一方、女性の社会活動への進出などに伴い、食生活に簡便化が求められ、電気炊飯器や冷凍冷蔵庫などの調理用家電製品が次々に普及し、家事労働の省力化、合理化がもたらされた。また、食品産業の発展に伴い、インスタント食品や冷凍食品、調理済み食品などの加工食品が大量生産・大量供給され、内食（家庭で調理し家庭で食べる食事）に加え、外食（家庭外で調理したものを家庭外で食べる食事）や持ち帰り弁当・惣菜などの中食（家庭外で調理したものを家庭で食べる食事）が普及、1970年代後半頃から急成長しており、食生活の外部化、社会化が進行した。さらに、家族の生活時間のすれ違いなどから、孤食や子食、個食など、家庭の食事の多様化、個別化が進み、その結果、台所の外在化（家の台所で料理を作らず、外食や中食など外部の台所・厨房で作られてきたもので食事をする）が進行し、家族の食卓に供されてきた家庭料理が消滅しつつある。そして、家庭における食生活の崩壊現象という問題まで差し迫ってきている。このような現状をふまえ、日本政府は和食に代表される日本の食文化を守るために、ユネスコに「和食；日本人の伝統的な食文化」を無形文化遺産として提案し、2013年12月に登録された。

一方、海外では、1977年にアメリカ上院に提出された「マクガバン報告」において、がんや心臓病などの予防のため高カロリー、高脂肪の食品摂取を減らし、穀類、野菜、果物などを中心とする食事が提案された。日本でも伝統的な日本食文化に根ざした「日本型食生活」が1980（昭和55）年に提唱され、その状況のもとに食生活指針がまとめられてきた。近年、海外でも「和食」は健康によいということで日本食の人気が高まっている。人々の健康志向が高まり、食生活を通して健康を求める欲求が一段と強まっている。食や健康に関する情報が氾濫する情報化社会の中、情報に対する正否の判断能力や取捨選択能力が必要な時代を迎えている。また、食料自給率が40％前後という現在の日本の食生活が与える地球環境への影響を考慮し、これからの食には、持続可能な食のあり方やフードシステムの構築が求められている。

コラム1

「和食」のユネスコ無形文化遺産登録の意義

2013年12月4日に、「和食；日本人の伝統的な食文化―正月を例として―」（WASHOKU；Traditional Dietary Cultures of the Japanese–notably for the celebration of New Year）（以下、「和食」と略す）が、ユネスコの無形文化遺産に登録された。

和食という言葉は、一般的には料理という意味で使用されるが、「和食」は、自然を尊重する日本人独特の精神を表す食に関する社会的慣習であり、食の生産から加工、準備および消費に至るまでの技能や知識、実践や伝統に係る包括的で食全体にまつわる和食文化を示す。そして、この和食文化が世代を超えて受け継がれ、地域やコミュニティーの結びつきを強めていると認められ、世界の多様な文化の一つとして評価された。

ユネスコへの申請書の内容から、「和食」の特徴を大きくまとめると次の４点が挙げられる。①「多様で新鮮な食材と素材の味わいを活用」 日本の国土は南北に長く、海、山、里と表情豊かな自然が広がっているため、各地で地域に根差した多様な食材が用いられている。また、素材の味わいを活かす調理技術・調理道具が発達している。②「バランスがよく、健康的な食生活」 例えば、一汁三菜を基本とする日本の食事スタイルは理想的な栄養バランスといわれている。また、うま味を上手に使うことによって動物性油脂の少ない食生活を実現しており、日本人の長寿、肥満防止に役立っている。③「自然の美しさの表現」 食事の場で、自然の美しさや四季の移ろいを表現する。季節の花や葉などで料理を飾りつけたり、季節に合った調度品や器を利用したりして、季節感を楽しむ。④「年中行事との関わり」 和食文化は、年中行事と密接に関わって育まれてきており、地域によってさまざまな特徴がある。自然の恵みである食を分け合い、食の時間を共にすることで、家族や地域の絆を深めてきた。

今、「和食」は、その美しさやおいしさ、健康的なところから、世界的にも注目を集めている。しかし、こうした「和食」の姿が国内で失われつつある。無形文化遺産への登録により、日本政府は、「和食」の保護、関係ある社会・集団・個人が「和食」を尊重することを確保する等、「和食」を守るための継続的な取り組みを行うことになった。これら一連の取り組みが次の世代を担う子どもたちに、伝統的な食文化を大切にする気持ちを持ってもらうことや、日本人が「和食」や日本の伝統文化を見直すよい機会になり、さらに今後の食の見直しにも役立てることができることを期待したい。

文化政策においては、2017年の文化芸術基本法の改正で、国が振興を図る生活文化の例示として「食文化」が明記された。さらに文化財保護法を改正し、地域の祭りや郷土料理などの民俗文化を登録文化財として保存･活用を強化することが目指されている。日本の伝統的な食文化を文化財として評価し、次世代に豊かに継承・発展させていくことが望まれる。

3 料理様式

世界各地には、その気候、風土と産物を生かした独特の料理が生み出され、長い歴史と文化に培われながら、それぞれ合理的で快適な料理様式が形づくられ、特有の食文化が築かれてきた。系統化された料理様式としては、日本料理、中国料理、フランス料理を中心とした西洋料理の三様式が代表される。各料理様式について、その特徴を述べ、表3-2-4（後掲）にまとめる。

1) 日本料理

わが国の食事様式は、主食と副食の組み合わせによる献立で、「目で楽しむ料理」といわれ、料理と器の調和をはかりながら、彩りや形を重視し、美しい盛り付けを行い、配膳する。供応の献立様式は、本膳料理を基礎として発達し、現在は、会席料理を客膳料理の中心として、懐石料理、精進料理などが一般化している。料理は汁と菜（副食物、おかずのこと）の品数で表し、一汁三菜・二汁五菜などと表される。なお、飯と香の物（漬物）は、品数には数えない。

(1) 本膳料理

本膳料理は、すべての料理を一人用の高脚膳に並べ同時に供し、料理の数が増すと、膳数も増える配膳を基本とする。料理の供し方は平面配列で、一汁三菜、二汁五菜、三汁七菜などに分けられる（図3-2-2）。明治時代までは盛んに行われたが、現在では、煩雑さなどのため、寺院、旧家などにわずかに残る程度である。

(2) 懐石料理

懐石料理は、茶懐石ともいい、茶事で濃茶を勧める前に出す、軽い食事から生まれた料理形式である。懐石の由来は、禅宗の僧侶が空腹と寒さをしのぐために、懐に温めた石を入れて修行したためといわれる。心を込めて客をもてなし、料理は簡素で素材のもち味を活かし、季節感を大切にする。料理は順次時系列で供され（図3-2-3）、料理の器、盛り付け、順序、食べる作法などに決まりがあり、格調高い。

(3) 会席料理

江戸時代以降に発展した会席料理は、客膳用の供応食として現在主流となっている料理形式である。献立の品数は、奇数が基本で、三品献立、五品献立、七品献立などがある。配膳には、最初から会席膳を使って主な料理を並べておく配膳様式と一品ずつ時系列で料理を出す配膳様式とがある（図3-2-4）。会席料理の内容を表3-2-1に示す。

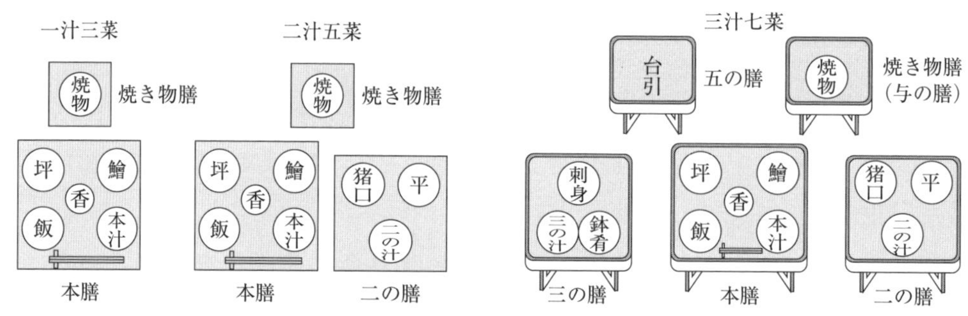

図3-2-2 本膳料理の配膳

注）足付きの漆塗り膳と漆器および陶磁器の膳組み

本汁：味噌仕立て　二の汁：すまし仕立て　三の汁：種類の異なる仕立て

鱠（なます）：酢締め魚または刺身　平（ひら）：煮物（炊き合わせ）　猪口（ちょく）：和え物または浸し物

坪（つぼ）：汁気の少ない煮物　焼き物：魚の姿焼き

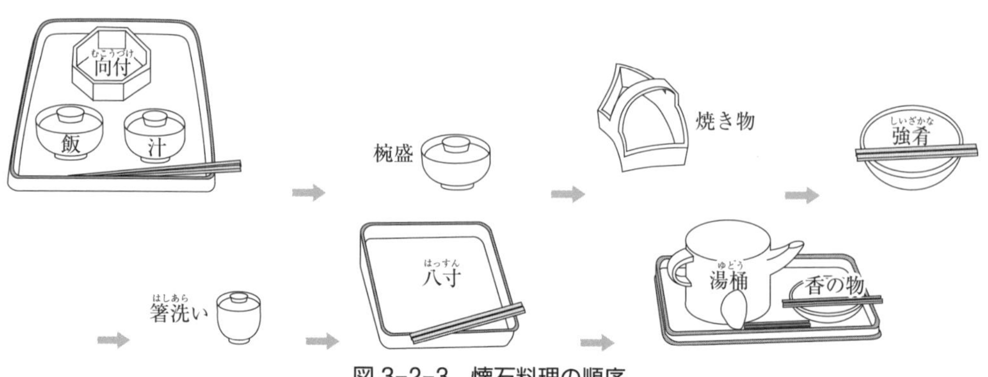

図3-2-3 懐石料理の順序

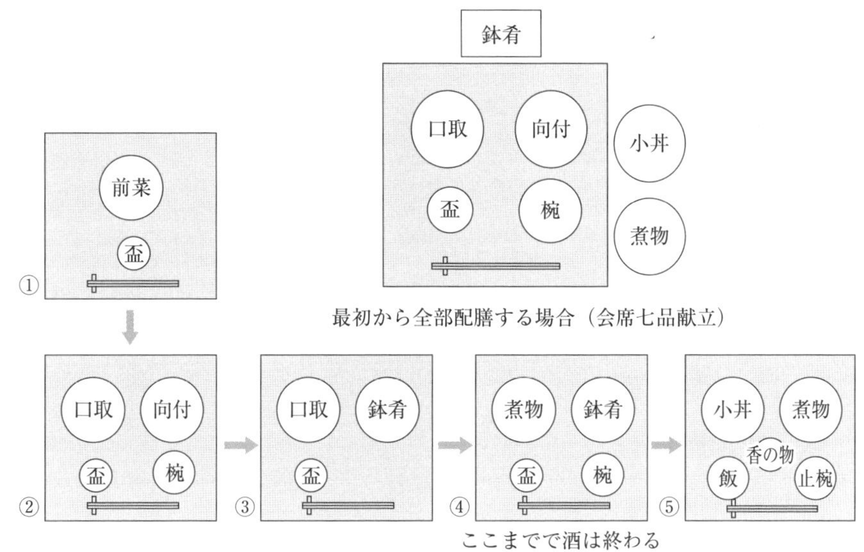

図 3-2-4　会席料理の配膳図

表 3-2-1　会席料理の内容

構成	内容
前菜	「つき出し」、「お通し」または「先付け」ともいう。食欲をそそるように山海の珍味を 2、3 品取り合わせる
向付（むこうづけ）	本膳料理の鱠（なます）に相当する。酢締め魚または刺身
椀	すまし仕立て
口取（くちとり）	山海の珍味を数品美しく盛って供する酒の肴。口代わりともいう
鉢肴（はちざかな）	肉や魚の焼き物、揚げ物または蒸し物
煮物	季節の野菜、あるいは野菜を主にして獣鳥肉類をあしらった煮物
茶碗	本膳料理の坪に相当する。蒸し物または寄せ物。寒い季節には温かく、暑い季節には冷たくして供す
小丼	浸し物、酢の物または和え物
止椀	味噌仕立ての汁物。飯と香の物とともに供され、最後の料理ということで止椀という

2)　中国料理

中国では、広大な国土を背景とする気候風土や産物などの地域による違いに、その上約4000 年の長い歴史と文化の影響を受け、各地域に特色のある多彩な料理（北京（ペイジン）料理、広東（カントン）料理、四川（スチョン）料理、上海（シャンハイ）料理など）が発達し受け継がれている。また、古来より、食を通じて不老長寿を願い、すべての食べ物が薬であるという儒教の食の思想、医食同源、薬食一如を食生活の基本とする。

中国料理の献立は菜単（ツァイタン）といい、料理は菜（ツァイ）と点心（ティエンシン）に大別される。菜は前菜（チェンツァイ）と大菜（タァツァイ）からなり、点心は一品で軽い食事代わりになるものや、菓子または菓子代わりになる甘味のものをいう。料理様式は、筵席（イエンシィ）と呼ばれる宴席料理と飲茶（ヤムチャ）、家常菜（ヤチアンツァイ）に分けられ、筵席は料理店や家庭において食事に招く際の様式、飲茶は広東、香港で人気のある軽食で、家庭や茶館（チャクワン）において点心を食べ

表 3-2-2　中国料理の献立構成と内容

構成	調理法	内容
前菜	冷葷	最初に出される冷たい料理。偶数供する
	熱葷	炒め物や揚げ物などの温かい料理
大菜	炒菜	炒め物料理。少量の油で材料を強火で手早く炒めたもの
	炸菜	揚げ物料理。素揚げ（清炸）、から揚げ（乾炸）、衣揚げ（高麗）など
	蒸菜	蒸し物料理。強火で短時間蒸すものと、中火で長時間蒸すものがある。鶏や魚の姿蒸しなど
	溜菜	あんかけ料理。でんぷんでとろみをつけた料理。酢豚やコイの甘酢あんかけなど
	煨菜	煮込み料理。とろ火でゆっくり煮込む料理。煮汁の多いものと少ないものがある
	烤菜	直火・炉・オーブンなどを用いたあぶり焼き。焼豚、子豚の丸焼き、鴨（あひる）の丸焼きなど
	拌菜	和え物料理
	湯菜	スープ料理。澄んだスープ（清湯）、濁ったスープ（奶湯）、でんぷんでとろみをつけたスープ（羹）など
	甜菜	甘味料理。口直しに宴会途中に出すこともあるが、通常はデザートとして最後に供す
点心	塩味 甘味	塩味と甘味のものがある。甘い点心では、菓子、デザートを用いる。牛奶豆腐など。塩味の点心では、飯、麺、粉を用いた料理。焼売、餃子など

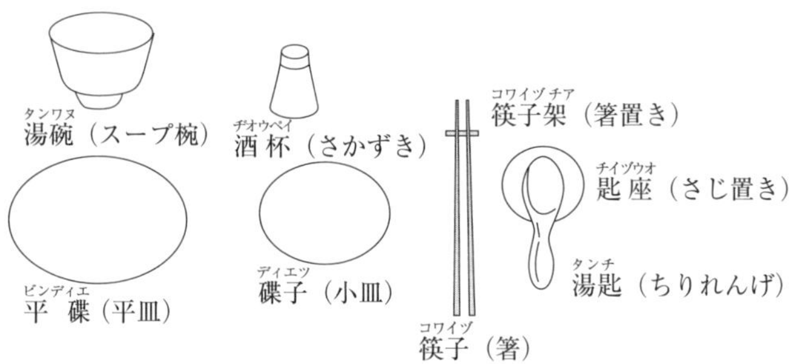

図 3-2-5　中国料理の個人用食器の配置

ながら中国茶を楽しむ様式である。家常菜は日常の家庭料理や惣菜のことで、家常便飯ともいわれ、主食のほかに手頃な食材を用いた 2〜4 品の菜を用意する。

筵席の献立構成は前菜、大菜、点心からなり、前菜の直後に大件（頭菜）と呼ばれる献立の中心となる料理を供卓し、次いでそのほかの大菜を適宜組み合わせて時系列に供する。最後に湯菜、点心（飯・粥・麺・饅頭など）、甜菜（デザート）の順で食事を締めくくる。中国の陰陽思想により奇数を忌み嫌うことから、品数は偶数が一般的であり、材料、調理法、味付けが重複しないように変化をもたせる。中国料理の献立構成と内容を表 3-2-2、一般的な食器の配膳図を図 3-2-5 に示す。料理は大皿盛で供し、各自が個人用食器に取り分けて食べ、適宜皿を取り替える。基本的には図柄や色彩の同じ陶磁器を用い、箸は箸先を奥にして縦置きにする。ちりれんげは箸の右に添え、炒飯や湯菜に用いる。

3)　西洋料理

西洋料理とは欧米料理の総称であり、その中心はフランス料理であるが、その歴史は古代ギリシアに始まり、古代ローマ時代に誕生したイタリア料理を基礎とする。16 世紀にイタリア

表 3–2–3　西洋料理の正餐の献立構成と内容

献立構成	上　仏語 下　英語	内容
前菜	オール ドウブル Horsd'œuvre Appetizer	食事の最初に供し、食欲増進のための軽い料理。キャビア、生かきのカクテルなどの冷製料理とコキール、串焼きなどの温製料理がある
スープ	ポタージュ Potage Soup	前菜の後に供される。口の中を整え、食欲増進の役割を果たす。澄んだスープのコンソメと、濃度のあるポタージュ・リエとがある
魚料理	ポワッソン Poisson Fish	調理法やソースが工夫された幅広いさまざまな魚料理を供す
肉料理	アントレ Entrée Entree	献立の中心になるもので、鳥獣肉類などから、焼く、蒸し焼き、煮込みなどの調理法で豪華な料理が用いられる
氷菓	ソルベ Sorbet Sherbet	アルコール飲料入りのシャーベットで、口直しのために供される。省かれることもある
蒸し焼き料理	ロティ Rôti Roast	主として鳥類の蒸し焼き料理で、野菜を付け合わせる
野菜料理	レギューム Légume Vegetable	独立した野菜料理として供されることもあるが、付け合わせとしてたびたび供されるので、蒸し焼き料理のあとには、生野菜がサラダとして供される
甘味料理	アントルメ Entremets Sweets	食事の最後に甘味として温菓（クレープシュゼット、スフレなど)、冷菓（ババロア、ゼリーなど)、氷菓（シャーベット、アイスクリームなど）を供する
果物	フリュイ Fruits Fruits	季節の果物を用いる
コーヒー	カフェ Café Coffee	濃く入れたコーヒーをデミタス（普通のカップの1/2の大きさ）で供する

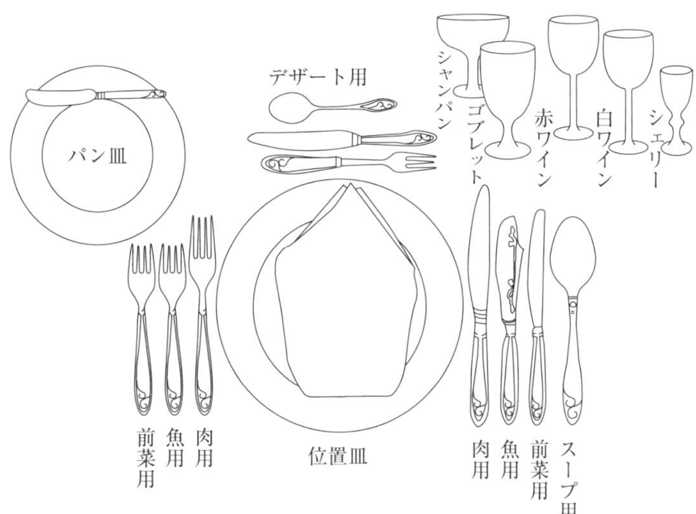

図 3–2–6　西洋料理正餐の配膳

表 3-2-4　各料理様式の料理の特徴

	日本料理	中国料理	西洋料理
料理	目で楽しむ料理 色・形を重視、素材の淡泊で繊細な味わい	舌で味わう料理 味を重視し、調味中心、でんぷんの使用	香りを楽しむ料理 香りを重視、加熱調理が中心
主材料	季節の魚介類や野菜類、旬の食材を重視	食材の範囲が広く無駄が少ない、珍味、乾燥食品などの保存食品	獣肉類、乳・乳製品、野菜類
穀食	米飯、麺類	米飯、まんじゅう、麺類	パン、パスタ
調味料	味噌や醤油、酒、みりんなどの発酵調味料	濃厚な発酵調味料（各種の醤）	塩、果実酢、ワイン
油脂	大豆油、菜種油など植物油	豚脂、鶏油、大豆油、落花生油など植物油各種、油の多用	バター、ラード、ヘット、オリーブ油
香辛料	わさび、生姜、山椒、ゆずなどを生で使用	ねぎ、生姜、にら、唐辛子、山椒など	こしょう、ちょうじ、ナツメグなどのスパイス類やハーブ類
調味法	うま味を重視、だしの使用、素材の持ち味を重視、淡泊	濃厚、味付けを重視、食材のうま味や栄養分を逃さず利用	濃厚、ソース重視
調理法	切る技術の重視、生もの（刺身など）、焼き物（直火焼き）、煮物、揚げ物（天ぷら類）	生食は少なく、炒め物、揚げ物などの油を使った高温加熱調理	煮込み、焼き物（オーブン・板焼き）などの加熱調理が中心

からフランスに王妃を迎えたことにより、イタリアの洗練された食文化がフランスに伝えられた。そして、フランス料理は17、18世紀にかけてルイ王朝の保護のもとで、豪華で洗練された宮廷料理に発達した。フランス革命後に宮廷社会から市民社会に広まり、19、20世紀にわたり、カレーム、エスコフィエなどの優れた料理人が輩出し、世界を代表する今日のフランス料理が確立していった。なお、1970年代頃から新しい動きが始まり、古典料理を見直し、材料のもち味を生かし、脂肪を減らし淡白な味付けにするなど、ヌーベル・キュイジーヌと呼ばれる新しいフランス料理が出現した。

西洋料理の正餐（Dîner（ディネ）：仏、Dinner（ディナー）：英）とは、最も整った形式の供応食のことで、その献立様式は、前菜→スープ→魚料理→肉料理→氷菓→蒸し焼き料理→野菜料理→甘味料理（フランスでは、最初にチーズが供される）→果物→コーヒーの順に供される。フランス料理では料理と酒類の相性が重要であり、食前酒から食後酒まで、料理にあわせたワインなどの酒類が供され、料理の味を引き立てる。正餐の献立構成と内容を表3-2-3に示す。図3-2-6に西洋料理正餐の基本配膳例を示す。西洋料理では、食器は基本的に同じ図柄や色彩の陶磁器を用いる。

4　供食と食卓構成

1)　供食と配膳

供食とは、食べ物を提供することであり、単に食事を与えるのではなく、食事でもてなすという意味をもつ。したがって、供食に際しては食事の精神的・文化的側面を考慮し、料理の供し方を工夫し、食べる人に満足感をもってもらえるような心配りが重要である。その供食の基本となる配膳の方法は、料理様式によって異なるが、喫食者にとって料理が食べやすく、清潔

コラム2

イタリア料理

日本ではイタリア料理はトマトやオリーブオイルを使った料理のイメージがあるが、この特徴は、南イタリアの料理の特徴である。イタリアは国土が南北に長い半島で、三方を海に囲まれ気候も比較的温暖な地中海式気候により、野菜・果物・魚介などの食材に恵まれ、地域によって気候風土や特産物が異なる。歴史的にも統一国家イタリア王国の成立は1861年でそれまでは各地方が都市国家として独立していたため、地方の伝統的な食文化を守り、多様な地方料理が大事にされてきた。イタリア料理は各地方料理の総称であり、その共通の特徴は、旬の食材を用い味、食感、鮮やかな色彩など、素材の持ち味を生かす点にある。

なお、イタリアはスローフード発祥の地（1986年）であり、2010年に「地中海の食事法」（地中海沿岸地域に共有されている健康に資する生活文化や食習慣を含めた食事法）として、ギリシャ、スペイン、モロッコとともにユネスコ無形文化遺産に登録され、2013年にはポルトガル、クロアチア、キプロスが追加されている。

フランス料理と同様、前菜、第一の皿、第二の皿の料理に合わせて、ワインを中心に酒類を楽しむ。

イタリア料理のフルコースの構成

献立構成	イタリア語	内容
食前酒	Aperitivo（アペリティーヴォ）	ハーブ系リキュールのカンパリ、発泡性ワインなど
前菜	Antipasto（アンティパスト）	生ハムやカルパッチョ、アンティパストミスト（Antipasti misti）数種類の盛り合わせなど
第一の皿 プリモ	Primo piatto（プリモ・ピアット）	スープ、パスタ、米（リゾット）、ポレンタなど
第二の皿 セコンド	Secondo piatto（セコンド・ピアット）	メインの料理で魚や肉料理
付け合わせ 野菜料理	Contorno（コントルノ）	第二の皿と同時に食べる付け合わせの野菜料理、サラダや焼き野菜、煮野菜など
デザート	Dolce（ドルチェ）	菓子類、果物やジェラートなど チーズもデザートの最初に供されることがあるが、フランス料理ほど重要でない
コーヒー	Caffè（カッフェ）	エスプレッソ
食後酒	Digestivo（ディジェスティーヴォ）	グラッパ、リモンチェッロ、アマレットなど

で快適に感じられるよう、また、供食者にとってサービスがしやすいかどうかにも留意する。

現在の日常食は、多くの場合、日本料理、中国料理、西洋料理またはその混合型か折衷料理の組み合わせであり、図3-2-7に日常食の基本配膳（例）を示す。和風の日常食では、飯茶碗を左側、汁椀を右側に置き、箸は、箸先を左側にして手前に置く。主菜を汁の上方に置き、副菜を飯の上方に置く。副菜が二品ある場合は、小さい器の副菜を食器の間に置く。なお、汁、菜の並べ方は、左上右下（さじょううげ）（日本の伝統的礼儀の1つで左を上位、右を下位とする）の考え方などにより位置が変化することがある。中国風や和・洋・中折衷型の場合は、和風配膳に準じて配置する。主食となる料理を飯の位置に置き、スープ類や汁気の多い料理（汁兼主菜）を汁の位置に置く。スプーンが必要な場合は、箸、スプーンを汁の右側に順に並べて置く。洋風の日常食では、スープがある場合は、図3-2-8 aに示すように主菜は飯の位置に、サラダは副菜の位置

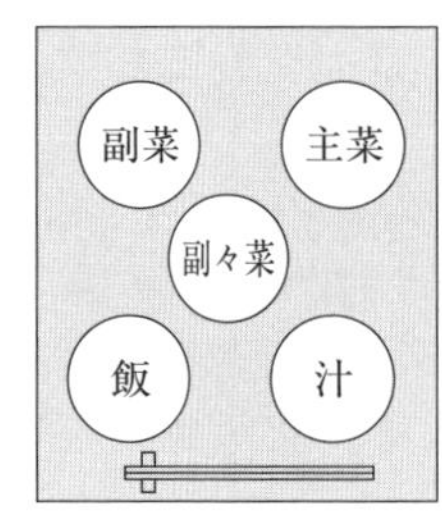

図 3-2-7　日常食の基本配膳

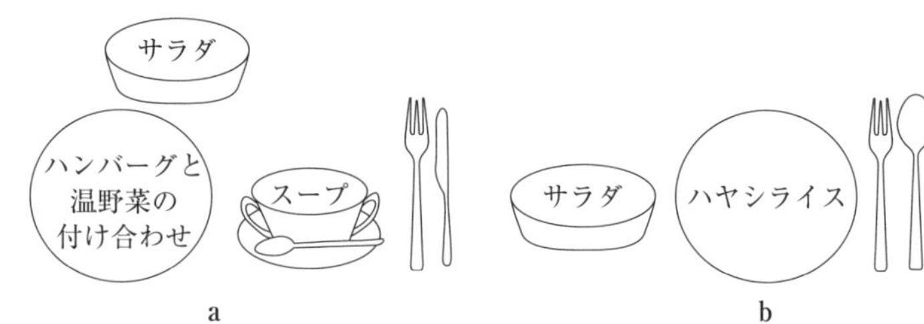

図 3-2-8　日常食の洋風献立の配膳

に置く。主食がパンの場合、個人用パン皿または主菜の左上方に置く。スープがない場合は、汁の位置に主菜または主食兼主菜の料理を置き、主食の位置にサラダを置く（図 3-2-8 b）。

2)　供食形式

(1)　ビュッフェ（buffet：仏）

セルフサービスの立食形式で、テーブルには冷たい料理と温かい料理、デザート類を分けて並べる。客は比較的狭い場所で、交流を深めながら、好みのものを好みの量だけ自由に取り分けて食べることができる。

(2)　カフェテリア（cafeteria：英）

セルフサービスのレストランで、トレイ（お盆）を各自がもち、料理の置いてある棚から、自分の好みの料理を自由に選び取り、そのまま食卓へ運んで食べる食事形式である。

(3)　バイキング（viking：英）

セルフサービスの形式はビュッフェと同じであるが、食事をする席は決まっていて、テーブルセッティングが必要である。北欧の伝統料理「スモーガスボード」の食べ放題をヒントに日本のホテルで 1958 年に始められた様式で、北欧から海賊を連想して名づけられた。

3)　食器・食具

世界各地では文化の違いにより、食べ方にも違いがあり、さまざまな種類の食器や食具が発達している。日本料理では、食器の形や大きさと色彩的な美しさ、料理との調和、さらに、もちやすさ、手や口に触れたときの心地よさを重んじるので、多種多様な材質・形の食器が使用される。さまざまな特徴を備えた食器が普及する中、用途によって各食器の利点や欠点を考慮し、使い分けることが大切である。

(1)　食器・食具の材質

日本における食器素材の中心である陶磁器は、その製法から焼き物と呼ばれる。焼き物は、原料、釉薬の有無、焼成温度によって土器、炻(せっ)器、陶器、磁器に分類される。春夏には薄手の磁器、秋冬には厚みのある陶器など、季節や盛り付ける料理、食事の流れによって形、文様、質感を選ぶ。

漆器は、木材などの素地の上に、漆の樹液を塗ったものである。中国から伝来した漆器は、英語で「japan」と表記されるほど、その技術は伝統芸術の域に達するまでに高められ日本に定着してきた。漆は酸、アルカリ、塩、アルコールに強く、耐熱性、防腐性に優れている。熱伝導率が小さく、口に触れても感触がよいため、汁椀に適している。独特の光沢があり、丈夫で長持ちするが、取り扱いには注意を要する。

金属器には、銀、アルミニウム、洋銀（銅ニッケル亜鉛の合金）、ステンレスなどがある。ステンレスは、大変硬い素材で丈夫で安価なため、レストランや家庭用に多く用いられる。アルミニウムは酸、アルカリ、食塩に弱く、アルマイト加工して使われる。銀は光沢に優れ、熱伝導率が金属の中で最も大きいが、酸に弱く傷つきやすくさびやすい。

ガラス器は、破損しやすく、熱伝導率が小さく、温度変化に弱いことが欠点であるが、透明な外観と清涼感が好まれ、夏に使用する器として、また飲み物やサラダの器に適する。

木、竹製の食器は、水分がしみ込みやすいので、懐紙を敷いたり、あらかじめ水分で湿らせて用いる。防水用に漆や塗料を塗ったものもある。

プラスチック（合成樹脂）製食器は、軽量で丈夫で破損しにくく、保温性があり価格が安いといった利点から、給食施設などで集団食器として広く利用されている。種類が多く、材質によって取り扱いに相違があり、耐熱温度や電子レンジ加熱の適否など、注意が必要である。

(2)　食具の種類

食べ物を口に運ぶ道具には、箸、ナイフ、フォーク、スプーンがあるが、道具を使わず、手で食べることを習慣とする地域もある。日本では中国から箸が伝来し、箸食の文化が発達した（コラム参照）。また、英語で cutlery は刃物類を意味するが、日本でカトラリーとは、シルバーと呼ばれるナイフ、フォーク、スプーン類を意味する。銀製が高級とされ、一般にはステンレス製が普及している。また、自助具（障がいや病気などによる麻痺、加齢による身体機能の低下を原因とする動作の困難を補うための道具）として、底に滑り止めが付き、ふちのデザインが工夫されるなど、食べ物をすくいやすい皿や、軽くて大きなもち手で楽に飲めるコップなどの食器や、手になじむように形状記憶のスプーンやピンセット状の箸などの食具が開発されている。喫食者の摂食機能や状態を配慮した食具や食器の選択が重要である。

コラム3

箸の歴史

地球上に暮らす人々は、それぞれの民族により独特の食べ方を行っており、食べるときに用いる食具により、3つの文化圏を形成する。東南アジア、オセアニア、西アジア、インド、アフリカ、中南米の原住民を中心とする手食文化圏、中国、韓国、日本、台湾、ベトナムの箸食文化圏、ヨーロッパ、北アメリカ、南アメリカ、ロシアなどのナイフ・フォーク・スプーン食文化圏である。手食が40％、箸食が30％、ナイフ・フォーク・スプーン食が30％で、今日でも手食の民族が最も多い。

箸は、中国では紀元前より使用されており、7世紀の唐の初めには、広く用いられるようになった。中国の箸は、象牙、木、竹製が多く、日本の箸と異なり、寸胴型で先端は四角形でとがっておらず、大皿の料理を自分の食器に取り分けやすいように長く（27 cm）、男女や子供用の区別がない。親しみの気持ちを表す意味で、取り箸を用いないのも慣例で、直箸を嫌う日本人と対照的である。

日本においては、箸がいつ頃伝えられたかは定かではなく、3世紀の『魏志倭人伝』には「倭人は手食する」とある。竹を折り曲げたピンセット状の箸（折箸）は、弥生時代から日本で用いられていたが、古墳時代に中国から匙と二本箸がセットで伝来し、奈良時代には庶民にも箸食が一般化した。その後、汁椀の発達もあり、匙が使用されなくなり、鎌倉時代には二本箸のみで食事をするようになった。すべての料理に箸を使う作法は、室町時代に完成し、取り箸の習慣や、箸の扱いに関する日本独特のマナーが発達した。

日本では、箸は個人別に所有し、塗り箸が多く使用される。用途別には、料理箸、菜箸、盛り付け箸、取り箸など種類が多く、横置きに配膳する。使いやすい箸の長さは、男性、女性、子供用や用途別で異なり、かつては一咫半（ひとあたはん）（身長の15％）が基準とされていた。

◆引用・参考文献

青木三恵子（編）『エキスパート管理栄養士養成シリーズ　調理学』（第3版）化学同人、2011年
江原絢子・石川尚子（編著）『新版日本の食文化　「和食」の継承と食育』アイ・ケイコーポレーション、2016年
荻野文彦（編著）『食の器の時点』柴田書店、2005年
川端晶子・大羽和子・森高初惠（編）『時代とともに歩む新しい調理学』（第2版）学建書院、2015年
熊倉功夫（監修）、江原絢子（編著）『和食と食育』アイ・ケイコーポレーション、2014年
長谷川典男（監修）『調理師教本』（新訂版）日本調理師会、2016年
淵上倫子（編著）『調理学』朝倉書店、2006年
向井由紀子・橋本慶子『ものと人間の文化史102　箸（はし）』法政大学出版局、2001年
渡辺実『日本食生活史』吉川弘文館、2007年

3章　調理と環境

これまでに見てきた通り、現在のわれわれの食を取り巻く環境は、食料自給率の低下、外食産業発展に伴う食の外部化、食品の偽装表示、多様な輸入食品増加、農薬や化学薬品による安全性の問題等、食環境の悪化に加え、マスコミの過剰な食情報が氾濫しているため、個人個人の食生活の位置付けを見失いがちになっている。

一方、広く地球環境に目を向けたとき、地球温暖化の加速による気候変動に伴い[1)]、生態系や健康面への悪影響が懸念されており、地球規模での早急な対策が検討されている。「食卓を

コラム1

生態系の一員である私たち

地球上の生物はこれまで豊かな「生物多様性」に支えられ健全な生態系を築いてきた。これまでも干ばつや津波、洪水や異常気象など一時的に生態系のバランスが崩れることはあったが、その度に克服し修復していく力があった。しかし、地球温暖化をはじめとする劇的な環境の変化によりそのバランスが崩れつつある。「ひとりの人間が１年間生きるためには、300 匹のマスが必要。そのマスには９万匹のカエルが必要で、そのカエルには 2700 万匹のバッタが必要で、そのバッタは 1000 t の草を食べなくては生きていかれない」（G・タイラー・ミラー。科学者）といわれており、こういった関係性は「生態系ピラミッド」（図参照）などと呼ばれている。 このように自然界のあらゆる生き物は、こうした「食う・食われる」という関係でつながっており、これを食物連鎖という。何か１つそのバランスが崩れても私たちの暮らしが成り立たなくなる。さらに、このピラミッドの頂点にいる私たちは、生物濃縮の影響にさらされている。生物濃縮は、環境中の特定の物質が生物の体内に蓄積されて、濃度を増す現象をさすが、食物連鎖を経ることでその濃縮度は、ピラミッドの上位の種や個体ほど高くなり、数千から数十万倍に達することもある。旧ソ連のチェルノブイリ原子力発電所事故では大量の放射性物質が広範囲に放出され，生物濃縮による人体への影響が強く指摘された。

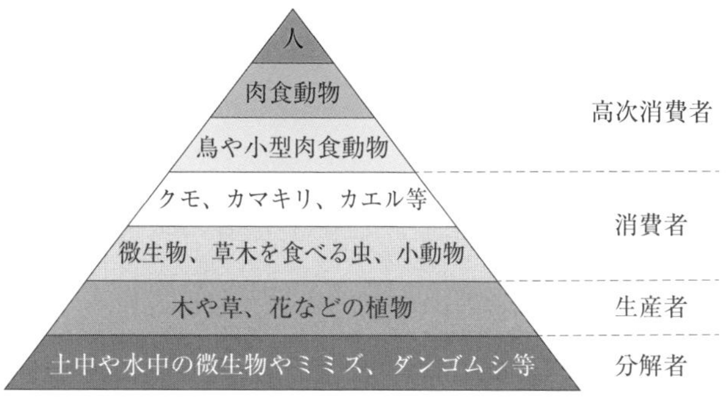

1）地球温暖化とは、地球全体の平均気温が上昇する現象。それに伴う影響を包括的に気候変動と呼ぶ。主な原因は、人工的に排出される二酸化炭素やメタンなどの温室効果ガス。産業革命以降、化石燃料を大量に使用することで加速化している。

見れば環境破壊がわかる」といわれているように、われわれの便利な生活は、エネルギー問題やゴミ問題、ひいては地球温暖化をはじめとした地球環境問題と密接にかかわっている。

このような中、われわれの生活を通して地球環境保全に協力するためには、毎日の食事のための調理時に、電気・ガス等のエネルギー使用量、水の使用量、そしてゴミの量を少なくし、地球温暖化の原因とされる二酸化炭素（CO_2）の排出を削減するための積極的な努力が望まれる。

1　環境問題から食生活を考える

われわれは、地球温暖化をはじめ、オゾン層の破壊[2]や生物多様性の問題、大気汚染、廃棄物の問題など、さまざまな問題に直面している。中でも地球温暖化に伴う気候変動は年々深刻化してきており、2016年パリ協定で世界は脱炭素化を目指しその一歩を踏み出した。

1)　気候変動とその影響から食を考える

気候変動の大きな要因である地球温暖化の原因となっている温室効果ガス（二酸化炭素：CO_2、メタン：CH_4）のうち、CO_2は最も量が多く、温暖化への影響が大きい。中でも、家庭から出るCO_2は、日本全体が出しているCO_2の約5分の1を占めており、私たちがエネルギーを使えば使うほどCO_2が大量に発生し、地球温暖化を加速させ、気候変動に伴い、さまざまな問題を引き起こす。

表3-3-1　気候変動が食生活に与える影響

●自然災害の増大	●農業への打撃
異常気象による熱波・洪水・旱魃・森林火災などの自然災害が頻繁に起こり、被害を受ける人が増えると考えられている。特に、嵐や大雨などの異常気象が増えるため、沿岸地域では洪水や浸水の水害がひどくなる。人口が集中する都市部では、極端な降水や洪水、地滑り、大気汚染、干ばつおよび水不足が、私たちの生活にリスクをもたらす。	気温や雨の降り方が変わると、農作物の種類やその生産方法を変える必要が出てくる。特に経済力の無い小さな規模の農家はこれらの変化に対応するのが難しいため、生産性が下がる可能性がある。乾燥地域においては、土壌水分が減少することで、干ばつに見舞われる農地が増加する可能性が高いとされている。
●病気や飢餓が広がる	●生態系が変化する
食料の生産性が下がると、病気にかかる人や、飢餓状態に陥る地域が増える可能性がある。特に食料の生産性が下がるアフリカ地域で影響がひどくなると予想される。また、熱帯などの伝染病を媒介する生物の分布域が変わることで、免疫をもたない人々に病気が広がり、被害が拡大するおそれがある。	生育に適した気温や降水量のある地域に育つ植物は、気温や降水量が変化すると、生息できなくなるおそれがある。また、それに伴い、植物に依存して生きる動物も、生息地域を変えなくてはならず、変化に対応できない種が減少・絶滅する可能性がある。
●暮らしのための水がなくなる	●海の生態系にも影響
たくさんの人々が、生活するための水を得にくくなる。特に、乾燥した地域に住む人々や、氷河や雪に生活用水を頼っている人々は、その被害を受けやすくなる。氷河や雪解け水から生活するための水を得ている人は、世界の人口の6分の1を占める。	海水温の上昇は、海の生物にも影響を及ぼす。特にサンゴは水温の変化に弱く、死滅する地域が出てくる可能性が指摘されている。また、二酸化炭素が海洋に吸収されることで、海水の酸性化が進み、海洋生態系の基盤を担う多くの生物がその打撃を受けると予想されている。

2) 20世紀中頃に日常生活で広く使われていたフロンガスでオゾン層が破壊される現象。現在は対策が進んでいるものの回復には時間がかかる。オゾン層は有害な紫外線のほとんどを吸収し生物を守っており、破壊が進むと、皮膚がんの増加、農作物への悪影響、浅い海でのプランクトンの減少などが起こる。

例えば、私たちの主食である米の生産に関しても、気温の上昇により米の白未熟粒（高温等の障害によりでんぷんが十分に詰まらず白く濁ること）や胴割粒（高温等により亀裂が生じること）など品質の低下がすでに確認されている。また、一部の地域や極端な高温年には収量の減少も報告されている。

2) 食生活のプロセスに思いをはせる

私たちが食料を手にするためには、生産、運搬、消費、廃棄のプロセスを経る。生産段階においては、魚介類の養殖や田畑での作物栽培時に、さらに収穫の際にもエネルギーを使う。運搬時には、トラックや船・飛行機で食材を運ぶためにエネルギーを使う。さらに販売時には照明やエアコン、冷蔵などに加え、レジ袋を作るためにもエネルギーを使う。消費の段階においては、買い物時に車を使用する際や、調理・片付け時に電気、ガス、水を使用する際、廃棄したごみを処理する際にもエネルギーを使う。

このように見てくると、われわれが1日生きていくためには直接的なエネルギーと間接的なエネルギーを合わせて、大量のエネルギーを消費していることがわかる。そこで、下記の図に示した通り、それぞれの段階で、環境に配慮することが大切となってくる。

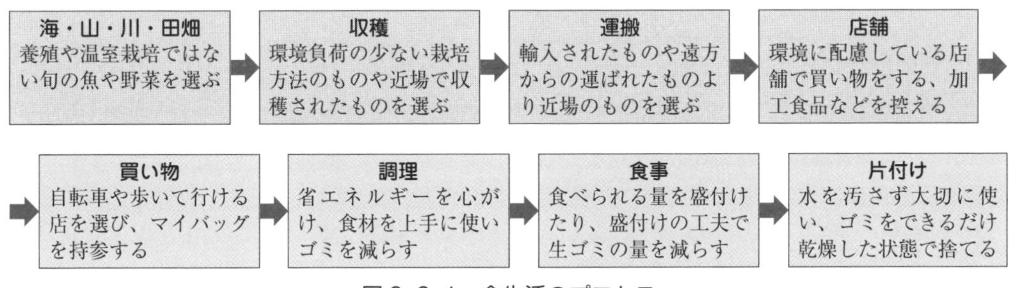

図 3-3-1 食生活のプロセス

コラム2

食品ロスとは？

食品ロスとは、本来食べられるのに捨てられてしまう食品のことを言う。日本の食品廃棄物等は年間 2550 万 t もあり、その内、食べられるのに捨てられる食品「食品ロス」の量は年間 612 万 t になる（2017 年度）。

食品ロスを減らすためには、家で食品ロスが出ないようにするのに加え、食べ物を購入する店舗、飲食する店舗でも食品ロスを減らすことを意識することが大切となってくる。買い物時に奥から商品をとらない、陳列されている賞味期限の順番に買う、包装材にちょっとの傷・汚れがあっても、中身が問題なければそのまま買う、賞味期限の近い値引き商品を買う、食べきれる分量を注文し、食べ残しを出さないなど、ちょっとした行動が食品ロスを減らすことにつながる。

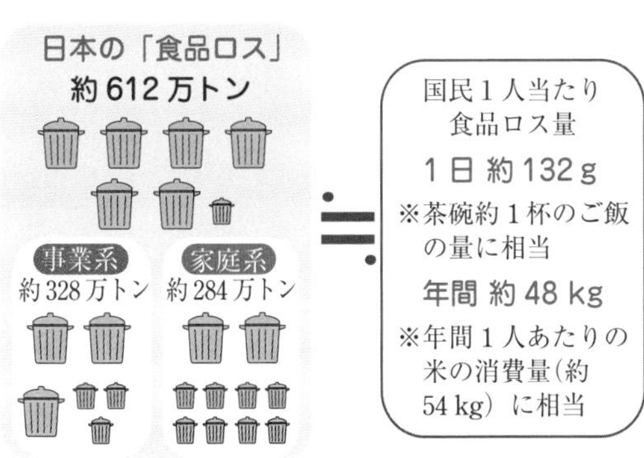

日本の食品ロスの状況（2017 年度）

出典）農林水産省「食品ロス量（平成 29 年度推計値）の公表について」より作成。

2　買い物時に留意する点

調理の前段階にあたる買い物時から、環境に配慮している店舗を選び、環境に配慮した商品を率先して購入することが、環境負荷を減らすためには大切である。消費者が環境に配慮した買い物を心がけることで、市場には環境に配慮した商品が多く出回るようになり好循環を促す。このような活動を「グリーンコンシューマー」運動という。ここでは、特に買い物時に留意すべきポイントを以下の3つに絞って考えてみたい。

1)　地産地消と国産国消

わが国の食料自給率は38％（2019年度/カロリーベース）となっており、先進諸国内で最下位である。しかし、海外からの輸入をやめ国内生産しようとすると、現在の食生活を賄うためには、現在の日本の農地の約2倍が必要となると試算されている。

食材の安全性への意識の高まりとあいまって2000年より農作物には原産地表示が義務付けられている。まずはこういった表示を確認しながら購入することが重要である。また、産地表示以外にも、農薬や化学合成肥料を使用しない、あるいは減らして栽培された「有機農産物／オーガニック」、「特別農産物／エコファーマー」と記載された安心・安全な農作物を選択することも重要な観点である。

2)　旬の食材を選ぶ

魚や野菜にはたくさん取れて最もおいしい時期があり、その時期を旬という。現在では養殖やハウス栽培の技術が向上していること、また、輸入品が多く出回っていることから、ほとんどの食材が1年中手に入るようになっている。旬の食材には、おいしい、栄養価が高い、安いといったメリットに加え、生産時のエネルギーが少なくて済むというメリットもある。例えば、夏が旬のトマトを冬に温室栽培でつくると、約10倍のエネルギーが必要となる（図3-3-2）。季節を意識し、旬のものを選ぶだけで、環境に配慮した暮らしにつながる。

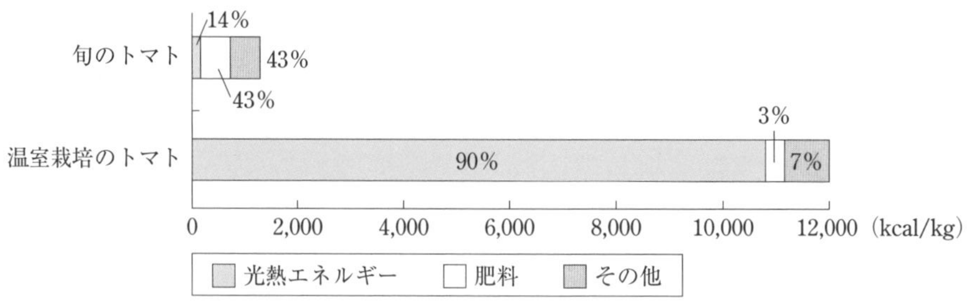

図3-3-2　トマト1kgをつくるために必要なエネルギー

出典）社団法人資源協会「家庭生活のライフサイクルエネルギー」より作成。

コラム3

日本のフードマイレージは？

フードマイレージとは、食材を運ぶ際に要するエネルギーを表す用語で、[食糧輸入量（単位：トン〔t〕）×輸送距離（単位：km）] で表される。日本のフードマイレージは約8413億t・kmで、韓国やアメリカの約3倍、イギリス、ドイツの約5倍、フランスの約8倍にもなる。輸送に伴うCO_2排出量は国内輸送と比べると1.6倍に相当する。

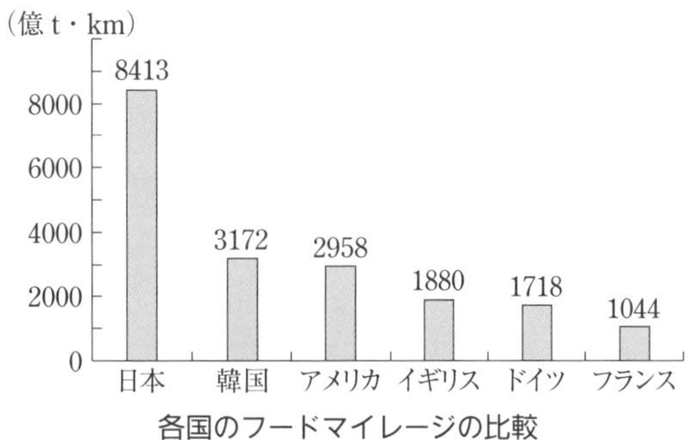

各国のフードマイレージの比較

注）日本は2016年、諸外国は2001年のデータで試算。
出典）中田哲也『フード・マイレージ』（新版）日本評論社、2018年より作成。

3) 簡易包装を選択する

家庭から出るゴミを容積で見ると、容器包装が50％以上となり、プラスチックは約40％にもなる。2020年7月よりレジ袋の有料化がスタートしたが、プラスチックは分解されないため、**マイクロプラスチック**（5mm以下の細かく砕かれたプラスチックゴミ）となり、自然界に流出し、世界中で深刻な海洋汚染を引き起こしている。食物連鎖の観点からも生態系や人体へ悪影響が及ぶ心配もある。

モデル献立をもとに、朝食、昼食、夕食の4人分の食材を通常通り意識せずに購入した場合と、容器包装削減を意識して購入した場合とで、容器包装種別、重量を調査した結果、意識しない場合の約160g/日に対し、意識した場合は、約100g/日と約40％削減ができた。そこで、買い物時に容器包装類を削減するためには、①必要なものを必要な分だけ買う、②マイバッグを持参する、③3R+1R（Reduce：減らす、Reuse：再利用、Recycle：再資源化）＋(Refuse：断る）の取り組みが重要であることがわかる。

3 調理時に留意する点

調理時には、エネルギーや水を節約し、ゴミをできるだけ出さないよう工夫しながら、衛生面に配慮しおいしくつくることが大切である。ここでは特に、食材を上手に使い切りゴミを減らす工夫とエネルギーを上手に使い調理する工夫について具体的に見ていくこととする。

1) 食品廃棄を減らす工夫

食品廃棄の問題は、食品がゴミとして廃棄され、もったいないというだけでなく、製造のエネルギーも同時に廃棄していることに留意する必要がある。また、食べるということは他者の生命をいただき、自分の生命をつなぐ行為であり、こういった観点からも、できる限り食材を

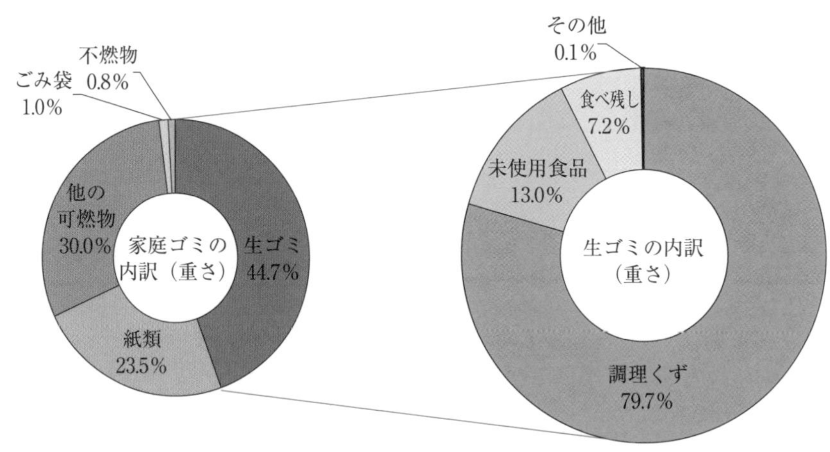

図 3-3-3　家庭から出るゴミの現状（東京都北区）

出典）北区「平成 29 年度北区ごみ組成調査報告書」（左図）、北区「平成 29 年度家庭ごみ排出実態調査」より作成。

上手に活用し、廃棄を減らす取り組みが重要である。

家庭ゴミの内訳を見ると約 45 %が生ゴミである（図 3-3-3）。現在、生ゴミのほとんどは燃えるゴミとして処分されている。また、生ゴミの内訳を見てみると食べ残しや未使用食品など、まだ食べることができる可食部分が約 20 %もあることがわかる。また調理くずが約 80 %と過剰切除が懸念される。

2）　食品の保管と賞味期限・消費期限

食品廃棄を減らすためにも、必要な量を購入することを心がけ、賞味期限切れで捨ててしまうようなことがないようにするとともに、冷蔵庫などでの在庫管理をしっかりとすることが大切である。冷蔵庫で低温保存することは、食品の酵素の活動を抑制し、食中毒菌や腐敗菌の増殖速度を遅らせるのに有効であるものの、冷蔵庫を過信しないことも重要である。扉の開閉においては、冷蔵のための電気消費を増やすだけでなく、食材が外気温の影響を受け、痛みやすくなるため注意が必要である。

賞味期限とは
定められた方法により保存した場合、期待されるすべての品質の保持が十分に可能であると認められる期限を示す年月日のこと。ただし、当該期限を超えた場合でも、これらの品質が保持されていることがあるもの（牛乳、乳製品、ハム、ソーセージ、冷凍食品、即席めん、清涼飲料水等）とする。製造日を含めたおおむね５日を超え、品質が比較的劣化しにくい食品、３ヶ月を超えるものについては「年月」で、それ以外の者は「年月日」で表示される。期限を過ぎてもすぐに「食べられなくなる」ということではなく、およそのめやす。

消費期限とは
定められた方法により保存した場合、腐敗、変敗その他の品質の劣化に伴い安全性を欠く恐れがないと認められる期限を示す年月日のこと。製造日を含めておおむね５日以内で品質が急速に劣化する食品（弁当、サンドイッチ、惣菜、生菓子類、食肉、生麺類、生カキ等）に「年月日」で表示される。弁当、総菜は年月日に加えて時間まで表示することが望ましいとされている。必ず期限内に消費する必要がある。

3) 食材の上手な切り方

調理時には、切り方を工夫し、食材を丸ごと、皮ごと使う工夫をすることも重要である。食べにくい皮や茎などはみじん切りにしたり、すりおろしたりするだけでなく、部位ごとの使い分け等の工夫で、使い切ることができ、また、図 3–3–4 のように切り方を工夫するだけで、約 10～15 %可食部分が増加する。

にんじん

皮をむかず、
葉の付け根は
なるべく薄く切り、
へたのまわりも
切り取って
使う

キャベツ

しんは切り取り、薄切りや
みじん切りにして使う

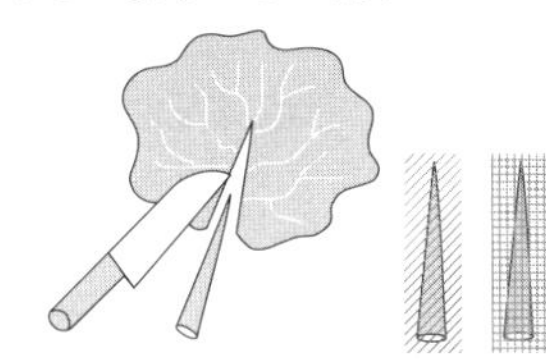

しょうが

熱を加える場合やしょうが汁なら
よく洗って皮ごと使う

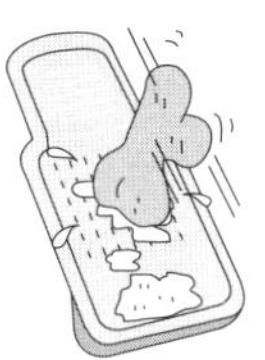

図 3–3–4 野菜の切り方事例

4) 調理と省エネルギー

調理で効率よくエネルギーを使うためには、調理操作の工夫に加え、使用する加熱機器の熱効率も検討する必要がある。熱効率とは加熱調理で消費した熱量に対し、有効に使われた熱量の比率をいい、一般的に図 3–3–5 の式で表す。消費した熱量のうち、有効に使われた熱量が多くなると熱効率は 100 %に近づく。ふたをしたり、火加減を調節したりといった操作でエネルギーをより有効に使うことができる。

熱効率は、使う鍋の素材や大きさによっても変わってくる。例えば、使用しているコンロの効率が同じでも、直径 24 cm と 16 cm の鍋で水 1 L を強火で沸かした場合、底が平らで熱源と接している面積の多い 24 cm の鍋の方が沸騰するまでの時間が短く、使うエネルギーも少なくて済む。

また、近年流通している高効率バーナーを搭載したコンロは、従来型のコンロに比べ、炎が鍋底からはみ出しにくく、無駄のない構造となっているため熱効率が高くなっている。そこで、

$$熱効率＝\frac{アウトプット（有効に使われた熱量）}{インプット（消費した熱量）}$$

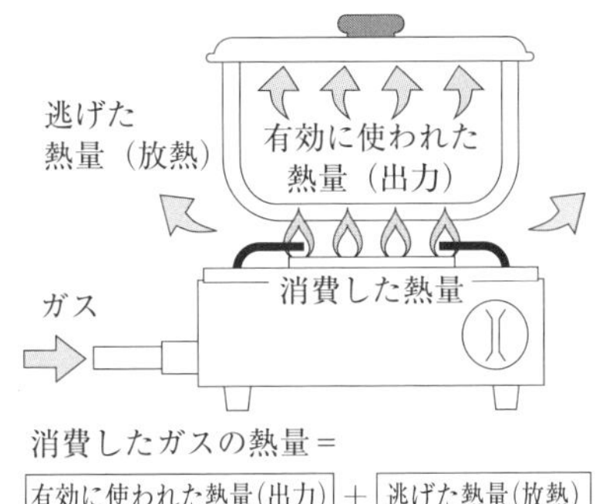

図 3–3–5 ガスコンロの熱効率

新しく調理機器を導入する際にはこういった熱効率のよい機器を選ぶことも重要である。さらに、調理に合った鍋の種類や特性を検討することも省エネルギー対策として需要となってくる。

5) 省エネルギーに配慮した加熱調理操作

調理時には、調理操作の工夫で省エネルギーを実践することが重要である。例えば、鍋底の水滴を拭き取ってから火にかけるだけでも約2％効率がよくなる。このように、調理時に取り組める省エネルギー行動はたくさんある。ここではその中からいくつかを紹介する（図3-3-6）。

4 片付け時に留意する点

片付け時には、「節水し、水を汚さないようにすること」と「生ゴミを上手に捨てること」が重要となってくる。

ここでは特に、われわれの水の使い方、水を汚す原因、水を汚さないための工夫とゴミ処理の現状およびチラシのゴミ入れ等を活用したゴミの上手な捨て方を見ていくこととする。

1) 限られた水資源の現状

われわれが使える淡水は地球上の水全体の0.01％しかなく、世界には水不足で苦しんだり、汚染された水で健康を害したりしている人も多い。日本でも、水質汚濁に伴う食物連鎖が原因となった水俣病など公害問題で苦しんできた歴史がある。現在、工場などには水質汚濁防止法[3)]に基づき排水についての規制があるものの、生活排水には基準がない。

日本は比較的水資源に恵まれた国である一方、大量に水を消費している。2016年度の日本での生活用水の使用量は約147億 m^3 である。また、平均使用量は284 L/人・日となっている。水資源を活用するためには、水の揚水、浄水、下水および汚水処理の各段階で大量のエネルギーが必要となる。

また、農産物を輸入するということは、輸入農産物が海外で生産される際に使用された水資源も一緒に輸入しているともいえる。このように間接的に輸入している水のことを、仮想水（バーチャルウォーター）という。例えば小麦1tを生産するまでには1000tの水が必要だといわれているが、小麦1tを輸入するということは同時にバーチャルウォーター1000tを輸入していることとなる。ここでもまた食料自給率の問題が浮かび上がってくる。

3）工場などの排水が原因で、水俣病やイタイイタイ病などの公害が起きたことを背景に施行された。各都道府県が化学物質を扱う工場、業者などを指定し、基準に沿った排水設備の設置や定期的な検査を義務付けている。

火加減を調節する

炎は鍋底からはみ出さない程度にするのが最も効率的。強火にすると、炎がはみ出した部分は無駄になる。一方、弱火では時間が長くかかり、放熱量が多くなる。
※ 20 cm の鍋（ふたあり）で 20 ℃の水 1 L を沸かした場合（強火:4.5 分、中火:6.4 分）

⬇

年間の CO_2 排出量削減効果：19.5 kg
※ 1 日 3 回×365 日として算出。強火と中火の比較。

鍋にはふたをする

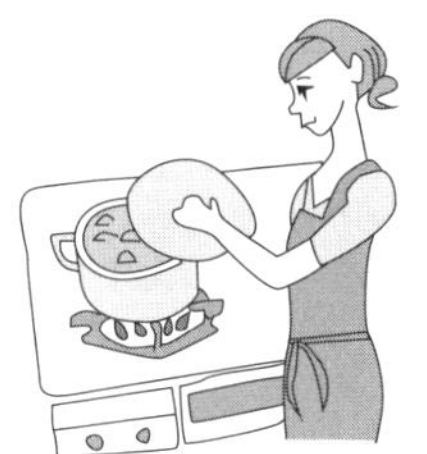

麺類等をゆでるときや、お湯を沸かすときは、鍋にふたをするだけで、熱が逃げることを防げ、ガス使用量を 11 ％減らすことができる。
※ 24 cm の鍋で水温 20 ℃の水をふたありとふたなしで 2 L 沸かした場合（ふたあり：6.8 分、ふたなし：7.5 分）

⬇

年間の CO_2 排出量削減効果：11.4 kg
※ 1 日 3 回×365 日として算出。

コンロで同時調理する

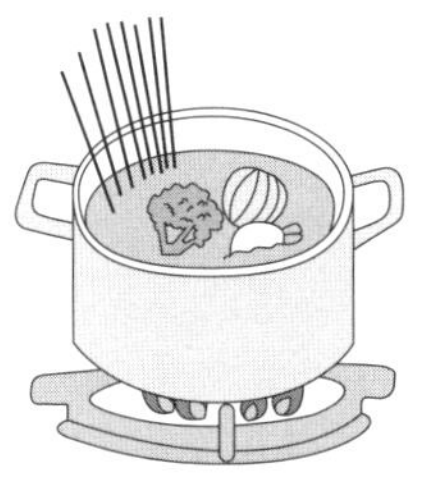

麺類等をゆでる際、具材も同時にゆでると、別々にゆでるよりもガスの使用量を減らすことができるだけでなく、調理時間も短くできる。
※サラダマカロニとブロッコリーを同時にゆでた場合と別々にゆでた場合（同時調理：20.9 分、別々に調理：29.4 分）

⬇

年間の CO_2 排出量削減効果：20.3 kg
※ 1 日 1 回×365 日として算出。

必要なときに必要な分だけお湯を沸かす

電気ポットでお湯を沸かし保温するよりも、使いたいときに必要な量だけコンロで沸かす方が、使うエネルギーが少なくて済む。
※ガスコンロ　水温 20 ℃の水をやかんで、1 L ずつ 3 回沸かした場合と、電気ポット（保温利用）　水温 20 ℃の水を 3L 沸かし、1 L 使用。残り 2 L を 4 時間保温、1 L 使用。残り 1 L を 4 時間保温、1 L 使用した場合。

⬇

年間の CO_2 排出量削減効果：52.7 kg
※ 1 日 1 回×365 日として算出。

グリルを活用する

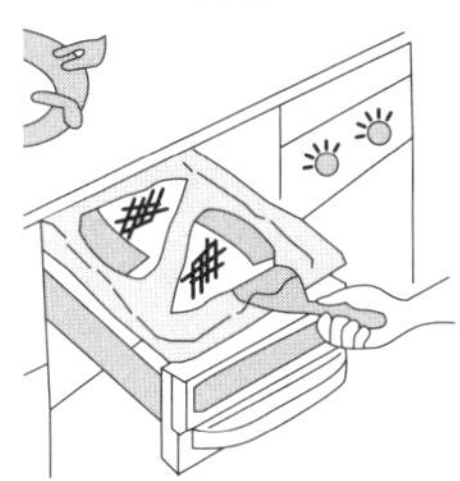

冷凍食品の加熱やトーストも、グリルを使うと、調理時間が短く、省エネになる。
※両面焼きグリルとオーブントースターで冷凍ピザを焼いた場合（両面焼きグリル：4.5 分、オーブントースター：8.0 分）

⬇

年間の CO_2 排出量削減効果：13.4 kg
※ 1 日 1 回×365 日として算出。

図 3-3-6　調理の工夫でできる省エネルギー

出典）東京ガス「ウルトラ省エネブック」（2021 年 1 月）より作成。

コラム4

バーチャルウォーターとは？

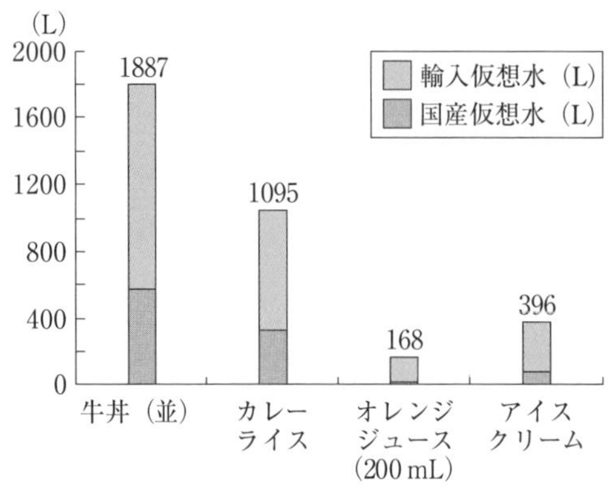

食事メニューごとに必要なバーチャルウォーターの量（1人分）

出典）農林水産省『平成19年度食料・農業・農村白書』より作成。

輸入している農産物を自国で生産すると仮定すると、必要な仮想水（バーチャルウォーター）は627億 m^3（2000年試算）、これは国内の農業用水使用量の538億 m^3(2016年)を上回っている。品目別に見ると、牛肉1kgに20.6 t、豚肉1kgに5.9 t、大豆1kgに2.5 tの水が必要となる。これを、食事メニューに換算してみると、左の表に示したように、牛丼（並）やカレーライスに必要な水の約7割が輸入ということになる。

2) 水の使い方と水を汚す原因

次に生活に使う水の内訳を見てみよう。台所で調理時に使う水使用量は約18 %（図3-3-7）と少ないものの、水を汚している原因である水質汚濁を測定する指標の1つであるBOD（生物化学的酸素要求量）で見てみると、約40 %が台所からの汚濁となる（図3-3-8、表3-3-2）。ここからも台所から水を汚さないことに取り組む必要性が見えてくる（コラム5参照）。

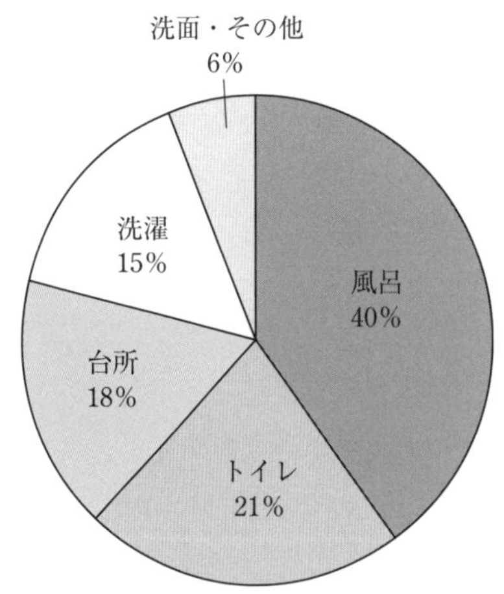

図3-3-7 家庭における水の使用割合

出典）東京都水道局「平成27年度一般家庭水使用目的別実態調査」より作成。

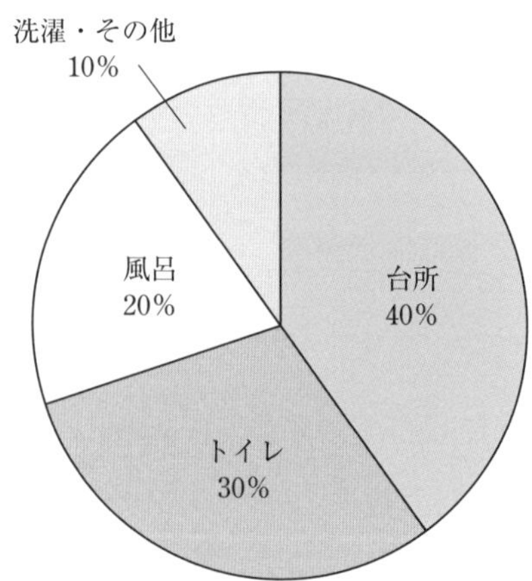

図3-3-8 1人1日あたりの水質汚濁負荷（BOD）の発生割合

出典）環境省平成12年版「環境白書」より作成。

表 3-3-2　魚がすめるようにするために使う水の量

	油	マヨネーズ	醤油	味噌汁	牛乳	洗剤
廃棄量	大さじ 1 杯	大さじ 1 杯	大さじ 1 杯	お椀 1 杯 (200 mL)	コップ 1 杯 (180 mL)	1 g
水の量	風呂 17 杯	風呂 13 杯	風呂 1.7 杯	風呂 2.5 杯	風呂 13 杯	風呂 0.5 杯

注）風呂 1 杯＝300 L、例えば大さじ 1 杯の油を流した場合に、魚がすめるくらいの水に希釈するには風呂 17 杯分の水が必要という意味である。
出典）東京都環境局「とりもどそうわたしたちの川を海を」より作成。

コラム5

水を汚さない取り組み

食材を排水口に流さないようにするだけでなく、排水口のゴミ受けにゴミをためないことも大切である。排水口にゴミがたまった状態で水を流すとその上を通った水がすべて汚れてしまう。また、食器洗浄時に下記の配慮をすることで、水使用量および汚れの約 70 ～ 90％が削減できることが明らかとなっている。

〈洗浄前の配慮点〉
・汚れた食器は重ねない
・洗う前に古布やスクレーバーで汚れを拭き取ってから洗う
・ゆで汁や米のとぎ汁は下洗いに活用する

〈適切な食器洗浄の手順〉
① 使用量の目安に従い希釈した洗剤液を使う（洗剤液は使う量だけその都度作る）
② 洗いおけやボウルに水をためて、溜め水を活用する（汚れの少ないものから順に洗う）
③ 流水でしっかりすすぐ（湯すすぎが効果的）

3)　生ゴミの上手な捨て方

生ゴミはできるだけ少なく、濡らさずに乾かしてから捨てることが重要である。生ゴミが濡れたままだと焼却時に余分なエネルギーがかかる。そのために、調理時に生ゴミをできるだけ出さないようにするだけでなく、チラシなどで作成したゴミ入れなどを使用し、1 時間程度置いておいて乾燥させてから捨てるだけで、約 10 %のゴミ減量効果がある。

5　エコ・クッキングの教育効果

これまでに紹介してきた調理時の工夫をエコロジー・クッキング（以後エコ・クッキング）という。ここではその教育効果について紹介する。

1)　教育による省エネルギー効果

エコロジーについての意識をもち調理をすることで、水、エネルギー使用量や生ゴミ量がどのように変わるのかを、大学生を対象とした省エネ教育の前後の実習データおよびアンケートから調査・比較した実験結果を紹介する（図 3-3-9）。

日常よく食べている和食料理（ご飯、味噌汁、煮物）を取り上げ、1 回目は普段通り献立実習を行い、1 ヶ月後対象者に「エコ・クッキング」の考え方と環境問題についての省エネ教育を実施し、2～3 ヶ月後および 6～12 ヶ月後に 1 回目と同様の献立実習を行った。結果、ガス使用量約 45 %、水使用量約 80 %、生ゴミ廃棄量 60 %が削減された。さらに、講義直後の 2 回目と 6〜12 ヶ月後の 3 回目とでは削減効果に差異がなく、教育効果が持続していた。

調理にかかわる者が調理技術の習得に努めることは作業効率や調理品の品質向上のために重要なことであるが、同時に地球環境への視点をもって環境や人々の健康に留意した調理操作を心がけること、その意識と教育を常に周囲のものにも伝え広めていくことの重要性を示唆している。

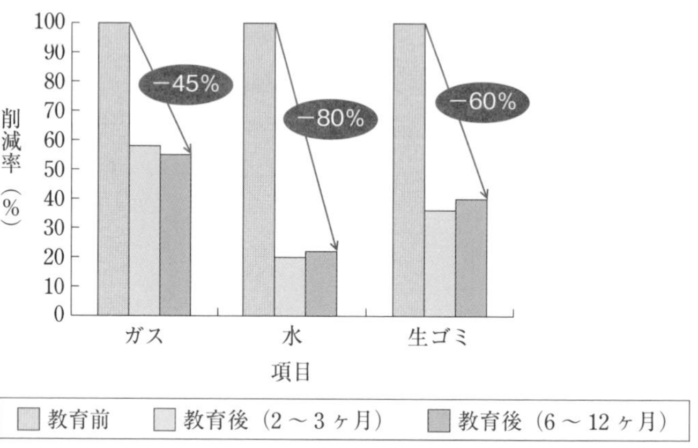

図 3-3-9　エコ・クッキング教育による削減効果

出典）三神彩子「環境に配慮した食生活『エコ・クッキング』が地球環境問題の改善に与える影響」『日本調理科学会誌』45、2012 年、323-331。

6　持続可能な食生活を目指して

日本全体では約 11 億 3800 万 t の CO_2 量（2018 年度／環境省資料）を排出しており、家庭部門での排出量はそのうちの約 15 %（自家用車を含む）を占める。世帯ごとの内訳は図 3-3-10 に示した通り、照明･家電製品等が約 31 %、自動車が約 26 %、冷暖房が約 19 %、キッチン･給湯･ゴミ・水道を合わせて約 25 %である。

これまでに、エコ・クッキングの実践がエネルギー（電気、ガス）使用量、水使用量、ゴミ廃棄量の削減に効果が大きいことを明らかにしてきたが、この効果を CO_2 排出量削減効果に換算するとどのようになるか、ここでは環境負荷削減効果全体を把握するため、1 世帯あたりの 1 日分の献立モデルをもとに、家庭での調理主担当者に対し調査した結果を示す（図 3-3-11)。

結果、意識し、徹底することで約 30〜40 %の CO_2 排出量削減効果があることがわかる。これをもとに日本全体で取り組んだと仮定し、試算すると年間約 600 万 t の CO_2 排出量削減効果が見込まれる。

エコ･クッキングは量的な削減効果としては水使用量が大きかったものの、CO_2 排出量削減には、ガス使用量、ゴミ廃棄量削減の効果が効いてくることがわかり、環境負荷削減には総合的な取り組みが大切であることがわかる。

この結果からも、調理時に環境問題を意識するエコ・クッキングの取り組みが日本あるいは

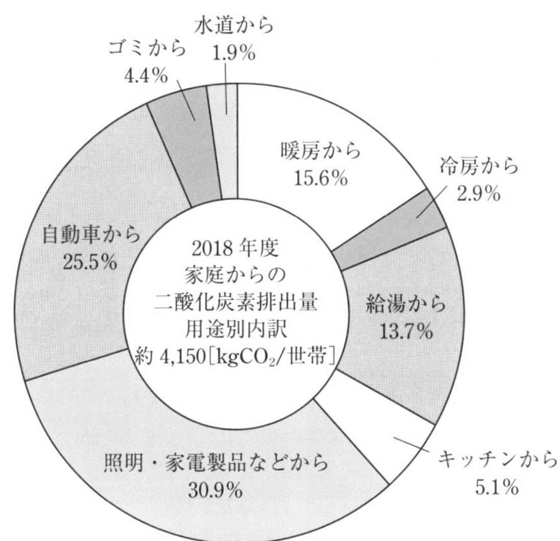

図 3-3-10　家庭からの二酸化炭素排出量

出典）温室効果ガスインベントリオフィス　全国地球温暖化防止活動推進センターウェブサイト（http://www.jccca.org/）より作成。

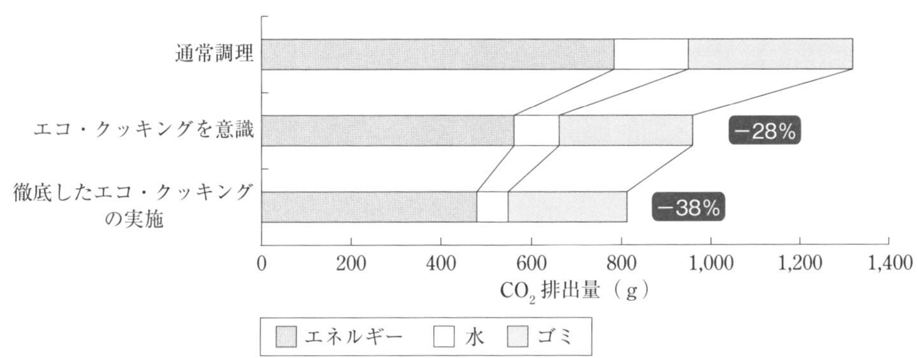

図 3-3-11　1 日 1 世帯あたりの CO_2 排出量削減効果

出典）三神彩子「環境に配慮した食生活『エコ・クッキング』が地球環境問題の改善に与える影響」『日本調理科学会誌』45、2012 年、323-331。

世界的に実施されれば、食料、水、エネルギー不足や地球温暖化問題の改善の大きな一助となると考えられる。

わが国では、1970 年代の石油危機以降、エネルギー効率の向上および省エネルギー推進のための法整備の努力に加え、生活の質を向上させつつ省エネルギーを推進するライフスタイルの普及が進んできている。

IPCC（気候変動に関する政府間パネル）の第 5 次評価報告書では、地球の温暖化進行は 95 %以上の確率で人間活動に伴う CO_2 等による可能性が高いことを明らかにしている。また今後極端な気温上昇や洪水などの異常気象が続くことが指摘されており、抜本的かつ持続的な温室効果ガス削減が必要である。わが国においては地球環境問題だけでなく、2011 年 3 月 11 日の東日本大震災後、エネルギー需給問題も深刻であり、国を挙げた取り組み、国民を巻き込んだ取り組みが求められている。

コラム6

持続可能な開発目標（SDGs）

2015年9月ニューヨーク国連本部において、「国連持続可能な開発サミット」が開催され、150を超える加盟国首脳の参加のもと、その成果文章として、「われわれの世界を変革する：持続可能な開発のための2030アジェンダ」が採択された。これらを達成するための具体的な行動目標がSDGsである。直接的、間接的に食にかかわる項目は7項目もあり、これからはこういった視点も重要となってくる。

SUSTAINABLE DEVELOPMENT GOALS
1 貧困をなくそう
2 飢餓をゼロに
3 すべての人に健康と福祉を
4 質の高い教育をみんなに
5 ジェンダー平等を実現しよう
6 安全な水とトイレを世界中に
7 エネルギーをみんなにそしてクリーンに
8 働きがいも経済成長も
9 産業と技術革新の基盤をつくろう
10 人や国の不平等をなくそう
11 住み続けられるまちづくりを
12 つくる責任つかう責任
13 気候変動に具体的な対策を
14 海の豊かさを守ろう
15 陸の豊かさも守ろう
16 平和と公正をすべての人に
17 パートナーシップで目標を達成しよう

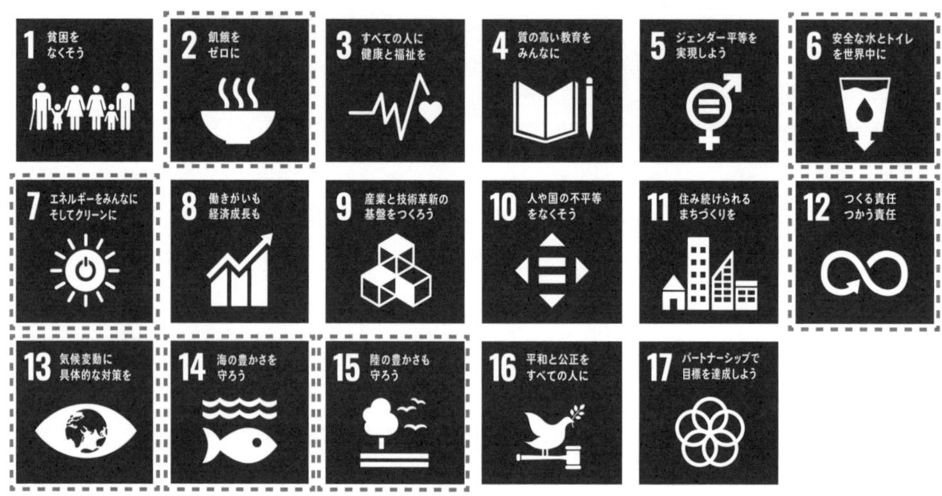

注）赤枠で囲った部分が直接的・間接的に調理にかかわる部分。
出典）国際連合広報センター（https://www.unic.or.jp/activities/economic_social_development/sustainable_development/2030agenda/sdgs_logo/）

「1人の100歩より、100人の1歩」、1人の100歩の次は101歩、しかし100人の1歩の次は200歩となる。調理時においても、環境に思いをはせ、地球の恵みを大切にいただくという一人ひとりの取り組みが重要である。

◆引用・参考文献

エコ・クッキング推進委員会（編）『エコ・クッキング指導者教本』エコ・クッキング推進委員会、2011年

エコ・クッキングノート編集委員会（編）『エコ・クッキングノート』株式会社日本教育新聞社、2013年

環境省『令和2年版 環境・循環型社会／生物多様性白書』環境省、2020年

国土交通省『令和元年版日本の水資源』国土交通省 水管理・国土保全局水資源部、2019年

東京ガス株式会社『ウルトラ省エネBOOK』東京ガス株式会社、2021年

長尾慶子ら「家庭科教職課程履修生に対してのエコ・クッキングの教育効果」『日本家庭科教育学会誌』50、2007年、176-183

長尾慶子ら「家庭におけるエコ·クッキングの実践がCO_2削減に及ぼす効果」『日本家政学会誌』59、2008年、903-910

中田哲也『フード・マイレージ』（新版）日本評論社、2018年

農林水産省『知ってる？日本の食料事情』農林水産省、2019 年
三神彩子ら「モデル献立調理時のエコ·クッキングによる排水汚濁負荷削減効果の分析」『日本調理科学会誌』44、2011 年、367–374
三神彩子ら "A Eco-Cooking on Environmental Load", *Journal of ARAHE*, 18, 2011, 7–13
三神彩子ら「エコ・クッキングの手法を用いた野菜廃棄率削減効果」『日本調理科学会誌』45、2012 年、204–208
三神彩子（著）、長尾慶子（監修）『食生活からはじめる省エネ＆エコライフ—エコロジークッキングの多面的分析—』建帛社、2016 年
三神彩子ら「調理の基本操作における省エネ行動による CO_2 排出量削減効果の定量化」『日本家政学会誌』71(10)、2020 年、648–656
IPCC「Fifth Assessment Report」Intergovernmental Panel on Climate Change、2013 年

◈ 索　　引 ◈

■サ　行

■タ　行

■ナ　行

■ハ　行

■マ　行

■ヤ　行

■ラ　行

■ワ　行

編著者紹介

長尾慶子（ながお・けいこ）

1966年　お茶の水女子大学食物学科卒、博士（学術）

現　在　東京家政大学（院）人間生活学総合研究科客員教授

主な著書

『調理科学実験』（第2版）（編著）建帛社、2018年

『食生活からはじめる省エネ＆エコライフ』（監修）建帛社、2016年

『新調理学プラス』（共著）光生館、2020年

『新スタンダード栄養・食物シリーズ6　調理学』（共著）東京化学同人、2016年

『料理のなんでも小事典』（分担執筆）講談社ブルーバックス、2008年

調理を学ぶ［第3版］

2009年4月1日　第1版1刷発行
2021年4月15日　第3版1刷発行

編著者 — 長　尾　慶　子

発行者 — 森　口　恵美子

印刷所 — 壮光舎印刷(株)

製本所 — （株）グリーン

発行所 — 八千代出版株式会社

〒101-0061　東京都千代田区神田三崎町2-2-13

TEL　03-3262-0420

FAX　03-3237-0723

＊定価はカバーに表示してあります。
＊落丁・乱丁はお取換えいたします。

ISBN 978-4-8429-1806-8